KB263744

읽을수록 어려지는 피부과 비밀노트

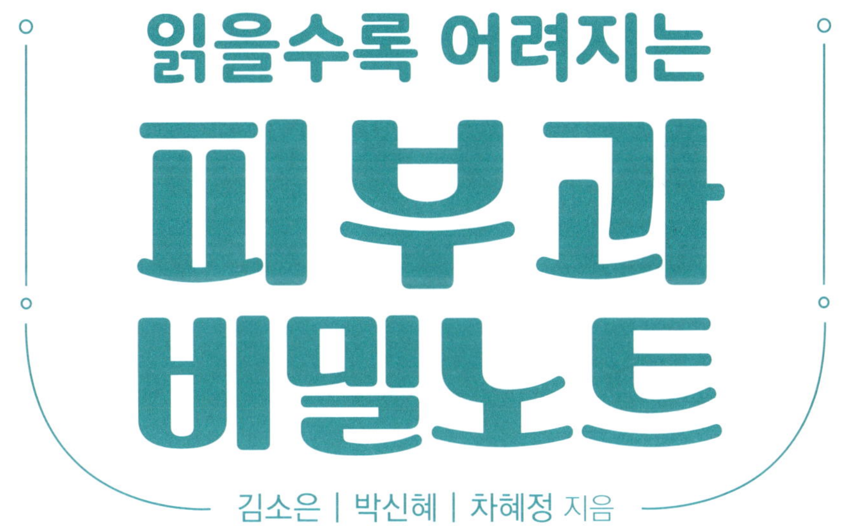



애드앤미디어

### 김소은 원장

**인상을 설계하는 안티에이징 디렉터**

보툴리눔 한 방울, 콜라겐 스티뮬레이터 한 줄기를 '표정 동선'에 맞춰 배치합니다. 젊음은 '나이를 지우는 기술'이 아니라, '자신감을 채우는 디자인'이라고 말합니다. 늘 묻습니다. "이 얼굴이 언제 가장 당당해 보일까?"

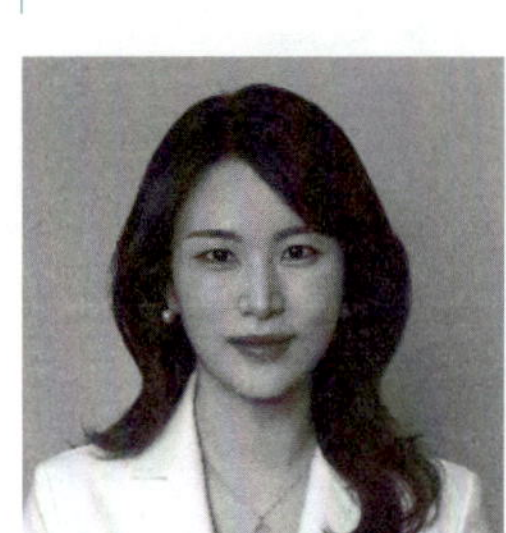

### 루비의원(청담) 대표 원장
대한미용의학회(KSKCS) 서울지회장, 15대 총무이사
대한비만미용학회(KOAT) 現 재무이사 前 부회장
가천대학교 대학원 의학과 해부학교실
KOL of Tentech
KOL of Viol
KOL of MediFAB
채소 소믈리에
맞춤형 화장품 조제사
TV조선 <내 몸을 살리는 발견 유레카>, JTBC <내 몸을 살리는 흥신소>, TvN <70억의 선택> 외 다수 방송 출연 및 자문

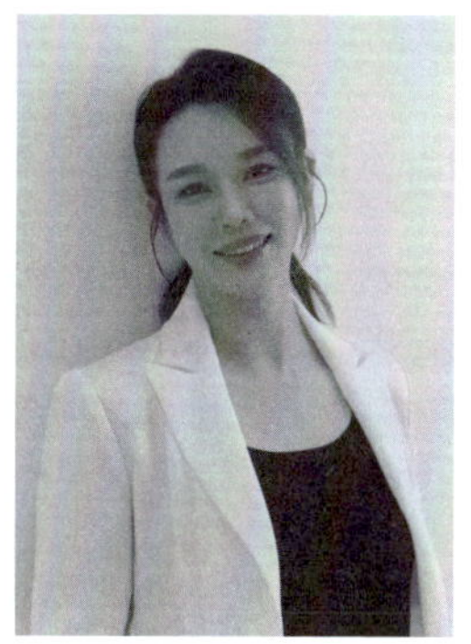

## 박신혜 원장

### 얼굴 구조를 조율하는 리프팅 디자이너

광대가 내려앉는 속도, 턱선이 흐려지는 방향을 계산해 실 한 가닥으로 균형을 복원합니다. 리프팅은 '당김'이 아니라 기억을 다시 배열하는 섬세한 구조 작업이라고 생각합니다. 무너진 곳을 들키지 않도록, 얼굴이라는 건축물에 새 지지대를 세웁니다.

**미호의원 대표 원장**
대한미용의학회(KSKCS) 영남지회장, 15대 미용내과 수석이사
코스메슈티컬 브랜드 리슈닉 개발 및 자문
휴젤 트레이닝센터Faculty
멀츠 레디어스Trainer
KOL of BISON
KOL of AGNES
KOL of Jetema

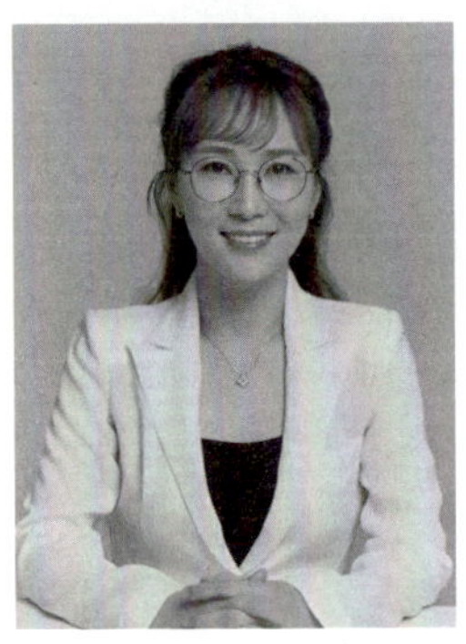

### 차혜정 원장

**피부와 가장 먼저 대화하는 스킨 컨설턴트**

현미경처럼 날카로운 눈으로, 수분이 빠져나간 모
공 속 미세한 붉음을 읽어냅니다. 피부는 '당신이
어떻게 살았는지' 가장 먼저 고백하는 기관이라고
믿지요. 그래서 모든 치료의 출발점을 피부 장벽 회
복과 진피 체력에 둡니다.

### 아름다운 의원 대표 원장

인하대학교 의과 대학병원 외래교수
리프팅 연구회 부회장
대한미용의학회(KSKCS) 학술이사
KOL for Hironic
부산 북부 경찰서 발전 협의회 회원
SCI평가원  우수 기술기업 선정
아름브이, 아름핏 리프팅 상표권

사람마다 다른 피부 나이, 그 비밀을 한번 알아볼까요?

## 아름다움은 나이로부터 도망치는 것이 아닙니다

어느 날 문득 거울 속에서 발견한 주름 하나, 예전보다 쉽게 무너지는 화장, 사진 속 자신을 보고 느끼는 낯섦. 혹시 이런 순간들을 경험해보신 적 있나요? 그 순간부터 우리는 '이 변화를 어떻게든 멈추고 싶다'라는 마음을 품게 됩니다.

하지만 진정한 아름다움은 '멈추는 것'에서 시작되지 않습니다. '나를 이해하는 것'에서 시작되죠.

## 그냥 자연스럽게 나이 들고 싶어요

환자분들을 만나면서 가장 많이 듣는 말입니다. 하지만 '자연스럽다'라는 것이 무엇인지 물어보면, 사람마다 다르게 대답하시죠. 누군가는 "티 안 나게", 누군가는 "조금 덜 피곤해 보이게", 또 어떤 분은 "예전 얼굴처럼만"이라고 말씀하세요.

그 다양한 답변 속에서 발견한 공통점이 있습니다. 다시 10년 전으로 돌아가고 싶은 욕망이 아니라, 지금의 얼굴을 '조금 더 나답게' 만들고 싶다는 마음이었어요. 바로 그 지점이 '잘 나이 드는 법'의 시작입니다.

### 세 명의 의사가 만난 하나의 질문

우리는 각기 다른 분야를 전공한 세 명의 의사입니다. 피부 장벽과 재생을 다루는 의사, 얼굴의 움직임과 볼륨을 설계하는 의사, 그리고 얼굴 구조와 리프팅을 전담하는 의사죠. 전문 분야는 다르지만, 매일 마주하는 질문은 하나로 모입니다.

"나이 들어 보이지 않게 하고 싶어요."

이 바람은 단순한 외모의 문제가 아니라 자신감과 삶의 방향이 연결된 깊은 이야기라는 것을 우리는 알고 있습니다. 오랜 임상 경험을 통해 깨달은 것이 있어요. 피부는 매우 솔직한 기관이라는 거예요. 과로, 스트레스, 수면 부족… 그 모든 흔적이 고스란히 피부에 남습니다. 마치 우리 몸의 일기장처럼 말이에요.

### 이 책은 당신과의 상담입니다

복잡한 의학 용어 대신, 우리가 실제 환자분들과 주고받았던 대화들로 정리했습니다. 사람들이 정말 알고 싶어하는 것은 '내 얼굴에는 지금 무슨 일이 일어나고 있고, 그래서 어떻게 해야 하는가?'라는 것이거든요.

같은 30대라도 어떤 분은 동안으로 보이고, 어떤 분은 실제 나이보다 더 들어 보이잖아요? 이런 차이가 어디서 오는지, 우리가 놓치고 있는 것은 무엇인지 함께 알아보겠습니다.

### 세 개의 관점으로 풀어내는 피부 이야기

Part 1에서는 표정이 말해주는 시간의 흔적을 이야기합니다. 나이가 들면서 가장 먼저 변하는 것은 주름이 아니라 '표정의 활력도'입니다. 표정근의 변화와 볼륨 손실의 패턴을 이해하고 개선하는 방법을 알려드립니다.

Part 2에서는 피부가 전하는 생활의 기록을 전합니다. 피부 장벽이 무너지는 진짜 이유와 염증의 악순환을 끊는 방법, 그리고 많은 분이 오해하고 계신 홈케어 상식들을 정리해드립니다.

Part 3에서는 얼굴을 기억하는 뇌의 비밀, 사람의 뇌가 얼굴을 어떻게 인식하는지, 그리고 얼굴의 입체적 구조를 자연스럽게 개선하는 과학적 접근법을 소개합니다.

### 시간과 함께 아름다워지는 지혜

우리는 아름다움이 단지 '젊음을 유지하는 기술'만으로 이루어진다고 생각하지 않습니다. 시간을 이해하고 계획할 수 있는 지혜, 그것이 진짜 안티에이징이라고 믿어요.

누구에게도 들키지 않고, 가장 나답게 나이 드는 얼굴을 만드는 것. 그것이 바로 우리가 말하는 '티나지 않게 젊어지는 법'입니다. 이 책을 통해 당신이 자신의 얼굴을 조금 더 신뢰하게 되고, 시간의 흐름을 두려워하지 않게 되기를 바랍니다.

**김소은, 박신혜, 차혜정**

나이가 들수록 '관리'가 참 중요하죠. 어릴 때는 누구나 괜찮았던 피부도, 나중에는 꾸준히 관리한 사람이 더 어려 보이잖아요. 예쁨은 타고나는 게 아니라 '꾸준함'이 결정짓는 것 같아요. 그런데 막상 병원에 가면 시술도 많고, 뭘 선택해야 할지 헷갈릴 때가 많아요. 저는 그래서 빠른 변화보다 '내가 선택한 균형 잡힌 변화', 오래가는 효과가 더 중요하다고 생각해요.

원장님들께 꾸준히 관리받으며 느낀 것은 얼굴의 자연스러움은 그대로인데 피부가 건강해진다는 점이었어요. 그 믿음이 이 책에 그대로 담겨 있습니다. '나답게, 예쁘게 나이 들고 싶은 분들'에게 꼭 추천하고 싶은 책이에요.

미스코리아출신 방송인 설수진

저는 원래 피부에는 크게 신경 쓰지 않았어요. '남자가 무슨 피부관리~'라고 생각했죠. 그런데 어느 순간 방송이나 사진 속 제 얼굴을 보면서, '피부도 운동처럼 꾸준함이 필요하구나'를 깨달았어요. 몸만 건강하다고 얼굴까지 자동으로 관리되지는 않으니까요. 원장님들을 만나고 나서야, 피부 관리가 이렇게 자연스럽고, 편안할 수 있다는 것을 알게 되었어요. 이 책에는 그 경험이 잘 담겨 있습니다. 현실적인 팁이 많아 바로 써먹기 좋고, 바쁜 일정 속 컨디션 조절이 필요한 분들에게 특히 도움이 될 거예요.

가수, 방송인 KCM

노화는 혈관·근육, 그리고 피부에서 가장 먼저 드러납니다. 항상성 노화를 연구하는 의사로서 저는 이 책이 '피부를 통해 전신의 노화 속도를 읽어내는 가장 실용적인 안내서'라고 느꼈습니다. 피부 장벽·표정근·얼굴 구조를 하나의 시스템으로 설명해 독자가 자기 얼굴을 과학적으로 이해하도록 돕습니다. 또한, 집에서 할 기본 관리부터 시술 선택 기준까지 바로 따라 할 수 있는 지침이 충실합니다. 이 책은 거울 앞 표정뿐 아니라 건강을 대하는 태도까지 바꾸는 힘이 있습니다. 피부과 시술이 궁금한 분, 항상성 노화를 지향하는 분에게 자신 있게 권합니다.

의학박사, 《항상성 노화》 저자, <박민수 박사> 유튜브 운영자 박민수

책을 쓴다는 것은 특히 개원 의사에게 쉽지 않은 여정입니다. 대한미용의학회를 통해 인연을 맺은 이 세 분의 의사 선생님들에게 추천사를 부탁받았을 때, 마치 결혼식 주례를 부탁받은 듯한 기분이 들었습니다. 이 책은 진료실에서 반복되던 피부미용의 기본 원리를 누구나 이해할 수 있게 담아내서 마치 제가 환자가 되어 설명을 듣는 듯한 인상을 주었습니다. 이 책은 상업적 마케팅에 치우치기 쉬운 미용 시술 시장에서, 과장 없는 정보와 실질적인 조언을 통해 환자들에게 안전하고, 합리적인 선택을 돕는 귀중한 지침서가 될 것입니다. 이 뜻깊은 작업에 찬사와 존경을 보냅니다.

대한미용의학회 설립자, 초대 이사장, 의학박사 강경진

이 책은 누구나 이해할 수 있을 만큼 쉽지만, 피부 나이와 탄력, 생활 습관, 시술처럼 꼭 알아야 할 핵심 정보를 깊이 있게 담았습니다. 독자는 피부가 왜 늙고, 어떻게 다시 균형을 되찾는지 친절하게 설명합니다. 또한 집에서 할 기본 관리부터 상황에 맞는 시술 선택 기준까지 자세히 안내해, 피부 변화의 원리와 해결책을 한눈에 파악할 수 있습니다. 이 책은 자연스럽게 어려지는 길을 찾는 데 든든한 길잡이가 될 것입니다.

하이로닉코리아 대표이사 문종락

이 책은 섬세함과 진심, 과학적 깊이가 균형을 이룬 책입니다. 저자는 얼굴의 구조·표정·볼륨 변화를 하나의 흐름으로 설명하며, 노화를 이해하는 새로운 관점을 제시합니다. 임상 경험에서 나온 통찰이 담겨 있어 미용의학을 공부하는 의사에게는 기준서가 되고, 일반 독자에게는 실천 가능한 안내서입니다. 특히 '얼굴은 구조로 기억된다'라는 시각과 자연스러움을 지키려는 철학은 큰 울림을 줍니다. 이 책은 많은 독자에게 자기 얼굴을 더 사랑할 용기와 지혜를 건네는 귀한 선물이 될 것입니다.

휴젤 국내사업부 이사 김효동

《피부과 비밀노트》는 현장에서 만난 가장 정직한 안티에이징 교과서입니다. 세 저자는 얼굴의 움직임, 피부 상태, 구조를 함께 보며, 노화를 하나의 시스템으로 설명합니다. 주름을 콜라겐 감소가 아니라, 표정과 습관이 남긴 흔적으로 이해하는 관점은 에스테틱 현장에서 꼭 전해야 할 통찰입니다. 홈케어 기기부터 병원 시술까지 과장 없이 정확한 근거로 안내해 독자가 자기 얼굴을 어떻게 관리할지 스스로 판단할 힘을 줍니다. 고객에게도 동료에게도 자신 있게 권할 수 있습니다.

휴온스메디텍 대표 하창우

메디컬에스테틱은 미용 의사들을 위한 미디어 플랫폼으로 차혜정, 김소은, 박신혜 원장님과는 인터뷰와 대담 등을 통해서 인연을 맺었습니다. 세 분 원장님은 학회 활동은 물론 집필과 미용 의료 제품 개발까지 해내는 보기 드문 열정파입니다. 이 책 역시 첫눈에 봐도 세 분의 공력이 많이 들어갔습니다. 환자들이 피부 시술을 받을 때 실질적인 도움이 될 수 있는 내용이 담겨 있으니까요. 그 속에는 환자들이 미용 시술에 대해 올바른 정보를 알 수 있는 팁이 들어 있습니다. 이 책을 집필하신 원장님들에게 감탄과 지지를 보냅니다.

메디컬에스테틱 편집장 유인홍

이 책은 복잡한 의학 용어 대신 누구나 이해할 수 있는 쉬운 언어로 설명해줘서 많은 독자분이 부담 없이 '동안 피부'에 한 걸음 더 다가갈 수 있는 책입니다. 홈케어부터 요즘 가장 인기 있는 피부과 시술까지, 피부를 가장 잘 아는 세 분 원장님께서 핵심만 쏙 담아주신 점도 인상 깊었습니다. 추천사를 부탁받고 단숨에 읽고 나니, 저 역시 한층 어려진 듯한 기분이 듭니다. 출간을 진심으로 축하합니다.

지아이엠에스오 대표이사 이성형

# CONTENTS

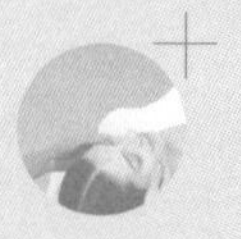

# 들어가기 전에 | 피부과에 꼭 가야 할까요?

여러분은 혹시 피부가 좋지 않을 때 어떻게 하시나요?

물론 피부과를 찾아서 원장님의 도움을 받는 것이 현명한 선택입니다. 하지만 의사로서 수많은 환자분을 만나면서 느낀 점이 있어요. 바로 기본적인 피부 관리만 제대로 해도 많은 문제를 해결할 수 있다는 것입니다. 진료실에서 만나는 환자분들 중 상당수가 이렇게 이야기하십니다.

"선생님, 저는 왜 이렇게 피부가 안 좋을까요?"

자세히 살펴보면 대부분 기본기가 부족한 경우가 많습니다. 마치 집을 짓기 전에 기초 공사를 튼튼히 해야 하는 것처럼, 피부도 기본 관리가 탄탄해야 어떤 시술이나 치료를 받더라도 더 좋은 결과를 얻을 수 있어요.

피부를 개선하는 방법은 크게 두 가지로 나눌 수 있습니다. 집에서 직접 관리하는 방법과 병원에서 전문적으로 관리받는 방법이죠.

의사로서 솔직히 말씀드리면, 여러분이 홈케어를 제대로 하셔서 병원에 오지 않으셔도 될 만큼 건강한 피부를 잘 유지하신다면 그보다 좋은 일은 없을 것 같아요. 그렇게 하기 위해 집에서 직접 케어할 때 가장 중요한 것들은 무엇일까요?

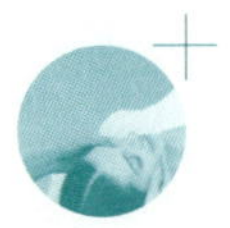

# 피부과 가기 전, 집에서 이렇게 관리하세요!

### 피부의 든든한 지킴이, 자외선 차단

혹시 '오늘은 흐리니까 자외선 차단제 안 발라도 되겠지?'라고 생각해보신 적 있나요? 이런 생각이 바로 피부 노화를 앞당기는 첫 번째 원인입니다. 의사들이 입을 모아 강조하는 것이 바로 자외선 차단인데요. 그만큼 아주 중요하다는 뜻입니다.

자외선은 우리 눈에 보이지 않지만 365일 24시간 우리 피부를 공격합니다. 실내에 있어도, 흐린 날에도 마찬가지예요. 그래서 매일 SPF 30 이상의 자외선 차단제를 발라주시는 것이 좋습니다. 특히 3~4시간마다 덧발라주시면 더욱 효과적이죠. 야외 활동을 하실 때는 챙이 넓은 모자와 선글라스까지 함께 착용해서 얼굴뿐만 아니라 두피, 목, 손까지 꼼꼼히 보호해주세요.

### 피부의 생명수, 수분 관리

'물을 많이 마시면 피부가 좋아진다'라는 말을 들어보셨죠? 정말 맞는 이야기입니다. 하루에 7~8잔 이상의 물을 마시면 피부 재생력과 탄력이 눈에 띄게 증가해요. 오랜 임상 경험을 통해 보면, 충분한 수분 섭취는 피부 노화 예방에도 큰 도움이 됩니다.

하지만 물만 마신다고 끝이 아니에요. 피부 타입에 관계없이 보습은 필수입니다. 물을 마셔서 내적으로는 수분을 공급해주고 피부 외적으로는 보습제를 적극 활용하시는 게 좋은 방법이에요. 피부를 건강한 정원으로 비유한다면, 물을 마시는 것은 뿌리부터 공급되는 영양분이고, 바르는 보습제는 잎과 줄기에 직접 주는 물과 같다고 할 수 있어요.

## 피부를 위한 균형 잡힌 식습관

'피부는 내가 먹는 것으로 만들어진다'라는 말이 있죠. 정말 그런 것 같아요. 비타민C와 항산화 성분, 식이섬유가 풍부한 채소와 과일, 단백질을 매일 드시는 분들의 피부를 보면 확실히 다릅니다. 특히 잡곡밥, 현미, 견과류, 녹황색 채소 같은 음식들은 피부 건강을 유지하는 데 도움이 돼요. 혈당을 급하게 올리는 단 음식들은 피부에 좋지 않습니다.

피부에 좋은 음식을 드시는 것은 비싼 화장품을 바르는 것보다 훨씬 근본적인 치료방법입니다.

## 피부가 가장 열심히 일하는 시간, 충분한 수면

수면 부족은 스트레스 호르몬인 코르티솔을 증가시켜서 콜라겐 분해를 촉진합니다. 또한 성장호르몬 분비가 줄어들어 피부 재생이 제대로 이루어지지 않죠. 밤 10시부터 새벽 2시까지를 '피부의 골든타임'이라고 부르는 이유가 있어요. 잠을 자는 시간에 우리 피부는 가장 활발하게 재생 작업을 합니다. 6~8시간 동안 숙면을 하면 피부 세포들이 열심히 일해서 다음 날 아침 거울 속 여러분의 얼굴이 한결 생기 있게 보일 거예요.

### 피부에 활력을 주는 움직임, 운동과 마사지

적당한 운동은 피부에 정말 좋은 영향을 미칩니다. 운동을 하면 혈액 순환이 좋아져서 피부에 혈색이 돌고 탄력도 개선되죠. 또한 땀을 통해 노폐물이 배출되면서 피부가 한결 깨끗해집니다. 일주일에 3~4회, 30분 정도만 해도 충분해요.

스킨케어를 하실 때 가볍게 마사지를 해주시는 것도 좋은 방법이에요. 손가락 끝으로 얼굴 중앙에서 바깥쪽으로, 아래에서 위로 부드럽게 마사지 해주시면 됩니다. 특히 림프 순환을 도와주는 목 부분 마사지도 잊지 마세요. 귀 뒤에서 쇄골까지 부드럽게 쓸어내려 주시면 얼굴 부기 제거에도 도움이 됩니다. 제품의 흡수율도 높이고 혈색도 좋아져서 일석이조랍니다.

### 깨끗함의 기본, 올바른 클렌징과 각질 관리

화장한 날에는 반드시 깨끗하게 세안해주세요. 잔여물이 남아 있으면 트러블의 원인이 되고, 피부 노화도 가속화될 수 있어요. 특히 턱 라인에 잔여물이 많이 남는데 턱 라인의 뾰루지가 많아지면 잔여물이 남아 있는 것이니 그 부위만 한 번 더 씻어 주세요. 저자극 클렌저를 사용하시는 것이 좋습니다.

각질 관리는 어떻게 하고 계시나요? 기본적으로 각질은 자연스럽게 떨어지는 것이 정상이에요. 굳이 때를 밀어서 깨끗하게 하실 필요는 없습니다. 세안, 보습, 선블록이 기본 3요소입니다.

### 피부의 방패막, 피부 장벽 건강 강화

피부 장벽을 튼튼한 성벽으로 생각해보세요. 외부의 자극으로부터 우리 피부를 보호하는 첫 번째 방어선이에요. 이 방어선을 강화하기 위해서는 약산성이면서 저자극적인 제품을 사용하시는 게 좋습니다.

세라마이드, 콜레스테롤, 지방산 같은 성분이 들어간 피부 장벽 회복 크림이나 프로바이오틱스 스킨케어 제품들을 적극 활용해보세요.

## 작지만 중요한 습관, 손으로 얼굴 만지지 않기

무의식적으로 얼굴을 만지시는 분들이 정말 많아요. 하지만 우리 손에는 생각보다 많은 세균이 있답니다. 불필요하게 얼굴을 만지는 습관은 피부 트러블의 원인이 될 수 있어요. 손을 자주 씻고, 얼굴이 가려우시다면 손 대신 깨끗한 티슈를 사용하시는 게 더 안전합니다.

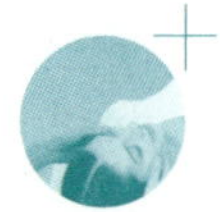

# 나에게 딱 맞는 화장품,
# 피부 타입별 선택 가이드

화장품을 고르실 때 어떤 기준으로 선택하시나요? 브랜드나 가격, 혹은 광고에서 본 효과 때문에 선택하시는 경우가 많을 텐데요. 하지만 가장 중요한 것은 바로 여러분의 피부 타입에 해당 제품 성분이 잘 맞는지 확인하는 것입니다.

### 내 피부 타입 정확히 알기

피부 타입을 진단하는 것은 마치 자신에게 맞는 옷 사이즈를 찾는 것과 같아요. 아무리 예쁜 옷이라도 사이즈가 맞지 않으면 불편하듯이, 화장품도 피부 타입에 맞지 않으면 오히려 피부에 부담을 줄 수 있거든요. 평소에 많이 사용하는 화장품은 스킨, 로션, 크림이죠. 이 화장품을 어떻게 선택하면 좋을까요?

건성 피부를 가지신 분들은 피부가 자주 당기고 각질이 생기는 경험을 많이 하실 거예요. 화장을 해도 들뜨는 경향이 있고, 주름이 상대적으로 쉽게 생길 수 있습니다. 반면 지성 피부인 분들은 피지 분비가 많아서 얼굴이 번들거리고, 트러블이나 모공 문제로 고민이 많으시죠. 화장이 쉽게 지워지거나 뭉치는 현상도 자주 경험하실 텐데요.

복합성 피부는 정말 까다로운 타입이에요. T존이라고 부르는 이마, 코, 턱 부분은 번들거리는데 U존인 양 볼은 건조함을 느끼시죠? 부위별로 피부 상태가 다르니 관리도 그만큼 세심해야 합니다.

민감성 피부를 가지신 분들은 새로운 제품을 사용할 때마다 조마조마하실 거예요. 자극에 민감해서 쉽게 붉어지고, 가려움이나 따가움, 때로는 염증 반응까지 나타날 수 있거든요.

### 피부 타입별 현명한 화장품 선택법

자, 이제 각 피부 타입에 맞는 화장품을 어떻게 고르면 될까요?

건성 피부를 가지신 분들에게는 히알루론산이나 세라마이드 성분이 들어간 제품을 추천합니다. 오일이나 크림 형태의 제품으로 고보습과 영양 공급에 집중하시는 게 좋아요. 반대로 알코올 성분이나 고농축 각질제거제는 피부를 더 건조하게 만들 수 있으니 피하시는 게 좋습니다.

지성 피부인 분들은 오일프리 제품이나 젤 타입 제품을 선택해보세요. 살리실산 같은 성분이 들어간 마일드한 앰플이나 보습 젤이 도움이 될 거예요. 다만 지나친 유분이나 코코넛 오일 같은 성분은 모공을 막을 수 있으니 주의하시고요.

복합성 피부를 가지신 분들은 조금 번거로우시겠지만, T존에는 지성용 제품을, U존에는 건성용 제품을 따로 바르시는 것이 가장 효과적입니다. 또는 올인원 저자극 제품으로 균형 케어를 하시는 방법도 있어요.

민감성 피부인 분들께는 무향료, 무알코올, 저자극 제품을 강력히 추천합니다. 알로에, 카모마일, 병풀 추출물처럼 피부를 진정시켜주는 성분이 함유된 제품이 좋아요. 합성색소나 페녹시에탄올, 강한 보존제는 반드시 피하시고요. 새로운 제품을 사용하실 때는 반드시 팔 안쪽에 테스트해보신 후에 얼굴에 사용하세요.

## 화장품 성분표, 이렇게 확인하세요

화장품을 고르실 때 성분표를 꼼꼼히 보시는 편인가요? 사실 많은 분이 브랜드 이름이나 가격만 보시는 경우가 많은데요. 전 성분 표시를 확인하는 습관을 들이시면 도움이 많이 됩니다.

자기 피부에 맞는 성분과 피해야 할 성분을 미리 파악해두시는 것이 중요해요. 특히 알레르기나 트러블을 경험했던 성분이 있다면 반드시 피하시고, 피부 개선에 도움되는 항산화 성분이나 진정 성분 위주로 골라보세요.

화장품 선택은 마치 나와 잘 맞는 사람을 찾는 것과 비슷합니다. 겉모습만 보고 판단하기보다는 성격과 취향이 나랑 잘 맞는지 알아보는 것이 중요하죠.

## 의사의 조언

민감성 피부 환자분이 "새 화장품을 써봤는데 얼굴이 빨갛게 부어올랐어요"라며 오신 적이 있어요. 알고 보니 샘플도 사용해보지 않고 바로 구매하신 거였죠. 민감성 피부라면 반드시 샘플을 사용해보시고, 팔 안쪽에 테스트해서 자극 반응이 없는지 확인하신 후에 구매하세요.

여드름이나 트러블로 고민이신 분들은 오일프리 제품과 논코메도제닉 (non-comedogenic) 제품을 선택하시는 것이 현명합니다. 논코메도제닉 제품은 모공을 막지 않거나 여드름을 유발할 가능성이 낮은 제품을 말합니다.

## 홈케어의 핵심, 가장 중요한 것은 꾸준함이에요

지금까지 말씀드린 기본 관리법들과 자신에게 맞는 화장품을 찾으셨다면, 이제 가장 중요한 것이 남았어요. 바로 꾸준함입니다. 의사로서 늘 강조하는 것인데, 비싼 제품이 능사가 아니에요. 집에 있는 기본 보습제로도 꼼꼼한 보습과 마사지만 해주셔도 충분히 피부 건강에 도움이 됩니다.

과도한 홈케어는 오히려 금물이에요. 각질 제거나 피부에 자극을 주는 DIY 관리를 너무 자주 하시면 피부에 해를 줄 수 있거든요. 피부 관리의 진정한 핵심은 생활 습관 개선과 기본적인 보습, 자외선 차단, 그리고 피부 타입에 맞는 영양 섭취입니다.

가장 중요한 것은 자기 피부에 맞는 제품과 방법을 선택하고, 올바른 생활습관을 꾸준히 유지하는 것입니다.

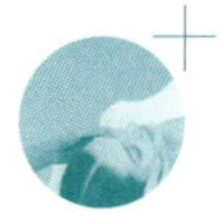

# 그래도 고민될 때는
# 의사 선생님과 상담하세요

홈케어를 열심히 하셨는데도 피부 문제가 지속된다면, 이제 전문가의 도움을 받으실 때입니다. 피부과 방문이 처음이신 분들은 "뭘 준비해야 하죠? 어떻게 진행되는 거예요?"라며 궁금해하시는 경우가 많아요.

### 피부과 방문 전 준비, 이것만 하시면 됩니다

가장 먼저 예약부터 하세요. 미리 예약하지 않으면 오랜 시간을 기다리시거나 아예 진료를 받지 못할 수도 있어요.

방문 당일에는 가급적 민낯으로, 적어도 기초 화장만 하고 오시는 것이 좋습니다. 두꺼운 화장을 하고 오시면 피부 상태를 정확히 진단하기 어렵기 때문입니다.

증상이 언제부터 시작되었는지, 현재 사용 중인 화장품이나 복용 중인 약물이 있는지 미리 기록해두시거나 사진을 찍어두시면 진료에 큰 도움이 됩니다.

## 피부과 진료, 이렇게 진행됩니다

피부과 진료 과정은 생각보다 체계적입니다. 접수를 마치시면 의사와 진료 및 상담을 하게 되고, 필요에 따라 검사와 진단 촬영을 진행해요. 시술을 원하신다면 그다음 단계로 넘어가게 되죠.

시술을 받으시기 전에는 반드시 몇 가지를 확인하셔야 해요. 시술 부위와 범위, 정확한 가격과 사용될 제품명, 시술 과정과 예상되는 효과, 그리고 가능한 부작용까지 충분히 설명을 들으시고 궁금한 점은 언제든 질문하세요. 부끄러워하지 마시고요!

## 피부과에서는 어떤 시술들이 가능할까요?

피부과 시술이라고 하면 막연히 두려워하시는 분들이 많은데요. 요즘 피부과 시술들은 정말 다양하고 안전해졌어요. 크게 네 가지 분야로 나눠서 말씀드릴게요.

### 1. 레이저 시술

레이저 시술은 가장 친숙하실 거예요. 잡티, 홍조, 여드름 흉터, 색소성 병변, 피붓결 개선 등 정말 다양한 목적으로 사용됩니다. 색소·홍조 치료용 레이저, 피부 재생·흉터 치료 레이저(프락셔널), 탄력·리프팅 레이저, 그리고 점·사마귀 제거용 시술 레이저 등 종류도 다양해요. 가장 큰 장점은 수술이 아니라서 흉터가 적고 시술 시간도 짧다는 점입니다.

### 2. 리프팅 시술

리프팅 시술은 피부에 칼을 대지 않고도 탄력을 되찾고 얼굴 윤곽을 개선할 수 있는 시술이에요. 울쎄라나 브이로 레이저 같은 고강도 집속 초음파(HIFU)기기나 써마지, 텐써마 등의 고주파 기기 등 다양한 종류의 에너지 기기를 사용해서 콜라겐 재생을 촉진시키는 원리죠. 절개하지 않으니 흉터 걱정도 없고 회복 기간도 짧아요.

### 3. 보톡스와 필러

보톡스와 필러는 이제 너무 친숙해지셨죠? 보톡스는 주름 개선과 근육 이완에 효과적이고, 필러는 얼굴 윤곽을 보정하거나 볼륨감을 개선하는 데 사용해요. 부위별로 맞춤형 시술이 가능하고 즉각적인 효과를 볼 수 있는 것이 장점입니다.

### 4. 스킨 부스터

스킨 부스터는 비교적 최근에 인기가 많아진 시술인데요. 피부 속 깊은 곳에 영양과 수분을 직접 공급하는 주사 시술을 포함해, 엑소좀이나 비타민·미네랄 등 고농축 성분을 바르거나 침투시키는 형태의 코스메틱 부스터까지 폭넓게 사용되고 있습니다.

이러한 스킨 부스터들은 피부 깊은 층의 환경을 개선해 재생과 탄력을 높여주며, 피부 상태에 따라 주사형·도포형·침투형을 선택하거나 조합할 수도 있습니다.

최근 피부 케어 트렌드는 여러 시술을 조합해서 개인의 피부 상태에 맞게 최적화하는 복합 맞춤 시술이에요. 노화를 예방하면서 피부 건강을 근본적으로 개선하는 접근법이 주목받고 있습니다.

### 피부 고민별로 어떤 시술 조합이 좋을까요?

피부 고민에 따라 추천하는 시술 조합이 다른데요. 가장 흔한 고민들을 중심으로 말씀드려볼게요.

### 1. 기미, 잡티

기미나 잡티 때문에 고민이신 분들에게는 토닝 레이저와 IPL, 그리고 스킨 부스터를 조합한 치료를 많이 추천합니다. 토닝 레이저와 IPL로 전체적인 피부 톤을 개선하고, 스킨 부스터로 피부 재생과 수분을 공급하면 빠르고 자연스러운 톤 개선 효과를 기대할 수 있어요.

### 2. 여드름 흉터

여드름 흉터나 다른 흉터로 고민이신 분들은 좀 더 복합적인 접근이 필요해요. 피코프락셀 레이저나 미세바늘고주파(시크릿, 실펌, 포텐자 등)로 피부 깊은 층의 재생을 촉진시키고, 어븀프락셀 레이저로 피부 표면까지 함께 관리하죠. 특히 깊은 흉터가 있으시다면 서브시전이라는 시술로 흉터를 잡아당기는 섬유조직을 끊어 새살이 차오르게 돕기도 해요. 흉터 전용 필러나 PLA 콜라겐 새살 주사로 재생을 더욱 촉진시킬 수도 있고요.

### 3. 피부 처짐

피부 처짐이 고민이신 분들에게는 울쎄라나 브이로 같은 고강도 초음파 리프팅(HIFU) 기기를 기본으로 해요. 이중 턱이 있으시다면 브이올렛 주사로 지방을 분해하고, 실 리프팅으로 윤곽을 잡아주면서 콜라겐 볼륨 부스터로 꺼진 부위를 채워주는 방식을 많이 사용해요.

환자분들이 "어떤 시술이 제일 좋은가요?"라고 물으실 때가 많은데요. 사실 가장 좋은 시술은 여러분의 피부 상태와 연령, 예산, 그리고 기대하시는 효과에 따라 달라집니다. 그래서 꼼꼼한 상담이 정말 중요해요. 그리고 "시술할 때 많이 아픈가요?"라고 궁금해하는 분들도 정말 많으세요. 요즘 시술들은 마취 크림이나 쿨링 시스템을 사용해서 예전보다 훨씬 편안하게 받으실 수 있답니다.

## 최근 인기 있는 시술들

최근 피부과에서 가장 많이 받는 시술이 무엇인지 궁금하지 않으신가요? 순서대로 말씀드리겠습니다.

첫 번째는 레이저 시술이에요.

특히 피코 토닝이나 피코 프락셀 같은 피코 레이저가 인기가 많습니다. 색소질환은 물론, 모공이나 잔주름까지 개선할 수 있고, 무엇보다 피부 본연의 건강을 개선하는 데 중점을 두거든요. 다운타임이 짧고 자연스러운 결과를 원하는 분들이 많아져서 수요가 계속 증가하고 있어요.

두 번째는 비침습 리프팅 시술입니다.

울쎄라, 써마지, 리프팅 등이 대표적이죠. 피부를 절개하지 않고도 초음파나 고주파로 탄력과 윤곽을 개선할 수 있어서 특히 30~50대 분들에게 인기가 높아요. 통증과 회복 기간이 짧으면서도 자연스러운 리프팅 효과를 볼 수 있거든요.

세 번째는 스킨 부스터와 콜라겐 부스터예요.

진피층에 직접 수분과 영양을 공급해서 피부 재생과 탄력을 향상시키는 시술인데요. 필러에 비해 훨씬 자연스럽고 부기나 부작용도 적어서 꾸준히 찾는 분들이 많습니다. 물론 보톡스나 필러, 각종 주사 치료도 여전히 많은 사랑을 받고 있어요.

2025년 전체적인 트렌드를 보면, 자연스러운 결과와 피부 본연의 건강 회복에 초점을 두는 방향으로 변화하고 있습니다.

## 시술 후 관리가 성공의 열쇠입니다

오랜 임상 경험을 통해 보면, 시술 결과의 절반은 후처치 관리에 달려 있다고 해도 과언이 아닙니다. 아무리 좋은 시술을 받으셔도 관리를 제대로 하지 않으면 효과가 반감되거든요.

시술 후 일주일간은 평소보다 보습제를 충분히 발라주세요. 피부가 건조해지면 회복이 늦어질 수 있어요. 만약 붉어지거나 열감이 있다면 얼음 찜질을 하시거나 처방받은 진정 연고를 하루 두 번 발라주세요.

상처 보호용 재생테이프(듀오덤 등)를 붙이신 경우에는 세안할 때 특별히 주의하셔야 해요. 미리 거품을 충분히 내서 부드럽게 세안하시고, 테이프 부위는 그대로 두세요. 만약 테이프 안쪽으로 물이 들어갔다면 새것으로 교체하시고요. 기본적인 방수가 되므로 세게 밀지만 않으면 상처 보호용 테이프가 떨어지지는 않습니다.

자외선 차단은 평소보다 더욱 철저히 해주세요. 자외선 차단제를 수시로 발라주시고, 외출할 때는 모자나 선글라스로 추가 보호를 하시는 것이 좋습니다. 한 달 정도는 사우나나 찜질방, 목욕탕 이용을 피하시고, 강한 각질 제거나 과도한 운동도 자제해주세요. 흐르는 미지근한 물로 가볍게 샤워하는 것은 괜찮습니다.

시술이 끝났다고 해서 병원과의 인연도 끝나는 것은 아니에요. 정해진 일정에 따라 필요시에는 경과를 체크 받으러 오시는 것이 중요합니다.

시술을 고려하고 계신다면 꼭 확인하셔야 할 것들이 있어요. 시술의 목적과 효과, 예상 소요 시간과 비용, 사용될 제품명, 부작용과 후 관리의 필요성을 물어보세요. 그리고 시술 후 언제부터 메이크업이나 운동, 목욕이 가능한지도 미리 확인해두시면 좋습니다.

이렇게 기본적인 피부 관리 방법부터 피부과 이용법까지 알아보셨는데요. 급하신 분들은 여기까지만 읽고 덮으셔도 됩니다. 하지만, 내 피부에 대해 더 깊이, 더 구체적으로 어떤 시술들이 있고 어떤 효과를 기대할 수 있는지 궁금하지 않으신가요? 그럼, 계속 읽어주세요.

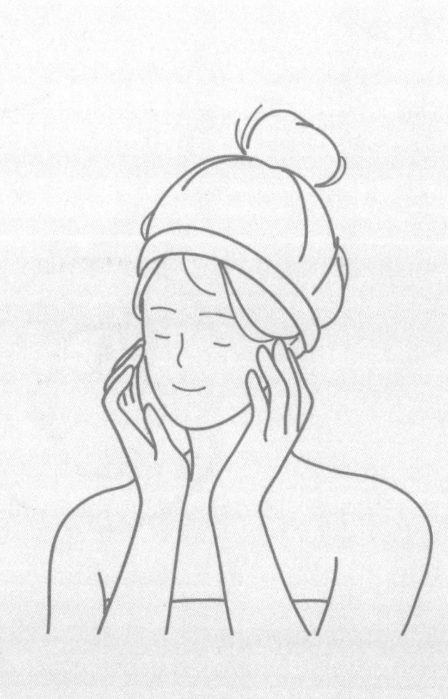

읽을 수록 어려지는 피부과 비밀 노트

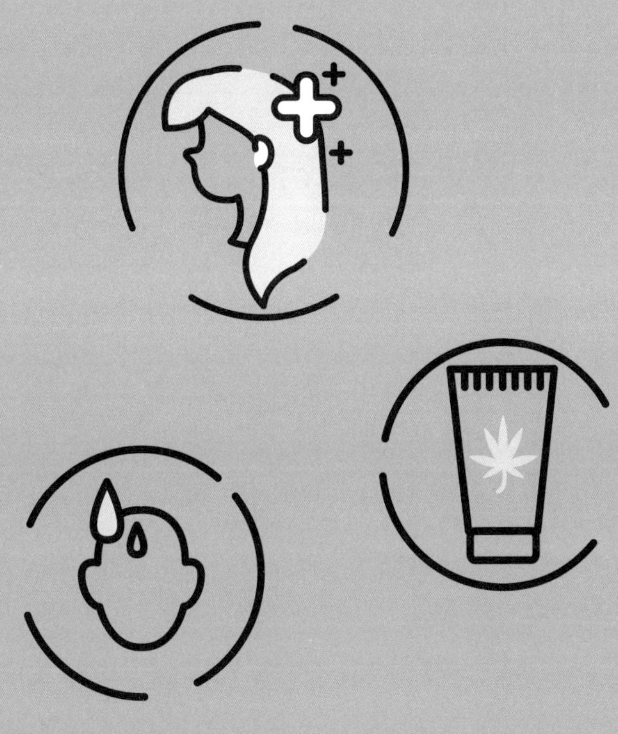

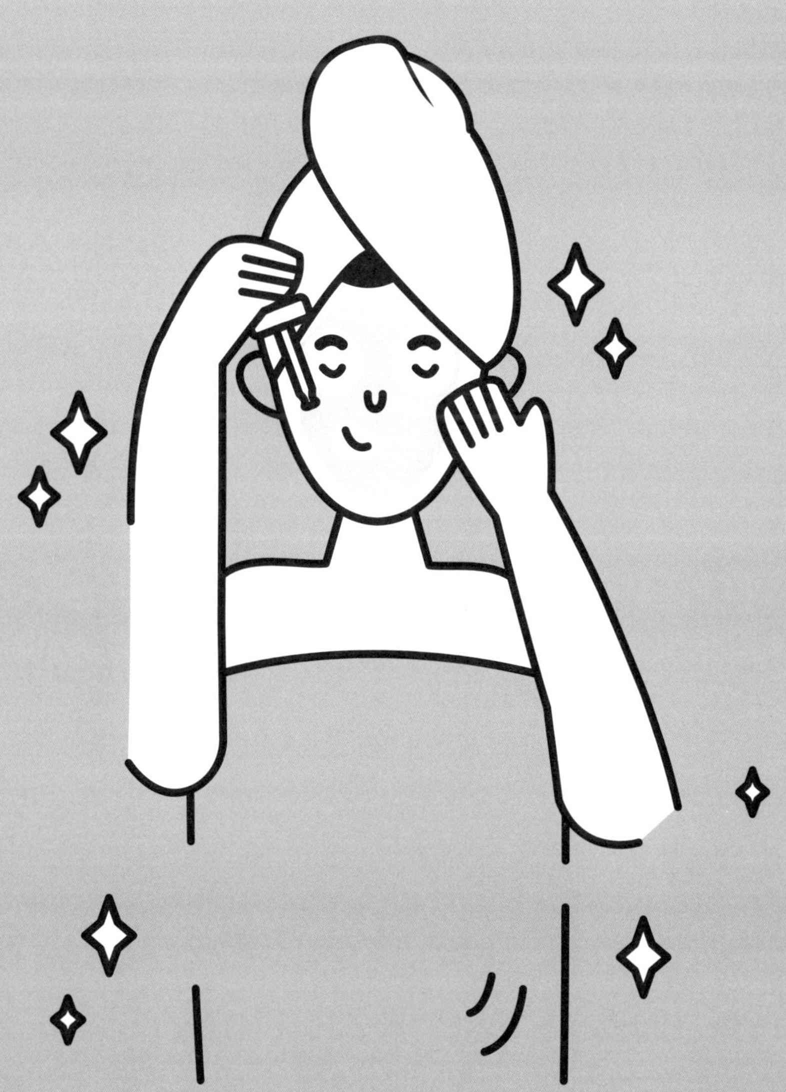

# 얼굴 주름은 왜 생길까?

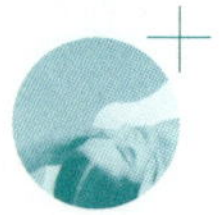

55세 공인중개사 정미 씨는 20년 넘게 따뜻한 미소로 손님들을 응대해왔습니다. "정미 씨의 웃는 얼굴이 참 좋아요"라는 말을 자주 들으면서 미소가 자신의 가장 큰 무기라고 생각했죠.

하지만 최근 들어 웃을 때마다 눈가와 입가에 잡히는 주름이 점점 신경 쓰이기 시작했습니다. 예전에는 웃는 얼굴이 장점이었지만, 이제는 상담하면서도 무의식적으로 웃음을 자제하게 되는 자신을 발견하곤 해요.

거울을 볼 때마다 '언제부터 이렇게 되었을까?' 하는 생각이 들었습니다. 컨실러로 가려 보려고 해도 웃는 순간 다시 드러나는 주름들 때문에 점점 자신감이 줄어들고 있었습니다.

사실 주름은 단순히 나이가 들어서 생기는 것이 아닙니다. 우리가 매일 짓는 표정, 그 반복적인 움직임이 피부에 흔적을 남기면서 서서히 고정되는 것이죠. 아침에 눈을 찡그리고, 미소를 지으며, 미간을 찌푸리는 그 모든 무의식적 표정에 관여하는 것이 바로 표정근입니다.

## 하루 수만 번 움직이는 얼굴, 주름이 쌓인다

우리 얼굴에는 약 43개의 표정근(facial expression muscles)이 존재합니다. 이 근육들은 하루에도 수만 번 이상 수축과 이완을 반복하며, 우리가 눈을 뜨고 감는 순간부터, 웃고 찡그리는 모든 표정에 관여합니다.

표정근은 다른 근육과 달리 피부에 직접 연결되어 있어, 움직일 때마다 그 흔적이 피부 위로 고스란히 드러납니다. 덕분에 얼굴은 우리 몸에서 가장 많이 움직이고, 가장 자주 노출되는 근육 부위이기도 하죠.

이처럼 끊임없이 작동하는 표정근의 움직임은 시간이 지나면서 피부에 주름이라는 흔적을 남깁니다. 주름은 단순한 노화의 결과가 아니라, 우리가 살아온 감정과 표정 습관이 축적되어 만들어진 기록입니다.

## 얼굴에만 있는 특별한 근육, 표정근의 비밀

우리 몸의 대부분 근육은 뼈에 붙어 움직입니다. 예를 들어 팔을 구부릴 때는 이두근이 뼈를 당겨 움직이고, 허벅지를 펴거나 접을 때도 대퇴근이 관절을 중심으로 작용합니다. 그러나 표정근은 예외입니다.

표정근은 대부분 한쪽 끝이 뼈가 아닌 피부에 붙어 있어, 수축할 때 피부 자체를 직접 움직이게 됩니다. 이로 인해 우리는 웃고, 찡그리고 눈살을 찌푸리며, 복잡한 감정을 얼굴로 표현할 수 있는 것이죠.

하지만 이 같은 구조는 동시에 피부에 부담을 주는 요인이 됩니다. 반복적인 움직임은 피부를 계속 접히고 늘어나게 만들며, 특히 콜라겐이 줄어드는 중년 이후에는 그 자리에 고정된 주름이 자리 잡기 쉬워집니다.

즉, 표정근은 우리 얼굴의 풍부한 감정을 가능하게 하는 '표현의 도구'이자, 시간이 지나면 노화의 흔적을 남기는 주범이기도 합니다.

## 1. 주요 표정근들

우리 얼굴의 다양한 표정은 여러 표정근의 움직임으로 만들어집니다. 각 근육은 웃음, 눈 감기, 찡그림, 눈썹 올리기 등 특정 표정 동작에 관여하며, 표정 변화뿐 아니라 주름 형성에도 중요한 역할을 합니다.

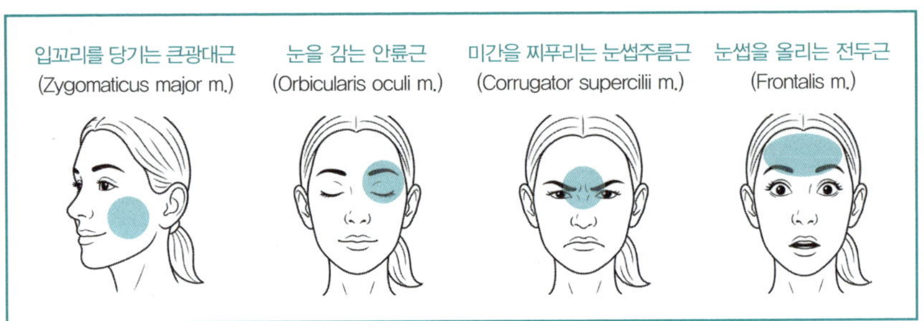


우리 얼굴의 주요 표정근

## 2. 주름은 표정근이 남긴 근육의 흔적

주름은 표정근이 남긴 근육의 흔적입니다. 젊은 피부는 표정을 지은 직후에도 금세 다시 매끄러워집니다. 이는 피부 속에 콜라겐과 엘라스틴이 충분해, 일시적으로 접힌 피부가 곧바로 제자리로 돌아올 수 있기 때문이죠.

하지만 시간이 지나면 피부 탄력이 떨어지고, 같은 표정을 반복할수록 근육이 피부를 한 방향으로 계속 접히게 합니다. 이 과정이 누적되면, 그 접힌 자리는 점차 '표정의 습관'처럼 고정되기 시작하죠. 이렇게 탄생하는 것이 바로 표정 주름입니다. 즉, 주름은 단순히 나이 때문에 생기는 것이 아니라 매일 무의식적으로 반복하는 표정의 결과물이기도 합니다.

## 쉼 없이 움직이는 얼굴 움직임

우리는 생각보다 훨씬 자주 얼굴 근육을 움직입니다. 웃고, 말하고, 찡그리고, 놀라는 그 모든 순간에 표정근(facial expression muscles)이 수축하며 감정을 표현하죠. 감정 표현, 일상 대화, 미세 표정까지 포함하면 하루 수천 회에서 수만 회에 이르는 안면 움직임이 발생한다고 알려져 있습니다.[1]

특히 눈가, 미간, 입 주변은 움직임이 잦고 피부가 얇아서 표정의 흔적이 주름으로 자리 잡기 쉬운 부위입니다. 스마트폰을 바라보며 눈을 찡그리는 습관, 스트레스를 받을 때 무의식적으로 굳는 입가, 짜증이 날 때마다 올라가는 미간⋯ 이런 일상의 작은 표정들이 반복되면서 어느 순간 '습관 주름'이 됩니다.

처음에는 웃을 때만 살짝 생기던 눈가 주름이 어느 순간부터는 웃지 않아도 그대로 남아 있는 것을 느낀 적 있으신가요? 아침 세안 후 거울을 보거나 아무 표정도 짓지 않았는데 괜히 인상이 피곤해 보입니다. 반복된 표정이 굳는 순간, 주름은 고정됩니다.

이런 변화는 단순히 '피부가 얇아져서' 생긴 것이 아니에요. 반복된 표정이 피부에 기억으로 남은 결과입니다. 주름을 늦추는 첫걸음은 얼굴에도 휴식을 주는 거예요. 지금, 당신의 표정은 쉬고 있나요?


### 1. 표정 주름과 정적 주름

주름이라고 해서 모두 같은 방식으로 생기고, 같은 치료가 적용되는 것은 아닙니다. 주름은 크게 표정을 지을 때만 생기는 '표정 주름(동적 주름)'과 가만히 있어도 보이는 '정적 주름'으로 나뉩니다. 이 둘은 발생 원인도, 피부 상태도, 접근 방식도 확연히 다릅니다.

표정 주름은 말 그대로 표정을 지을 때만 나타나는 주름입니다. 웃거나 찡그릴 때 접히는 눈가, 미간, 이마 등이 대표적인 부위입니다. 이 시기의 피부는 아직 탄력이 남아 있어서 주름이 일시적으로 나타났다가 표정이 풀리면 다시 원래대로 돌아갑니다. 이때는 근육의 과도한 수축을 조절해주는 치료, 예를 들어 보톡스와 같은 접근이 효과적입니다.

반면, 정적 주름은 아무 표정을 짓지 않아도 피부 위에 그대로 남아 있는 주름을 말합니다. 팔자주름, 입꼬리 주름, 목 주름, 눈 밑 주름 등이 이에 해당하며, 이는 피부 탄력과 콜라겐이 전반적으로 감소한 상태에서 발생합니다. 이 경우에는 단순히 근육만 조절해서는 부족하고, 피부 재생을 촉진하는 치료와 함께 근육 이완을 병행하는 복합적인 접근이 필요합니다.

초기에는 단순히 근육 움직임에 따라 접히는 선이었던 주름이, 시간이 지날수록 피부 속 콜라겐이 줄고 탄력이 떨어지면서 결국 피부에 고정된 자국으로 남게 되는 전환점이 찾아옵니다. 바로 이 지점에서 표정 주름은 정적 주름으로 바뀌며, 보다 정교한 치료 전략이 요구됩니다.

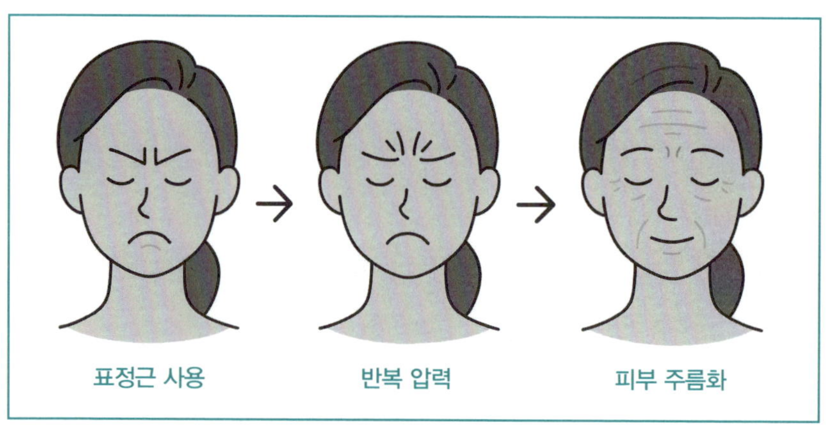



표정근이 남긴 주름

## 2. '한 번 접힌 자리'는 왜 고정될까요?

'잘 쓰던 종이'와 '한 번 접힌 종이'를 떠올려 보세요. 새 종이는 접었다 펴도 원래대로 돌아오지만, 한 번 접힌 종이는 자국이 남고 반복하면 그 자리가 약해져 결국 찢어지기도 하죠.

피부도 마찬가지입니다. 처음에는 회복되던 주름도 반복되면 진피층이 꺼지고, 콜라겐이 줄며 결국 '표정이 없어도 남는 자국'이 되는 것입니다.

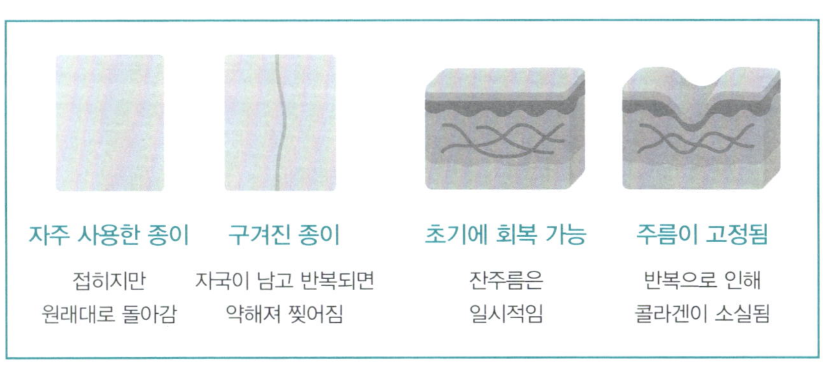


표정이 반복되어 주름이 되는 과정

## 3. 현대인은 왜 정적 주름이 더 빨리 생길까요?

현대인의 일상에는 표정 주름을 '고정된 주름'으로 바꾸는 습관들이 곳곳에 숨어 있습니다. 스마트폰을 볼 때 눈을 찡그리는 표정, 집중할 때 턱을 내밀고 입술을 굳게 다무는 행동, 스트레스를 받을 때 무의식적으로 미간을 찌푸리는 표정, 장시간 앉은 채 턱을 괴는 자세, 한쪽으로만 자는 수면 습관 등은 모두 얼굴의 특정 근육을 반복적으로 긴장시키는 요인입니다.

실제로, 스마트폰을 장시간 사용할수록 목과 어깨, 턱 주변 근육의 긴장도가 유의하게 증가한다는 근전도(EMG) 기반 연구[2]들이 다수 보고되고 있습니다.

비록 눈가나 미간 표정근에 대한 직접적인 데이터는 부족하지만, 이러한 습관이 반복되면 표정근의 수축 상태가 굳어지고, 결국 피부 주름으로 고착되는 경향이 있다는 것은 임상적으로도 자주 관찰됩니다.

즉, 정적인 주름은 나이가 들어서 생기는 게 아니라, 반복된 표정이 휴식 없이 '고정'될 때 더 빨리 생깁니다. 피부의 탄력만을 문제 삼기 전에, 내 얼굴이 오늘 얼마나 긴장했는지 돌아보는 것이 먼저일지도 모릅니다.

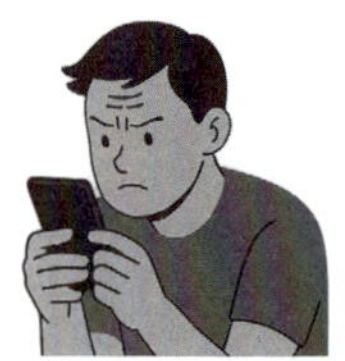
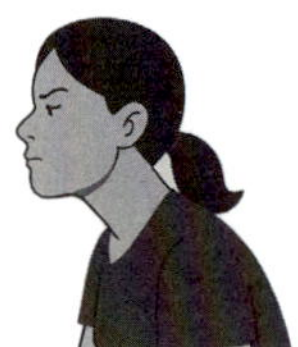
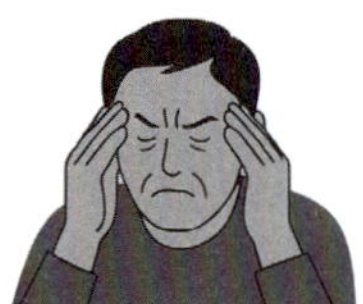
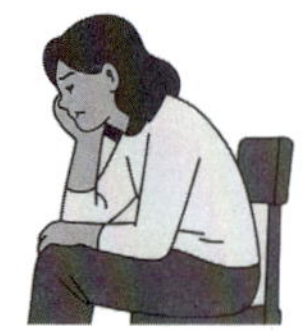



현대인의 주름을 고정시키는 습관

## 습관이 만드는 주름 지도

'찡그리는 습관'은 결국 얼굴의 지형을 바꿉니다. 주름은 단순히 나이의 결과만은 아닙니다. 어떤 사람은 40대에도 인상이 부드러운 반면, 어떤 사람은 30대인데도 미간에 깊은 주름이 자리 잡고 있죠. 이 차이는 바로 얼굴을 쓰는 '습관'에서 비롯됩니다.

1. 얼굴 위 고위험 주름 존

주름은 반복되는 표정과 생활 습관이 큰 영향을 미칩니다. 다음 페이지의 그림은 부위별로 주름을 악화시키는 주요 습관과 그로 인해 나타나는 대표적인 주름 유형을 정리한 것입니다.


2. 직업과 환경에 따라 달라지는 주름의 경향

우리가 어떤 일을 하느냐에 따라 얼굴에 나타나는 주름의 패턴도 달라집니다. 예를 들어, 교사나 강사처럼 표정을 많이 활용하는 직업군은 눈가와 미간 근육 사용이 잦아 해당 부위에 주름이 나타나기 쉽고, 운전자는 햇빛에 자주 노출되고 정면을 응시하는 시간이 길어 눈가와 이마 주름이 생기기 쉽습니다.

IT 혹은 사무직 종사자는 화면을 집중해서 보며 턱을 괴는 습관으로 인해 미간·볼·팔자주름이 고정되기 쉽고, 상담·서비스직은 과한 미소를 자주 짓는 경향 때문에 눈가와 팔자주름이 두드러질 수 있습니다.

또한, 건조한 환경, 강한 자외선 노출, 지속적인 스트레스나 불안과 같은 외부 자극과 감정 상태 역시 표정 습관에 영향을 미칩니다. 결국 감정 관리 또한 피부 관리의 중요한 일부입니다.


3. 무의식적인 자세도 주름을 만든다

우리는 무심코 반복하는 자세로 얼굴에 주름을 만들기도 합니다. 예를 들어 한쪽으로 자는 습관은 눈가나 입꼬리 주변이 베개에 눌리면서 '수면 주름'을 만들 수 있습니다.

실제로 측면 수면은 얼굴의 특정 부위에 반복적인 기계적 압박을 가해

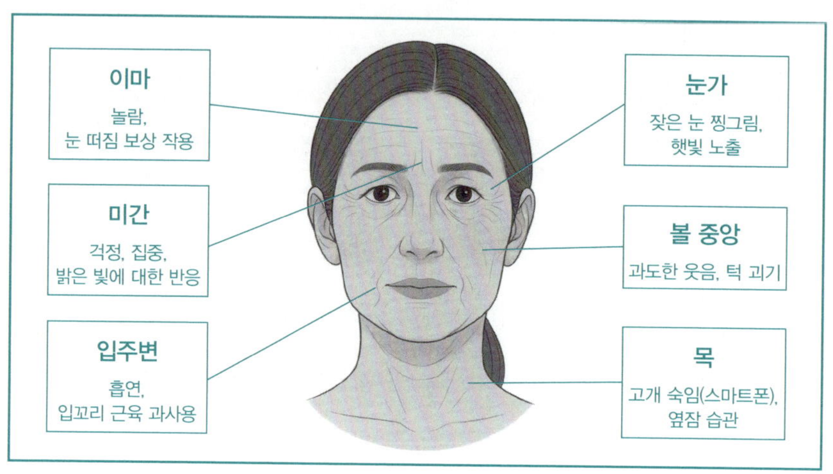



습관과 표정이 만드는 주름 지도

'수면 주름(sleep wrinkles)'을 만들 수 있다는 연구 결과[3]가 있습니다. 다만, 수면 방향이 얼굴 좌우의 주름 깊이를 다르게 만든다[4]는 명확한 근거는 아직 부족합니다. 하지만 나이가 들고 피부 탄력이 떨어지면, 이런 반복된 눌림이 한쪽 주름을 더 깊게 만들 가능성은 충분히 있습니다.

또한 턱을 괴는 자세는 팔자주름과 턱선을 무너뜨릴 수 있고, 고개를 앞으로 내미는 습관은 이중 턱과 목주름을 악화시킵니다. 결국, 나도 모르게 반복하는 자세가 얼굴에 흔적을 남기는 것이죠.

## 4. 나만의 주름 지도 그려보기

여러분은 지금 이 글을 읽으면서 어떤 표정을 하고 있나요? 미간을 찌푸리고 있지는 않나요? 턱을 괴고 있지는 않나요? 이런 작은 습관들을 의식적으로 체크해보는 것만으로도 주름 예방의 첫걸음이 될 수 있어요.

내가 자주 하는 표정, 자주 취하는 자세를 파악하면 어디에 주름이 생길지 예측할 수 있습니다. 그리고 그 습관을 조금씩 바꿔나가는 것이 가장 근본적인 주름 예방법이에요.

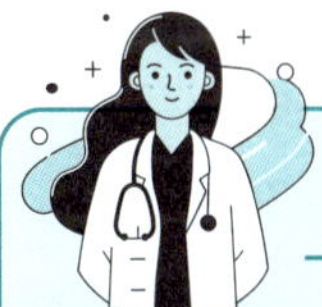



주름은 감정의 지도이자 습관의 흔적입니다. 매일 보는 컴퓨터나 작업대에 스마일 스티커를 붙여놓는 것도 좋은 팁입니다! 스티커를 볼 때마다 표정을 한 번씩 체크하는 효과가 있답니다.

## 페이스 요가 & 스트레칭의 근거

"얼굴도 운동이 되나요?"
"움직이면 오히려 주름이 생기는 것 아닌가요?"

진료실에서 자주 듣는 질문입니다. 하지만 실제로는 그 반대입니다. 올바른 방식으로 얼굴 근육을 움직이면 피부 탄력과 근육 밸런스가 회복되고, 주름은 오히려 줄어들 수 있다는 사실이 여러 연구를 통해 입증되고 있습니다.

### 1. 과학이 입증한 페이스 요가의 효과

2018년 미국 JAMA Dermatology에 발표된 연구[5]에 따르면, 40~65세 여성들이 20주간 페이스 요가를 실천한 결과 볼의 볼륨이 증가하고, 눈가와 턱선의 처짐이 줄어들었으며, 피부 탄력과 외모 만족도도 유의하게 향상되었습니다. 핵심은 피부를 억지로 '당기는 것'이 아니라, 약해진 얼굴 근육을 다시 키워서 피부를 지지하는 힘을 회복하는 것입니다. 즉, 표정근을 자극해 피부의 뼈대를 바로잡는 방식이죠.

또 다른 연구에서는 페이스 요가를 8주간 진행한 뒤, 과하게 쓰이던 근육은 이완되고, 덜 쓰이던 근육은 활성화되는 변화가 관찰되었습니다. 근육 간 균형이 맞춰지면서 얼굴의 전체적인 탄력과 윤곽이 좋아졌다는 의미입니다. 결국, 얼굴 노화는 피부만의 문제가 아니라, 근육의 불균형에서 시작될 수 있습니다. 근육을 바르게 자극하면 자연스럽고 건강한 리프팅이 가능해집니다.

## 2. 대표 페이스 요가 다섯 가지

얼굴 근육도 몸 근육처럼 규칙적으로 운동하면 탄력 유지와 주름 예방에 도움이 됩니다. 다음 동작들은 특별한 도구 없이 집에서 간단히 따라 할 수 있는 대표 페이스 요가 동작입니다.

| 부위 | 동작명 | 방법 |
| --- | --- | --- |
| 이마 | 놀란 사자 자세 | 눈을 크게 뜨고 눈썹을 올린 채 5초 고정<br>→ 천천히 풀기 (5회 반복) |
| 미간 | 손가락 이완 브릿지 | 양손 검지로 미간을 지그시 누른 채<br>숨을 들이마시며 10초 유지 |
| 눈가 | V 리프트 포즈 | 검지와 중지로 눈꼬리 바깥쪽을 살짝 올려 고정 |
| 볼 | 풍선 입 운동 | 양 볼에 공기를 넣고 좌우로 천천히 굴리기 (각 10초) |
| 목선 | 혀 내밀기 스트레칭 | 고개를 들어 천장을 바라본 뒤<br>혀를 길게 내밀고 10초 유지 (3회 반복) |

대표 페이스 요가 다섯 동작
(하루 5분, 세안 후나 아침 준비 전 시간이 가장 효과적입니다.)

## 3. 페이스 요가가 필요한 분

· 하루 중 화면을 많이 보는 분

· 표정이 무표정하거나 과장된 습관이 있는 분

· 눈가나 미간 주름이 고정되기 시작한 분

· 시술 전후 관리가 필요한 분

## 4. 페이스 요가 주의점

· 무리하게 표정을 크게 짓지 마세요. 주름을 없애려는 강박은 오히려 주
름을 만들 수 있습니다.

· 처음 시작할 때는 거울을 보며 정확한 동작을 익히세요.

· 자극보다 반복, 과도한 힘보다 정확성이 핵심입니다.

페이스 요가는 단순히 얼굴을 움직이는 것이 아니라, 균형 잡힌 표정근을 만드는 운동이에요. 마치 몸의 코어 운동처럼, 얼굴에도 코어 근육을 키워주는 것으로 생각하시면 됩니다.

꾸준히 하면 얼굴 전체의 균형이 잡히고, 자연스러운 리프팅 효과를 경험할 수 있어요. 시술을 받기 전에 먼저 시도해보거나, 시술 후 효과를 오래 유지하는 데도 도움이 됩니다.

## 롤러, 괄사, 미세 전류 디바이스가 정말 효과 있을까?

"요즘 홈케어 기기 하나쯤은 다 쓰잖아요."

병원 진료실에서 자주 듣는 말입니다.

롤러, 괄사, 미세 전류기, LED 마스크 등 이런 도구들이 정말 주름 예방이나 탄력 개선에 도움이 될까요?

결론부터 말씀드리면, 제대로 쓰면 분명 효과가 있습니다. 하지만 과신하거나 과용할 경우, 오히려 피부에 해가 될 수 있습니다.

### 1. 롤러·괄사 마사지: 순환 촉진 vs 자극 과잉

롤러(roller)와 괄사(guasha)는 피부를 부드럽게 눌러줌으로써 림프 순환을 돕고, 얼굴 부종을 완화하는 데 효과적인 도구입니다. 특히 아침에 얼굴이 부었거나, 눈가가 무겁게 느껴질 때 사용하면 피부 온도가 상승하고 미세 순환이 활발해져 일시적인 부기 완화에 도움이 됩니다.

괄사(Gua sha) 미세순환 연구[6]에 따르면, 괄사 마사지는 피부 미세 순환을 일시적으로 증가시키는 것으로 보고되었습니다. 이러한 순환 개선은 피붓결을 부드럽게 하고 안색을 맑게 하는 데 도움이 되며, 꾸준히 시행하면 얼굴 부종 완화나 윤곽 정리에 긍정적 영향을 줄 수 있습니다.

롤러와 괄사는 이렇게 사용하세요.

· 세안 후, 수분감 있는 크림이나 오일을 충분히 바른 뒤 사용하세요.
· 롤러는 얼굴의 중심에서 바깥쪽으로, 아래에서 위로 천천히 굴리는 것이 좋습니다.

· 괄사는 압력을 부드럽게 조절하며, 피부가 붉어질 정도로 세게 누르는
것은 피해야 합니다.

단, 과도하게 사용하거나 피부가 예민하거나 색소 침착이 있는 부위에
강한 압력을 가하면 모세혈관 손상, 홍조 악화, 자극성 색소 침착(PIPH)이 유
발될 수 있으므로 주의가 필요합니다.

## 2. EMS & 미세 전류 기기

EMS(Electrical Muscle Stimulation) 또는 미세 전류 기기는 약한 전류로 안면
근육에 자극을 주어 수축과 이완을 유도합니다. 노화가 진행되면 얼굴 하부
의 근육은 일부가 과긴장되고, 일부는 비대칭적으로 약화되며 전반적인 근
육 밸런스가 무너지기 쉬운데, 이러한 변화는 표정 습관, 중력, 근육 불균형
등에 의해 발생합니다.

EMS나 미세 전류는 약해진 근육을 강화하고, 뻣뻣한 근육은 부드럽게 만
드는 방식으로 얼굴 윤곽 개선이나 표정 개선에 도움을 줄 수 있다는 연구들
이 보고되고 있습니다. 주로 사용하는 부위는 볼, 턱선, 입꼬리 주변으로, 근
육의 지지력을 높여 리프팅과 윤곽 개선에 도움을 줄 수 있는 비침습적 관리
법입니다.

EMS 또는 미세 전류 기기는 이렇게 사용하세요.

· 사용 빈도: 일주일에 3~4회, 한 번에 10~15분 정도만 사용하세요.
· 사용 전 준비: 세안 후 전용 젤이나 에센스를 발라서 전류가 잘 전달되

도록 하세요.

· 사용 순서: 턱선 → 볼 → 입꼬리 순으로, 한 부위당 3~5분씩 부드럽게 마사지하듯 움직여 주세요



임신 중이거나 심장 질환, 간질 병력이 있으시면 사용을 피하세요. 강도는 가장 약한 단계부터 시작해서 점차 높여가시고, 금속 액세서리는 모두 제거하고 사용하셔야 해요. 사용 후 피부가 빨갛거나 따가움이 지속되면 사용을 중단하세요.

참고로, PEMF(Pulsed Electromagnetic Field, 맥동 자기장) 기술은 EMS나 미세 전류와 비슷한 원리로 근육을 자극하지만, 더 깊고 강한 자극을 근육층까지 전달할 수 있습니다. 다만 장비의 크기와 높은 비용으로 인해 홈케어용으로는 어렵고, 병원에서 받을 수 있는 전문 관리법입니다.

## 3. LED 마스크

LED 마스크는 피부 표면을 자극하지 않으면서 진정 작용을 유도하는 데 효과적이에요. 레이저나 고주파 치료 후 회복기 보조 요법으로도 많이 권장됩니다. LED 마스크를 8주 이상 꾸준히 사용하면 눈가 잔주름 개선과 피부 탄력, 콜라겐 증가에 도움을 줄 수 있다는 연구 결과가 있어요. 다만 효과는 대개 경미하거나 점진적이며, 개인차가 크다는 점을 염두에 두세요.

· 적색 LED(633nm): 피부 재생 촉진, 염증 완화

· 청색 LED(415nm): 피지 억제, 염증성 여드름 개선

※ 사용 시 주의 사항

· 하루 1회, 10분 이내 사용

· 턱 보철물, 심박기 등 금속 삽입물이 있으면 사용 금지

· 피부에 통증이나 붉어짐이 지속되면 즉시 중단하고 전문가와 상담하세요.


## 4. 현실적인 홈케어 루틴 추천

그렇다면 이렇게 다양한 홈케어 기기 중에서 무엇을 선택해야 할까요? 중요한 것은 이런 홈케어 도구들이 '마법의 기계'가 아니라는 점입니다. 효과를 보려면 꾸준히 사용해야 하고, 과도한 기대보다는 보조적인 관리 수단으로 생각하시는 게 현명해요.

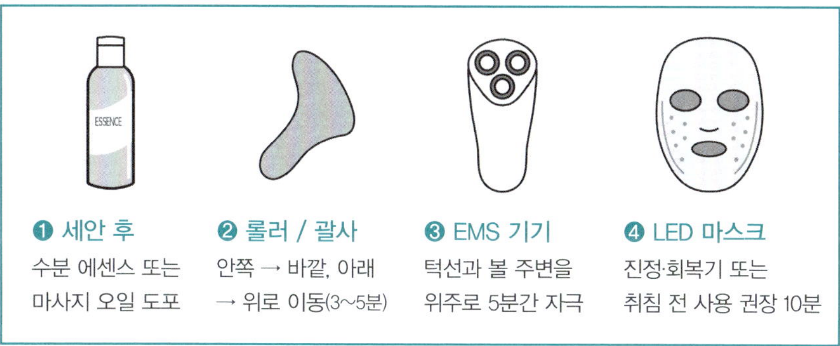


추천 홈케어 루틴 요약


※ 홈케어 기기 선택 팁

· 처음에는 가장 간단한 롤러부터 시작해보세요.

· 여러 기기를 동시에 쓰기보다는 하나씩 익숙해진 뒤 추가하는 것이 좋아요.

· 무엇보다 과하지 않게, 살살, 꾸준히 사용하는 것이 핵심이에요.

→ 일주일에 한 번 강한 자극보다는, 하루 3분씩 가볍게 관리하는 것이 훨씬 효과적입니다.

## 생활 속 주름 방지 습관

고가의 시술보다 강력한, 아주 사소한 루틴이 있다는 것을 아시나요? 많은 분이 주름을 없애기 위해 레이저 시술을 받고, 보톡스를 고민하며, 다양한 리프팅 기기를 찾습니다. 물론 이러한 시술이 도움이 되는 예도 있지만, 실제로 대부분의 주름은 일상 속 습관에서 만들어진다는 사실을 아시는 분은 많지 않습니다.

반대로 말하면, 아주 사소한 생활 습관만 잘 관리해도 주름이 생기는 것을 상당 부분 예방할 수 있다는 뜻입니다. 이는 시술보다 더 강력하고, 비용 없이 실천할 수 있는 주름 관리 전략이 될 수 있습니다.

### 1. 주름을 만드는 생활 자극

특히 주름을 만드는 생활 자극은 세 가지로 요약할 수 있습니다.

첫째, 자외선(UV)은 콜라겐을 파괴하고 진피 탄력을 저하시킬 뿐 아니라, 색소 침착까지 유발할 수 있습니다.

둘째, 마찰과 압박은 옆으로 자는 자세, 강한 세안, 안경 눌림 자국, 손으로 얼굴을 자주 만지는 습관 등에서 발생하며, 피부 구조를 반복적으로 자극해 주름을 유도합니다.

셋째, 근육의 과도한 사용입니다. 스트레스로 인한 찡그린 표정, 스마트폰을 볼 때의 고개 숙인 자세, 턱에 힘을 주는 습관 등은 모두 표정근의 반복 사용을 통해 표정 주름이 정적 주름으로 고착되도록 만듭니다.

결국 이 세 가지 요소(자외선, 마찰, 근육 과사용)를 조절하는 것이야말로, 일상에서 실천할 수 있는 가장 근본적이고, 강력한 주름 예방 루틴이 될 수 있습니다.


## 2. 일곱 가지 주름 방지 습관

주름은 나이가 들어서만 생기는 것이 아니라, 일상 속 작은 습관에서도 시작됩니다. 다음 루틴을 꾸준히 지키면 피부 탄력 유지와 주름 예방에 큰 도움이 됩니다.


① 자외선 차단 – 햇빛 노출을 줄이고, 외출 전에는 자외선 차단제를 꼭 바릅니다.

② 옆잠 줄이기 – 한쪽으로만 자는 습관은 얼굴에 주름을 만들 수 있으므로, 바른 자세로 잠을 잡니다.

③ 무의식적인 표정 줄이기 – 찡그리거나 눈을 자주 찡그리는 습관을 줄입니다.

④ 스크린 거리 관리 – 스마트폰이나 모니터를 너무 가까이 보지 않도록 주의합니다.

⑤ 수분 섭취와 보습 – 충분한 물을 마시고, 피부에 수분 크림을 발라 건조를 막습니다.

⑥ 항산화 식단 실천 – 과일과 채소 등 항산화 식품을 꾸준하게 섭취합니다.

⑦ 스트레스 관리 – 충분한 휴식과 긍정적인 마음가짐으로 피부 노화를 예방합니다.

## 3. 시술보다 오래가는 '습관'의 힘

일부 연구에 따르면, 항산화 성분이 풍부한 식단은 피부 노화 속도를 늦추고 콜라겐 손실을 줄이는 데 도움을 줄 수 있습니다. 특히 과일, 채소, 견과류, 생선 등 항염·항산화 효과가 높은 식품을 꾸준히 섭취하면, 피부 탄력과 윤기 개선에 긍정적인 영향을 줄 수 있다고 알려져 있습니다.

또한 수면 자세와 마찰 습관 역시 주름 형성에 영향을 줄 수 있는 요인으로 언급됩니다. 한쪽으로 자거나 베개에 얼굴을 깊게 눌러 자는 습관은 눈가와 볼 주변 피부에 반복적인 압력을 가해 주름을 고착화시킬 수 있으며, 이를 줄이는 것만으로도 피부 압박을 줄이고 주름 진행을 늦추는 데 도움이 될 수 있습니다.


## 4. 표정 셀카로 체크하세요

"내가 평소에 어떤 표정을 하고 있는지 궁금해요"라고 말씀하시는 분들이 있어요. 이런 분들은 표정근의 긴장 상태를 스스로 체크해보시는 것도 도움이 될 수 있어요. 하루에 한 번 또는 일주일에 한 번 정도 거울을 보실 때 무표정 상태에서 이런 점들을 살펴보세요.


· 주름이 잡히거나 찡그린 흔적이 있는가?

· 웃는 표정처럼 눈가에 주름이 남아 있는가?

· 무표정에서도 입꼬리가 처지거나 긴장되어 있는가?


만약 이런 흔적들이 보인다면, 의식적으로 얼굴 근육을 이완시켜주는 시간을 가져보세요. 깊게 숨을 들이마시면서 얼굴 전체의 힘을 빼보시거나,

가볍게 마사지를 해주시면 됩니다.

중요한 것은 이런 확인을 스트레스나 강박으로 받아들이지 않는 거예요. 자연스럽게 인식하고 개선하려는 정도면 충분합니다.

### "웃으면 주름이 는다?" 속설 팩트체크

"웃으면 주름 생긴다니까 웃지 마."

"표정을 짓지 않아야 젊어 보인다더라."

"이마에 테이프 붙이고 자면 주름이 예방된다던데…."

우리는 자라면서 수많은 미용 속설을 들어왔습니다. 특히 '주름'에 관해서는 무표정이 최선이라는 인식도 적지 않죠. 하지만 정말 그럴까요? 대표적인 주름 관련 속설 세 가지를 과학적으로 검토해보겠습니다.

### 1. 속설 하나, 웃으면 주름이 생긴다

많은 분이 웃을 때 생기는 눈가 주름 때문에 웃음을 피하려 하시지만, 실제로 웃음 자체는 주름의 직접적인 원인이 아닙니다. 오히려 웃음은 스트레스를 완화하고, 피부 회복력을 높여주는 긍정적인 자극으로 작용해요.

자주 웃는 습관은 스트레스 호르몬인 코르티솔 수치를 낮추는 데 도움이 될 수 있으며, 이는 전반적인 피부 건강과 탄력 유지에도 긍정적인 영향을 줄 수 있습니다. 실제로 메타분석에 따르면, 웃음은 코르티솔 수치를 평균 32% 감소시키는 효과가 있는 것[7]으로 나타났습니다.

단, 이미 눈가에 고정된 주름이 있는 경우에는 웃을 때 주름이 더 도드라져 보일 수는 있습니다. 그러나 이는 웃음 때문이 아니라, 근육의 과도한 긴장과 피부 탄력 저하가 원인이죠.


## 2. 속설 둘, 표정을 안 지으면 주름이 생기지 않는다

표정을 억제하면 주름이 덜 생길 것 같지만, 실제로는 그 반대입니다. 표정을 거의 짓지 않으면 표정근이 점차 위축되고, 피부 혈류와 탄력도 함께 감소해 노화가 오히려 가속화될 수 있어요.

영국의 테스 크리스천(Tess Christian)이라는 인물이 "40년간 웃지 않았다"라는 주장이 여러 언론에 보도된 바 있으나,[8] 이는 학계에 검증된 사실이라기보다는 화제성 사례에 속합니다. 전문가들은 '표정 억제만이 주름을 방지한다'라는 주장을 일방적으로 지지하지 않으며, 주름 형성에는 자외선 노출, 콜라겐 감소, 피부 수분 저하, 생활 습관 등 다수 요인이 작용한다고 봅니다.

더욱이 웃음을 억제하며 살아가는 것은 사회적 교류와 정서 표현의 질을 떨어뜨릴 수 있어요. 생각해보세요. 주름 몇 개 때문에 평생 웃지 않고 산다면, 과연 그 삶이 아름다울까요?


## 3. 속설 셋, 이마에 테이프를 붙이면 주름이 예방된다

이마에 테이프를 붙이면 주름이 예방된다는 이야기도 자주 들리지만, 이는 과학적으로 충분한 근거가 없는 방법입니다. 테이프는 일시적으로 피부를 평평하게 보이게 할 수는 있지만, 근육 활동을 막을 수는 없으며 다양한 피부 자극 문제를 유발할 수 있어요.

의료용 테이프나 시술 후 부위 고정용 테이프를 장기간 사용할 경우, 접착제에 의한 접촉성 피부염이나 자극 반응 위험이 존재합니다. 특히 민감하거나 알레르기 체질인 경우 피부염, 가려움, 홍반 등이 나타날 수 있어요.

또한 얼굴의 특정 부위를 지속해서 당기거나 밀착시키는 경우, 반대 부위로 주름이 전이되거나 새로운 자극을 유발할 가능성도 있습니다.

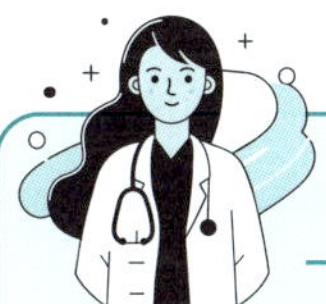

## 의사 선생님의 한마디

그렇다면 우리는 어떻게 해야 할까요? 주름을 걱정해 무표정으로 지내기보다는, 자연스러운 표정을 그대로 유지하면서 피부 속부터 건강하게 관리하는 것이 정답입니다. 충분한 수분 공급, 자외선 차단, 적절한 영양 섭취, 충분한 수면… 이런 기본적인 관리야말로 진짜 안티에이징의 핵심이에요. 그리고 무엇보다 마음이 웃고 있는 얼굴이 가장 젊고 아름답다는 사실을 잊지 마시길 바랍니다.

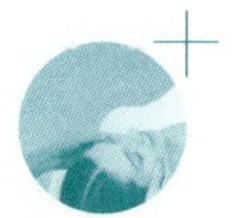

# 주름 예방과 치료의 혁신, 보툴리눔 톡신

"아침에 거울을 볼 때마다 미간에 세로 주름이 점점 진해지는 것 같아요. 특히 집중해서 원고를 볼 때 무의식적으로 미간을 찌푸리게 되거든요. 파운데이션을 발라도 미간 부분만 자꾸 갈라지면서 화장이 지저분해 보여서 속상해요."

36세 출판사 편집자 세연 씨는 최근 화장대 앞에서 고민이 깊어졌습니다. 친구들은 보톡스를 권하지만, 세연 씨는 아직 30대인데 너무 이른 것은 아닌지 고민입니다.

"처음에는 표정을 지을 때만 보이던 주름이었는데, 요즘에는 무표정일 때도 희미하게 남아 있는 것 같아서 걱정이에요."

세연 씨처럼 매일 반복되는 표정 습관은 우리도 모르는 사이에 피부에 기억으로 남습니다. 특히 집중을 요하는 직업군에서는 미간 주름이 더욱 빨리, 더욱 깊게 자리 잡는 경우가 많아요.

## 보툴리눔 톡신, 단순한 '주름 주사' 그 이상

하루에도 수천 번 웃고 찡그리는 우리의 표정은 모두 표정근의 움직임으로 만들어집니다. 젊을 때는 피부 속 콜라겐과 엘라스틴이 풍부해 한 번 접혀도 금세 되돌아오지만, 나이가 들수록 피부 복원력이 떨어지면서 근육의 접힘을 점점 기억하게 되죠.

그렇게 반복된 표정은 처음에는 표정을 지을 때만 보이던 동적 주름이 되었다가, 점차 가만히 있어도 고정되는 정적 주름으로 바뀝니다. 마치 종이에 같은 선을 반복해 그으면 결국 자국이 패이듯, 주름도 그런 방식으로 형성됩니다.


### 1. 보툴리눔 톡신은 어떻게 작용하나요?

보툴리눔 톡신(Botulinum toxin)은 흔히 '보톡스'로 알려져 있으며, 신경근 접합부(neuromuscular junction)에서 작용하는 신경조절제(neuromodulator)로 분류됩니다. 이 물질은 신경에서 근육으로 전달되는 수축 신호인 아세틸콜린의 전달을 일시적으로 차단해서 표정근의 과도한 움직임을 조절하는 방식으로 작용하죠.

좀 더 쉽게 설명하면, 보툴리눔 톡신은 신경 말단에서 SNAP-25 단백질을 절단해 아세틸콜린 소포가 시냅스 틈으로 방출되는 것을 억제합니다. 이를 통해 피부의 반복적인 '접힘'이 줄어들어 주름 형성 자체를 예방하는 효과까지 기대할 수 있답니다.

시술 후에는 약 5일 이내에 효과가 서서히 나타나기 시작하며, 보통 3~4개월 정도 유지됩니다. 이후에는 다시 신경전달이 회복되므로, 일정 간격의 유지 시술이 필요할 수 있어요.

무엇보다 중요한 점은 전체 표정을 없애는 것이 아니라 과도하게 사용되는 특정 근육만을 정교하게 조절한다는 점입니다. 이처럼 보툴리눔 톡신은 단순히 주름을 '지우는' 주사가 아니라, 표정 근육의 패턴을 조절해 피부 노화를 예방하는 전략적 도구로 활용되고 있습니다.

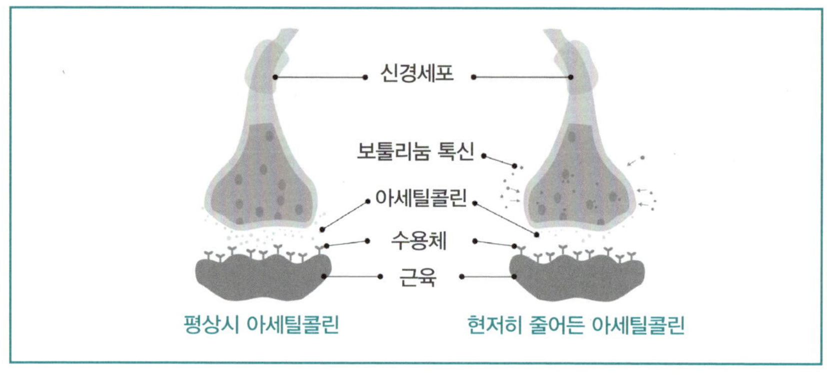


작용 기전 도식화
(SNAP-25 / 신경전달 억제 흐름도)

## 2. 왜 '예방적' 접근이 중요한가요?

이미 깊이 자리 잡은 정적 주름은 보툴리눔 톡신만으로는 완전히 해결하기 어려우며, 레이저·재생 시술 등 병행 치료가 필요합니다. 그러나 피부가 주름을 기억하기 시작하는 시점, 즉 다음과 같은 초기 신호가 보일 때가 골든타임입니다.

· 웃은 직후에도 눈가 잔 선이 오래 남는다.
· 화장 후 이마 주름에 파우더가 끼기 시작한다.
· 찡그린 후 미간에 선이 희미하게 남는다.

이 시기에 보툴리눔 톡신으로 근육 사용량을 미세하게 조절해주면 주름 진행 속도를 늦추고, 향후 필요 시술의 강도와 비용을 줄일 수 있습니다.

## 3. 안전성은 괜찮을까요?

보툴리눔 톡신은 미국 FDA와 국내 식약처(KMFDS) 모두 승인한 안전한 약물입니다.

의학적으로는 이미 1970년대부터 사시, 근긴장 이상 등 신경 근육 질환 치료에 사용되어왔으며, 미용 목적의 보툴리눔 톡신 시술은 30년 이상 축적된 임상 경험이 있습니다.

드물게 항체 형성이나 부작용이 보고되기도 하나, 이는 과도한 용량, 짧은 간격의 반복 시술에서 발생하며, 표준 용량과 간격을 지킨 예방적 시술은 매우 안전하다는 것이 여러 임상 리뷰에서 입증되었습니다.

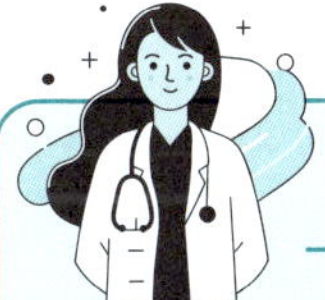

### 의사 선생님의 한마디

보툴리눔 톡신은 피부를 지우는 게 아닙니다. 근육이 흔적을 남기기 전에 살짝 멈추게 하는 방법이죠. 표정을 멈추는 게 아니라, 피부가 그것을 '기억하지 않도록' 조율해주는 기술입니다.

### 골든타임, 놓치면 늦는다

"웃었을 뿐인데 주름이 남아 있더라고요. 예전에는 웃고 나면 주름이 금세 펴졌는데, 요즘은 가만히 있어도 그 자국이 남아 있어요."

단체 사진을 확대해보던 28세 다현 씨는 미간을 쓰다듬으며 조심스럽게 이야기했습니다.

이것은 단순한 착각이 아닙니다. 표정 주름이 정적 주름으로 전환되기 시작한 신호입니다. 그리고 이 시점이 바로 보툴리눔 톡신 시술의 골든타임입니다.

## 1. '접힘 메모'가 '기억'으로 바뀌는 과정

처음에는 피부가 접혀도 금세 복원됩니다. 하지만 근육 수축이 반복되면 진피 구조에 미세한 손상이 누적되고, 결국 주름이 '기억'으로 고정됩니다.

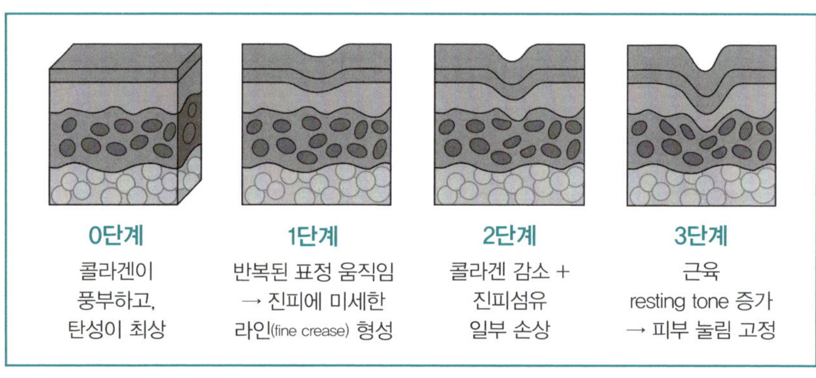


0~3단계 피부 단면 변화 일러스트

이 시기에 보툴리눔 톡신으로 근육 사용량을 미세하게 조절해주면 주름 진행 속도를 늦추고, 향후 필요 시술의 강도와 비용을 줄일 수 있습니다.

## 2. 왜 20~30대 후반이 중요한가요?

주름은 갑자기 생기지 않습니다. 오랜 시간 반복된 근육 움직임이 피부 구조에 누적되면서 서서히 자리 잡습니다. 특히 20~30대 후반은 겉으로는 큰 변화가 없어 보여도, 피부 속 구조에서는 서서히 탄력 저하와 콜라겐 감소가 시작되는 시기입니다.

이 시점에서의 관리 여부가 이후 주름의 깊이와 시술 강도를 좌우할 수 있습니다.

※ 연령대별 피부 변화와 주름 관리 전략

다음 표는 연령대별로 피부 상태와 주름의 진행 양상, 그에 따른 시술 접근 방향을 정리한 내용입니다. 지금이 가장 효과적인 개입 시점인지 확인해 보세요.

| 20대 초중반 | 25~35세 | 35세 이후 |
| --- | --- | --- |
| 최적의 피부 복원력과<br>콜라겐 수준<br>경과 관찰, 관리 중심 | 콜라겐 감소, 표정 고착<br>저용량 보툴리눔 톡신<br>(라이트 도스) 적기 | 진피 섬유 감소 및<br>주름 손실 시작<br>병합 치료 필요 |

'주름 시계' - 20·30·40대 진피 변화 일람

즉, 골든타임이란 '가볍게 조정 가능한 시기'를 뜻하며, 이때 근육 사용을 살짝 줄여주는 것만으로도 주름이 골로 깊어지는 것을 효과적으로 늦출 수 있습니다.

3. 골든타임 셀프 체크리스트

다음 중 해당되는 항목이 있다면, 지금이 '조정'하기 좋은 시기일 수 있습니다.

| 번호 | 관찰항목 | 체크 |
|---|---|---|
| 1 | 찡그린 후 미간 주름이 3초 이상 남는다. | ☐ |
| 2 | 눈가 잔주름이 예전보다 빠르게 나타난다. | ☐ |
| 3 | 이마에 화장이 끼는 부위가 생겼다. | ☐ |
| 4 | 정면 사진에서 '피곤해 보인다'라는 말을 자주 듣는다. | ☐ |
| 5 | 1년 전보다 표정 선(미간·입가)이 깊어진 것이 느껴진다. | ☐ |
| 6 | 웃거나 찡그릴 때 양쪽 주름 모양이 다르다(비대칭). | ☐ |
| 7 | 표정을 풀었는데도 잔주름이 남아 있다. | ☐ |
| 8 | 눈가나 미간이 뻣뻣하게 느껴질 때가 있다. | ☐ |
| 9 | 평소보다 표정 변화 폭이 줄었다(예: 웃을 때 덜 펴짐). | ☐ |
| 10 | 거울 속 얼굴이 예전보다 무표정해 보이거나 굳어 보인다. | ☐ |

## [결과 해석]

· 2개 이상 : 표정근과 피부 탄력이 아직 잘 유지된 초기 단계입니다. 일시적 주름은 금방 회복되므로 시술보다는 생활 관리와 루틴이 핵심입니다.

→ '무표정 루틴'으로 근육 긴장을 완화하고, 페이스 요가(5분) + 수분 섭취·자외선 차단으로 예방 관리하세요.

· 3~5개 : 주름이 서서히 자리 잡는 단계입니다.

→ 라이트 도스 톡신 시술을 고려할 수 있는 골든타임이며, 표정근 이완 스트레칭·집중 보습·충분한 수면으로 병행 관리하면 효과적입니다.

· 6개 이상 : 표정 습관이 굳고 주름이 정적 주름으로 전환되는 단계입니다.

→ 보툴리눔 톡신 + 재생 시술(리쥬란·스킨 부스터 등) 병행을 추천하며, 관리 목표는 깊어짐 방지와 회복력 강화입니다. 꾸준한 루틴으로 진행 속도를 늦출 수 있습니다.

골든타임 셀프 체크리스트
https://aabusiness.org/skin/golden_time_checklist.html

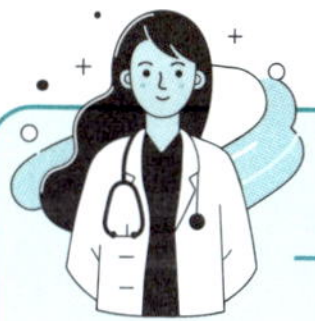

## 의사 선생님의 한마디

주름은 '돌'이 아니라 '클레이'입니다. 말랑할 때 손대면 작은 힘으로도 형태가 바뀌고, 그 결과는 오랫동안 유지됩니다. 주름을 없애는 것보다, 덜 남게 하는 게 더 쉬운 방법입니다.

## 표정 습관이 알려주는 맞춤 부위

"표정이 딱딱해질까 봐 무서워요."
"어디에 맞아야 할지도 모르겠어요."

보툴리눔 톡신을 처음 고민하는 분들에게 가장 많이 듣는 질문은 "어디부터 시작해야 하나요?"입니다. 정답은 간단합니다. '가장 많이 사용하는 표정 근육부터'예요.

우리는 습관처럼 반복되는 표정에 따라 특정 근육을 과도하게 쓰고 있고, 그 부위는 시간이 지나며 피부를 반복적으로 접히게 만들고, 그 접힘이 주름으로 굳어갑니다.

## 1. 당신의 표정 습관은 어떤가요?

매일 거울을 보면서도 정작 자신이 어떤 표정을 자주 짓는지 모르는 분들이 많아요. 하지만 표정 습관을 파악하는 것이야말로 보툴리눔 톡신 시술 계획의 첫걸음이에요.

자주 눈웃음을 지으시는 분들은 눈둘레근이 발달하면서 눈가에 잔주름이 다발적으로 생기기 쉬워요. 이런 분들은 인상이 부드럽기는 하지만, 눈가 관리가 우선이 될 수 있죠.

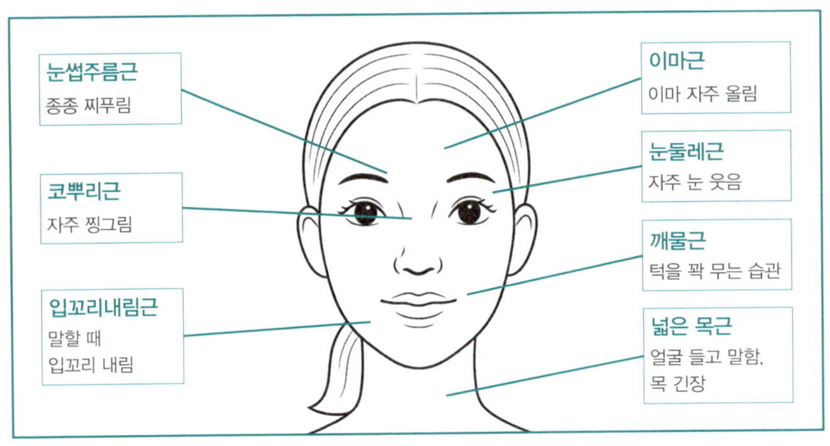


표정 습관별 얼굴 부위 맵

찡그림이 많은 분은 미간의 눈썹주름근과 코뿌리근이 과도하게 발달해서 인상이 강해 보이고 '화난 얼굴'로 오해받기 쉬워요. 특히 집중할 때나 스마트폰을 볼 때 습관적으로 미간을 찌푸리는 분들이 여기에 해당되죠.

이마를 자주 올리는 습관이 있다면 이마근이 과도하게 사용되면서 수평 주름이 심화되고, 심한 경우 눈썹이 눌려서 시야까지 방해받을 수 있어요.

말할 때 입꼬리가 자꾸 내려가는 분들은 입꼬리내림근 때문에 인상이 우울해 보이고 팔자주름까지 강화될 수 있어요. 턱을 꽉 무는 습관이 있다면 교근이 발달해서 얼굴이 각져 보이고, 턱통증이나 두통까지 동반될 수 있고요.

## 2. 나에게 맞는 부위 찾기 – 3일간의 표정 일기

보툴리눔 톡신이 필요한 부위를 정확히 알고 싶다면, 3일 동안 하루 3번씩 간단한 셀프 체크를 해보세요.

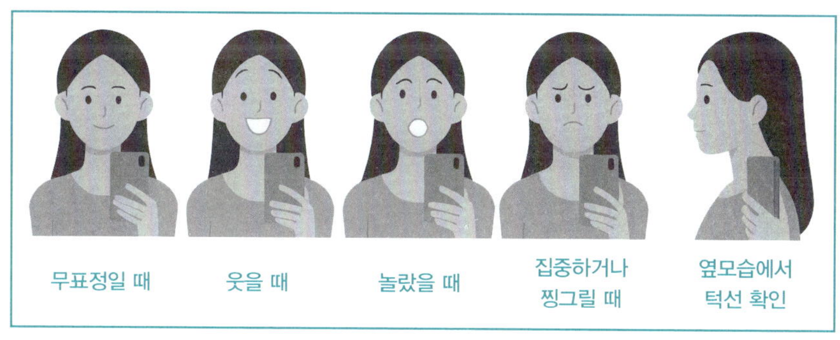


셀프 체크 셀카 가이드

이렇게 촬영한 사진들을 모아 보면, 어느 부위의 근육이 자주 움직이는지, 어디에 반복적으로 접힘이 생기는지 스스로 시각화할 수 있어요. 생각보다 객관적으로 자신의 표정 패턴을 파악할 수 있는 좋은 방법이에요.

## 3. 꼭 여러 부위를 맞아야 하나요?

아니요. 한 부위만으로도 충분합니다. 보툴리눔 톡신은 얼굴을 완전히 바꾸는 시술이 아니라, 가장 과하게 사용되는 한 부위만 잠시 쉬게 해주는 것입니다.

처음에는 눈가 잔주름을 줄이거나, 미간 찡그림을 부드럽게 하거나, 턱의 뭉침을 완화하는 정도만으로도 인상 전체가 달라지는 효과를 느낄 수 있어요.

오랜 임상 경험을 보면, 처음 시술받는 분들 중에는 "이렇게 조금만 해도 이런 효과가 있군요" 하고 놀라시는 경우가 많습니다. 그리고 그 결과가 자연스럽고 만족스럽다면, 본인의 필요에 따라 천천히 다른 부위로 확장해도 늦지 않아요.

다만, 같이 움직이는 근육군은 한 번에 맞는 것이 더 자연스러운 경우가 있습니다. 특히 특정 근육을 과도하게 많이 사용하는 환자분이라면, 상담을 통해 처음부터 해당 근육 단위를 함께 시술하기를 권해드리기도 합니다.

### 예방 보툴리눔 톡신의 라이트 전략(저용량·정밀 설계 기법)

"보톡스를 조금만 맞아도 표정이 딱 굳는 거 아니에요?"
"웃는 게 어색해질까 봐 걱정돼요."

이런 고민은 매우 자연스럽습니다. 하지만 요즘의 보툴리눔 톡신 시술은 예전과 다릅니다. 표정을 없애는 것이 아니라, 과도한 움직임을 살짝 줄여주는 '조율'에 가깝습니다.

### 1. 저용량 보툴리눔 톡신(라이트 도스)

예방 목적의 '라이트 전략'은 주름을 만드는 근육의 '접힘 강도'와 '빈도'만 살짝 줄이는 것을 목표로 합니다. 용량과 위치를 섬세하게 설계해 표정은 살려두고, 주름을 남기는 습관만 낮추자는 생각이에요. 그 조율을 '라이트 도스(표정보존) 전략'이라고 부르겠습니다. 공식 학술용어라기보다는, 일반 독자에게 설명하기 위한 임상 설명용 표현입니다.

주름은 피부가 아니라 근육의 습관에서 시작됩니다. 찡그리고 웃고 말할 때마다 같은 자리가 반복해서 접히면, 그 자국이 점점 오래 남아요. 젊을 때는 금세 펴지던 자국이 어느 순간 '붙어'버리듯 남게 되는 거죠.

라이트 도스는 이 습관의 강도를 한두 칸만 낮추는 방식입니다. 전체 용량은 표준 치료보다 작게 시작하고, 근육 전체 대신 가장 자주 쓰는 핵심 부위만 선택적으로 조절해요.


### 2. 물톡스와는 다릅니다

온라인에서 '물톡스'라는 표현으로 논쟁이 많은 것을 알고 있어요. 저희가 권하는 방식은 과희석이 아니라 저용량·정밀 설계입니다.


· 과희석(물톡스): 부피를 과하게 늘려 효과가 희석되고, 재현성이 떨어질 수 있음.

· 저용량 설계: 단위 자체를 필요 최소로 잡아 섬세하게 조절.


이 둘은 목적도, 방법도, 결과도 다르답니다.


### 3. 표준·고용량과의 공정한 비교

· 라이트 도스: 자연스러움·예방 중심. 2~4개월 체감이 흔함. 첫 시도, 직업상 표정이 중요한 분에게 적합.

· 표준 용량: 보다 확실한 교정과 3~4개월 체감. 디자인에 따라 표정의

'무게감'이 달라짐.
- 고용량·긴 지속: 깊은 정적 주름이나 강한 교정이 필요한 경우 선택. 지속은 더 길 수 있지만, 경직 위험과 만족 편차가 커질 수 있음.

오래가려면 강해지고, 자연스러워지려면 짧아질 수 있습니다. 결국 개인 맞춤의 문제입니다.

## 4. 어떤 주름이 '라이트 전략'의 대상인가요?

'라이트 전략'은 주름이 깊어지기 전, 근육의 움직임이 주름으로 굳어지기 전에 적용할수록 효과적입니다.

- 적합한 시기: 눈가에 미세한 선이 웃을 때만 보이고, 미간 잔 선이 찡그림 직후 몇 초간 남으며, 이마에 화장이 끼기 시작한 때
- 병합 고려: 팔자 주변 웃음 선이 늘어나는 느낌이라면 필러와 함께 고려
- 치료적 접근 필요: 가만히 있어도 주름이 뚜렷하다면 이미 예방 시기를 넘어선 상태

핵심은 주름이 '살짝' 보이기 시작할 때 개입하면, 강한 시술 없이도 노화 진행을 효과적으로 늦출 수 있습니다.

## 5. 라이트 전략의 장점

가장 큰 장점은 자연스러운 표정을 유지할 수 있다는 거예요. 근육 과위축 위험이 줄어들고, 항체 생성이나 내성 가능성도 감소합니다. 필요하다면

보완 시술도 용이하고, 보통 3~4개월 정도 지속돼요.

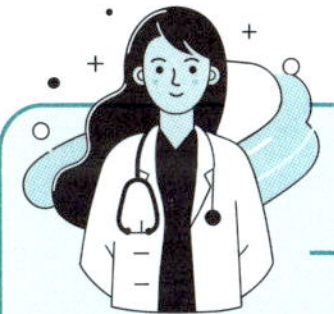



미국 뷰티 매거진 〈Allure〉의 기사에 따르면, 보툴리눔 톡신은 주름 예방과 치료를 병행하는 목적으로 사용하는 비율이 높으며, 특히 젊은 연령층에서 '소량 시술로 자연스러움을 유지한다'라는 인식이 확산되고 있다.[9]

## 모공과 결까지 잡는 더마톡신

"보툴리눔 톡신을 맞았는데, 표정은 그대로인데 피부가 매끈해졌어요."
"모공이 덜 보이고, 화장이 훨씬 잘 먹어요."

최근 들어 '더마톡신(Dermatoxin)'이라는 이름이 자주 들려옵니다. 이는 기존의 보툴리눔 톡신과는 목적도, 주입 깊이도 다른 시술입니다.

### 1. 더마톡신은 어떻게 다른가요?

기존 보툴리눔 톡신은 눈가, 미간, 이마 등 표정근을 타깃으로 해서 근육의 움직임을 줄이는 방식입니다. 반면, 더마톡신은 근육이 아닌 피부에 작용합니다. 정확히는 진피의 얕은 층(dermis)에 극소량을 미세하게 주입해 피붓결, 모공, 피지, 잔주름 등을 개선하는 것이 목적입니다.

더마톡신이 진피에 주입되면, 우선 피지샘에 작용해서 피지 분비가 감소하면 모공이 수축되고 번들거림이 개선돼요. 표피와 진피의 신경말단에 작용하면 민감한 반응이 진정되어 열감이나 붉은기가 완화되고요.

또한 섬유아세포에 작용해서 피붓결이 회복되고 진피 밀도가 향상될 가능성도 있어요. 얕은 근섬유에 작용하면 눈가나 입가 등의 미세한 잔주름도 완화되기도 합니다.

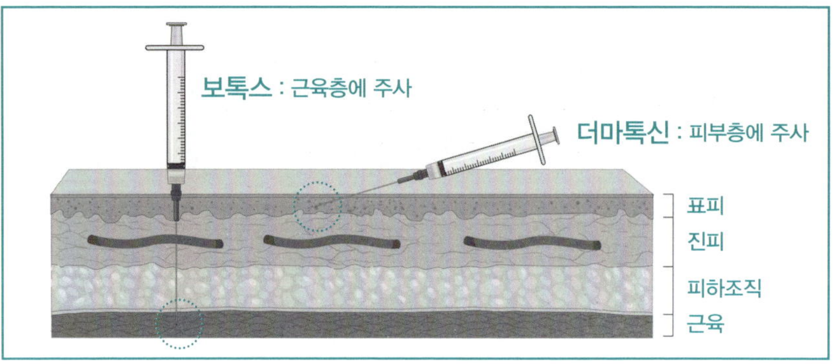


보톡스와 더마톡신 주사

| 보툴리눔 톡신(보톡스) | 더마톡신 |
| --- | --- |
| 근육층에 주입 | 피부층(진피 얕은 층)에 주입 |
| 근육을 수축·움직임 제한 → 주름 개선, 예방 | 피붓결, 모공, 피지 개선 + 자연스러움 유지 |
| 주요 목적: 표정근에 의한 주름 완화, 근육 축소 | 주요 목적: 리프팅, 탄력, 잔주름, 붉은 기 완화 |

## 2. 더마톡신은 어떤 피부에 효과적인가요?

더마톡신은 다양한 피부 타입에서 효과를 볼 수 있어요. 기름진 T존 부위에서는 피지가 감소하고 모공이 수축되는 효과를, 잔주름이 많은 눈가나 입가에서는 미세 주름이 완화되는 효과를 기대할 수 있어요.

화장이 잘 들뜨는 피부는 유수분 밸런스가 회복되고 피붓결이 매끄러워지며, 민감하거나 열감이 많은 피부는 홍조가 완화되고 자극이 감소해요. 초기나 중기 노화 피부에서는 진피 밀도가 증가하는 효과도 있어요.

## 3. 더마톡신 시술은 어떻게 진행되나요?

더마톡신 시술은 약 15~20분 정도 소요되는 비교적 간단한 시술입니다. 주로 33~35G의 초미세 바늘이나 장비를 사용해 정밀하게 약물을 주입합니다. 시술 전 마취 크림을 바르면 약간의 통증은 있지만 경미하며, 부담 없이 받으실 수 있습니다.

일반적으로 시술을 진행한 후에는 약 1~3개월간 효과가 지속되며, 시술 직후에는 피부에 붉고 작게 올라오는 '엠보 현상'이 일시적으로 나타날 수 있습니다. 이는 약물이 정확히 진피층에 도달했음을 보여주는 정상적인 반응으로, 보통 1~2일 안에 자연스럽게 사라지게 됩니다.

## 4. 더마톡신의 장점과 한계

더마톡신의 가장 큰 장점은 자연스러움이에요. 어색한 표정이나 경직의 위험이 낮아서 '보톡스 맞은 티'가 거의 나지 않거든요. 또한 조절의 여지가 많다는 점도 좋아요. 2주 후 미세 보정을 통해 만족도를 더 높일 수 있고, 불필요한 과용량이나 과빈도를 피할 수 있어서 내성 관리에도 도움이 됩니다.

하지만 한계도 분명히 있어요. 가장 아쉬운 점은 지속 기간이 상대적으로 짧다는 거예요. 일반 보톡스보다 체감 기간이 짧을 수 있어서, 경험상 더마톡신은 1~3개월 정도로 이야기하는 편입니다. 물론 개인차가 크긴 하지만요.

또한 교정 강도에 제한이 있어요. 이미 깊은 정적 주름이 있는 경우에는 더마톡신 단독으로는 충분하지 않을 수 있어서, 다른 시술과 병행하는 것이 더 효과적일 수 있답니다.

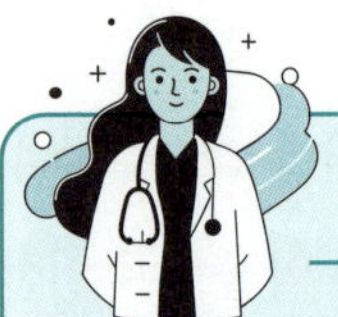


더마톡신은 기존 보툴리눔 톡신과는 접근 방식이 완전히 달라요. '움직임'을 멈추는 것이 아니라 피부에 '쉬는 시간'을 주는 방식이죠. 피지샘을 진정시키고, 피붓결을 다듬고, 잔주름을 가볍게 덮어주는 이런 방식은 처음 보툴리눔 톡신을 경험해보고 싶은 분에게도 부담 없는 시작점이 될 수 있어요.
실제로 피부 내 보툴리눔 톡신(Intradermal botulinum toxin)은 피지 분비 조절과 모공 크기 완화에 도움이 될 수 있다는 보고가 있습니다.[10]

## 나이·부위별 보톡스 설계 가이드

"지금은 별로 신경 안 쓰이는데, 나중에는 맞아야겠죠?"

이런 생각은 반은 맞지만, 반은 놓치고 있는 것입니다. 보툴리눔 톡신은 연령이 아니라 표정 습관과 피부 기억이 기준입니다. 즉, 근육이 반복 습관화되고 주름이 기억되기 전, 살짝 조정만 해도 향후 변화 폭을 완전히 다르게 만들 수 있습니다.

### 1. 연령대별 맞춤 전략이 중요해요

20대 초중반이라면 아직 진피가 두텁고 콜라겐이 풍부한 시기예요. 이때는 관찰 중심으로 하거나 더마톡신으로 시작해보는 것도 좋습니다. 6개월 정도 간격으로 피부 상태를 체크하면서 항산화와 보습 중심의 홈케어에 집중하시면 돼요.

20대 후반~30대 초가 되면 탄력 감소가 시작되고 잔주름의 예고편이 보이기 시작해요. 이때부터 라이트 도스 보툴리눔 톡신을 4~6개월 간격으로 시작하시면서 레티놀이나 LED, 자외선 차단을 병행하시는 것이 좋습니다.

30대 중후반~40대 초에는 정적 주름이 고정화되기 시작하는 시기예요. 라이트 도스와 더마톡신을 함께 고려하거나 레이저 시술을 병합해서 3~4개월 간격으로 관리하시고, 고주파나 스킨 부스터 같은 시술도 함께 받아 보시는 것이 효과적입니다.

40대 이후에는 진피가 얇아지고 볼륨과 탄력이 전반적으로 저하되는 시기라서, 치료적 목적의 보툴리눔 톡신과 재생 시술을 2~3개월 간격으로 병행하시면서 콜라겐 자극 치료를 함께 받으시는 것이 좋아요.

| 연령대 | 피부 특징 | 권장 관리·시술 | 주기 |
| --- | --- | --- | --- |
| 20대 초중반 | 진피 두껍고 콜라겐 풍부 | 관찰 위주, 더마톡신 시작 가능, 항산화·보습 홈케어 | 6개월 간격 |
| 20대 후반 ~30대 초 | 탄력 감소 시작, 잔주름 예고 | 라이트 도스 보툴리눔 톡신, 레티놀·LED·자외선 차단 병행 | 4~6개월 간격 |
| 30대 중후반 ~40대 초 | 정적 주름 고정화 | 라이트 도스+더마톡신, 레이저·고주파·스킨 부스터 병합 | 3~4개월 간격 |
| 40대 이후 | 진피 얇아짐, 볼륨·탄력 전반적 저하 | 치료 목적 보툴리눔 톡신, 재생 시술+콜라겐 자극 치료 필수 | 2~3개월 간격 |

연령대별 보툴리눔 톡신 설계

오랜 임상 경험을 통해 보면, 빠를수록 적은 용량으로 충분해요. 무엇보다 피부 복원력이 살아 있을 때는 근육의 반복적인 움직임만 줄여도 피부가 스스로 회복할 수 있어요. 이게 바로 예방적 접근의 가장 큰 장점이죠.

## 2. 예방은 '돌'보다 '클레이'

주름은 돌이 아니라 클레이와 같습니다. 말랑할 때는 손가락으로도 쉽게 모양이 바뀌지만, 굳고 나면 드릴이나 강한 시술이 필요해집니다.

그래서 피부가 아직 부드러운 시기에 가볍게 다듬어주는 것이 중요합니다. 실제로 20~30대부터 보툴리눔 톡신을 소량씩 꾸준히 관리한 경우, 이후 리프팅이나 필러, 고주파 시술을 하더라도 훨씬 자연스럽고 적은 양으로도 충분한 효과를 보는 경향이 있어요. 얼굴의 움직임과 탄력이 균형 있게 유지되었기 때문이죠.

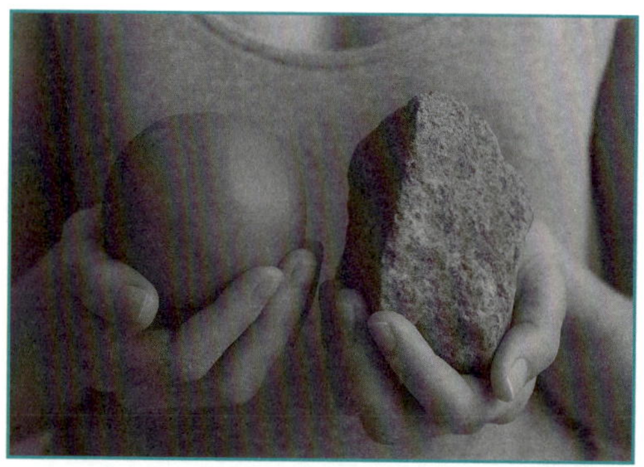

주름은 돌이 아니라 클레이

## 3. 혹시 모를 부작용, 미리 알면 덜 무섭습니다

보툴리눔 톡신 시술 후 드물게 나타날 수 있는 부작용들이 있어요. 하지만 미리 알아두면 당황하지 않고 대처할 수 있답니다.

① 눈썹 비대칭(사무라이 눈썹): 이마 바깥쪽에 주사가 부족하게 들어가면 눈썹이 한쪽만 올라갈 수 있지만, 1~2주 후 소량의 교정 주사로 해결할 수 있습니다.

② 윗눈꺼풀 무거움: 약물이 눈올림근에 영향을 주면 윗눈꺼풀이 무겁게 느껴질 수 있지만, 눈썹을 부드럽게 마사지 하거나 따뜻한 열로 풀어주면 무거움이 줄어듭니다. 4~6주 정도 기간이 지나면 자연스럽게 회복됩니다.

③ 입 비대칭: 입 주변 근육에 불균형하게 주사가 들어가면 웃을 때 입이 한쪽만 올라갈 수 있지만, 소량 교정이나 재조정으로 개선할 수 있습니다.

④ 이마 긴장·두통: 시술 후 평소 쓰지 않던 근육을 사용하면서 일시적으로 긴장감이나 두통이 나타날 수 있지만, 대부분 1~3일 내 자연스럽게 사라집니다.

⑤ 멍·붉음: 주사 자극으로 멍이나 붉음이 생길 수 있지만, 얼음찜질을 하면 1~2일 안에 회복됩니다.

중요한 것은 대부분 일시적이며 자연 회복이 가능하다는 점이에요. 숙련된 시술자와 정확한 디자인이 최고의 예방법입니다.

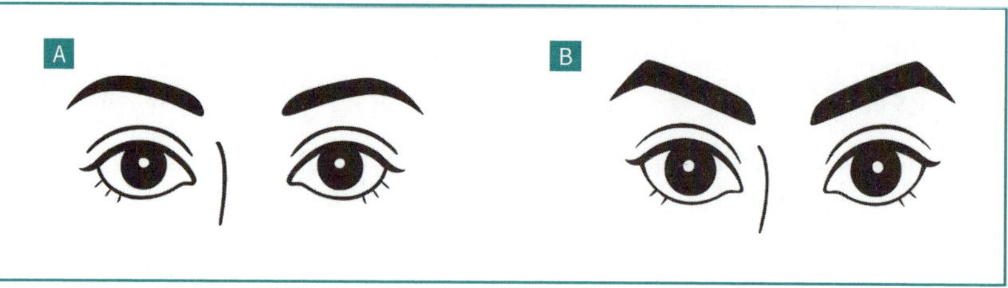

혹시 모를 부작용 : 눈썹 비대칭(사무라이 눈썹)

## 보툴리눔 톡신 Q&A

보툴리눔 톡신에 대한 궁금증과 걱정이 정말 많으시죠? 진료실에서 가장 자주 받는 질문들을 모아서 정확하게 답해드릴게요.

Q1: 20대에 보툴리눔 톡신은 너무 이른 것 아닌가요?

A1: 나이가 아닌 '표정 습관'이 기준입니다.

나이가 어리다고 해서 주름이 없는 것은 아닙니다. 눈웃음, 찡그림, 이마 근육 사용이 많은 사람은 20대 후반부터도 '예고 선'이 생기기 시작합니다. 이 시점에 라이트 도스로 근육 사용을 가볍게 조율하면, 훗날 더 강한 시술이나 높은 비용 없이도 자연스럽고 오래가는 결과를 만들 수 있습니다.

Q2: 보툴리눔 톡신은 독인데, 계속 맞아도 괜찮은 건가요?

A2: 안전하지만, 비승인 제품이나 고용량 시술은 피하세요.

보툴리눔 톡신은 단백질로 이루어져 있으며, 시술에 사용되는 양은 치료 기준으로도 매우 소량이라 체내에 축적되지 않고 몇 시간 내에 분해됩니다.

미국 FDA, 한국 식약처, 유럽 CE 인증을 모두 획득한 의약품으로, 30년 이상 전 세계에서 안정성이 검증되었습니다.

실제로 다수의 연구와 메타분석에서도 장기 사용군에서 건강상 이상 증가가 없었다고 보고되었습니다.[11]

단, 비승인 제품이나 과도한 고용량 시술은 반드시 피해야 합니다.



Q3: 한 번 맞으면 계속 맞아야 하나요?

A3: 아닙니다. 필요할 때만 조율하면 됩니다.

보툴리눔 톡신의 효과는 평균 3~4개월간 지속되며, 시간이 지나면 서서히 원래 상태로 돌아가요. 다시 맞지 않아도 피부에 해롭거나 기능에 문제가 생기지는 않아요.

마치 헤어 컷과 같은 개념이라고 생각하시면 됩니다. 머리가 자라면 다시 자르는 것처럼, 근육이 다시 활발해지면 필요에 따라 조정하는 거죠. 얼굴 변화와 표정 습관에 따라 조정하는 것이 가장 이상적입니다.


Q4: 표정이 굳는 것 같아서 자연스럽지 않아요.

A4: 적절한 용량과 디자인만 지키면, 표정은 그대로예요.

표정이 어색해 보이는 대부분의 경우는 과량 주입이나 부적절한 부위 선택 때문이에요. 요즘은 근육 전체를 마비시키는 방식이 아닌, 과도하게 쓰이는 부위만 섬세하게 조절하는 시대거든요.

특히 '라이트 도스 전략'은 자연스러운 표정을 유지하면서도 주름만 예방하는 데 효과적이에요. 웃고 싶을 때는 웃을 수 있고, 찡그릴 때는 찡그릴 수 있지만, 그 자국이 피부에 남지 않도록 조절하는 거죠.

오랜 임상 경험을 통해 보면, 자연스러운 결과를 위해서는 시술자의 경험과 미적 감각이 정말 중요합니다.

Q5: 내성이 생기면 약이 안 듣는다던데요?

A5: 매우 드문 경우이며, 적절히 사용하면 거의 발생하지 않아요.

보툴리눔 톡신에 대한 내성(항체 형성)은 고용량을 짧은 간격으로 반복할 때 일부 보고된 바 있어요. 하지만 예방적·미용 목적의 저용량 시술에서는 발생률이 1% 미만으로 매우 낮답니다.

또한 설령 내성이 생겨도 제품 종류를 변경하는 등의 방법으로 대응할 수 있어요. 시술 간격을 최소 2~3개월 유지하는 것이 바람직합니다.

# 볼륨을 채우는 필러 이야기

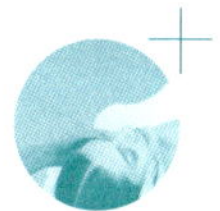

'어? 내가 이렇게 피곤해 보였나?'

41세 세무서 직원 희영 씨는 최근 동료들과의 회식 사진을 보고 충격을 받았습니다. 같은 조명, 같은 각도에서 찍었는데 유독 자기 얼굴만 푹 꺼져 보였거든요. 특히 눈 밑 움푹 패인 부분과 볼 라인이 납작해진 모습이 확연히 드러났습니다.

문제는 화장으로도 한계가 있다는 것이었습니다. 하이라이터를 아무리 발라도 예전 같은 입체감이 살아나지 않았어요.

'20대 때는 그냥 파운데이션만 발라도 얼굴이 또렷했는데….'

같은 부서 선배가 필러 시술 후 확실히 환해진 얼굴로 돌아온 모습을 보며 관심이 생겼지만, '혹시 너무 부자연스러워지지 않을까? 한번 하면 계속해야 하는 것은 아닐까?'라는 부담감이 컸습니다.

거울을 볼 때마다 점점 납작해지는 얼굴을 보며 희영 씨는 고민이 깊어만 갔어요. 이런 변화가 왜 생기는 것일까요?

"얼굴이 꺼져 보여요."

"왜 이렇게 피곤해 보이죠?"

진료실에서 자주 듣는 고민입니다. 이런 변화를 단순히 피부 문제로만 생각하시는 분들이 많은데, 실제로는 그 아래 숨어 있는 뼈, 지방, 근막이 동시에 변화하며 복합적으로 나타나는 현상이에요. 이를 제대로 이해하면 단순한 볼륨 보충이 아닌, 해부학적 구조를 고려한 더 정밀하고 효과적인 대응이 가능해집니다.

## 1. 첫 번째 변화: 안면 골격도 함께 늙는다

놀랍게도 우리 얼굴의 뼈도 나이가 듭니다. 30대 후반부터는 상악골과 광대뼈 부위를 중심으로 안면 골량이 서서히 줄어들기 시작해요. 연구에 따르면 40대 여성은 20대에 비해 상악의 돌출 정도가 평균 4mm 정도 감소하고, 관자 부위 골면적도 약 3~5% 줄어드는 것으로 나타났어요.

생각해보세요. 골격이 줄어들면 어떤 일이 일어날까요? 그 위에 지탱되던 피부와 지방은 '걸터앉을 프레임'을 잃게 되면서 중력 방향으로 흘러내리게 됩니다. 마치 텐트의 기둥이 짧아지면 천막이 처지는 것과 같은 원리죠.

## 2. 두 번째 변화: 지방 패드의 이동과 감소

우리 얼굴에는 20개 이상의 독립된 지방 패드(compartments)가 존재한다는 사실, 알고 계셨나요? 이 지방 패드들은 각자의 자리에서 얼굴의 볼륨과 윤곽을 만들어내는 중요한 역할을 해요.

하지만 골격이 축소되고 중력의 영향을 받으면서 이들이 원래의 위치에서 이동하거나 얇아지기 시작합니다. 눈 밑과 앞 볼의 지방 패드가 아래로 처지면 팔자주름이 깊어지고 볼 꺼짐이 나타나요. 관자 부위의 지방이 얇아지면 관자 함몰이 생기고, 상대적으로 광대가 돌출되어 보이기도 하죠.

즉, 지방이 단순히 빠지는 것이 아니라 자리 이동에 따라 그림자와 음영이 바뀌며 노화의 인상이 더 도드라지게 되는 거예요.

3. 세 번째 변화: 근막층과 결합조직의 이완

마지막으로 근막층과 결합조직의 변화가 꺼짐과 처짐을 더욱 가속화시킵니다. 골격과 지방 패드를 감싸고 이를 제자리에 고정해주는 SMAS층과 인대 구조는 40대 이후부터 콜라겐과 엘라스틴의 감소로 점점 탄력을 잃게 됩니다. 인대가 느슨해지고, SMAS층이 얇아지면 어떻게 될까요? 그 위에 있는 지방 패드를 안정적으로 지지하지 못하게 되어 꺼짐은 물론, 처짐까지 함께 심화됩니다.

## 세 겹이 무너질 때, 얼굴은 이렇게 바뀝니다

세월이 지나면서 골격, 지방, 근막이 모두 변화할 때 얼굴에는 어떤 일이 일어날까요?

· 상안면(이마~관자 부위)에서는 관자와 미간 뼈가 함몰되고 측두 지방 패드가 얇아져요. 측두근막의 탄력까지 저하되면 관자가 꺼지면서 상대적으로 광대가 더 돌출되어 보이게 됩니다.

· 중안면(눈 밑~볼 부위)에서는 상악골과 광대뼈가 뒤로 밀려들면서 앞 볼 지방이 아래로 흘러내려요. 동시에 중안면 인대가 늘어지면서 팔자주름과 눈 밑 그늘이 형성되죠.

· 하안면(입~턱 부위)에서는 하악각과 턱끝 뼈가 소실되면서 입꼬리와 턱 밑 지방이 처지게 돼요. 마리오네트 인대까지 약화되면 전체적으로 하안면이 무거워지고 입꼬리가 처진 인상을 주게 됩니다.

### '채우는 것'만으로도 효과가 있을까요?

"필러가 정말 효과가 있나요?"

"일시적인 것 아닌가요?"

많은 분이 이 부분을 궁금해하십니다.

필러(Filler)는 피부의 꺼진 부위나 주름, 볼륨이 줄어든 부분을 채워주는 주입형 시술제입니다. 필러가 효과적인 이유는 단순히 '부피를 늘리기' 때문이 아니에요. 필러는 줄어든 골격을 대신해 프레임 역할을 할 수 있습니다. 깊은 층, 특히 골막 위에 미세하게 주입하면 무너져 내려온 연부조직이 다시 제자리로 '올라타도록' 받쳐주는 역할을 합니다.

또한 지방 패드 사이에 생긴 간격을 복원함으로써 이동으로 인해 생긴 '틈'을 메워 그림자와 꺼짐을 완화할 수 있어요. 이는 단순한 부피 증가보다는 구조 복원에 더 가까운 작용이죠.

마지막으로 필러는 탄력을 잃은 인대를 부드럽게 지지해주는 보조 장치로서, 근막과 연부조직의 처짐 속도를 늦추는 데도 도움이 됩니다.

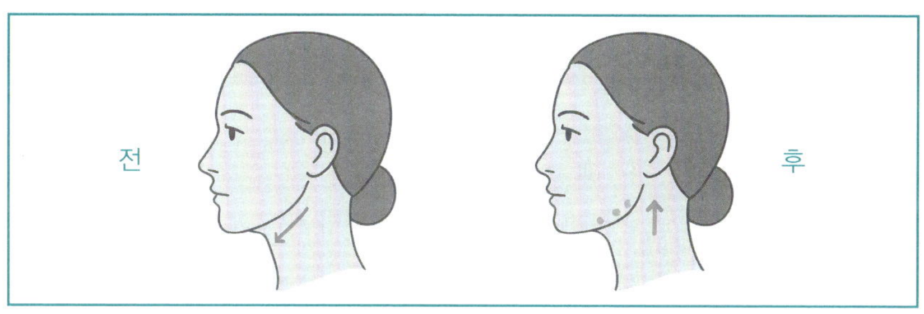

필러 주입 후 효과

다만 중요한 점은, 필러는 많이 넣는다고 젊어지는 게 아니라는 거예요. 어디가, 어떤 층이, 어떻게 비어 있는지를 해부학적으로 정확히 진단하고, 골격(프레임) → 지방 패드 → 표피 순으로 층별, 소량, 다점 방식으로 정교하게 설계하고 주입할 때 비로소 자연스럽고 구조적인 회복이 가능합니다.

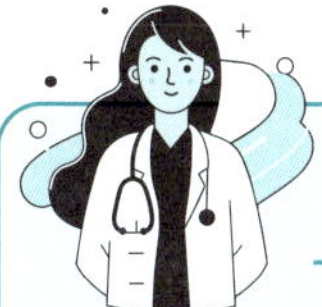

### 의사 선생님의 한마디

꺼짐은 피부 한 겹의 문제가 아닙니다. 뼈와 지방, 근막—세 겹이 동시에 내려앉을 때 얼굴은 한순간에 지쳐 보여요. 필러는 단순히 '채우는 젤'이 아니라 무너진 텐트의 프레임을 세우고, 천막을 다시 팽팽하게 당기는 3차원 복원 도구라고 생각하시면 됩니다.

### 히알루론산 필러의 과학

히알루론산(Hyaluronic Acid, HA)은 '젤'처럼 보이지만, 얼굴을 지지하는 구조물입니다.

"이것은 수분을 채워주는 것인가요? 아니면 고무 같은 젤인가요?"

진료실에서 자주 듣는 질문입니다. 얼굴에 넣는 필러가 정확히 어떤 물질인지, 또 어떤 원리로 꺼진 부위를 복원하는지 궁금해하는 분들이 정말 많습니다.

하지만 필러는 단순히 부드러운 물질을 채워 넣는 것이 아닙니다. 노화로 인해 무너진 얼굴의 구조를 다시 세워주는 역할을 하는 중요한 재료입니다. 그중에서도 오늘 소개할 히알루론산(HA) 필러는 가장 널리 사용되며, 안전성도 검증된 대표적인 제품입니다.

## 1. 히알루론산이란 무엇일까요?

히알루론산은 본래 우리 몸, 특히 피부와 관절 등에 존재하는 천연 성분으로, 1g이 무려 1,000ml의 물을 끌어당길 수 있을 만큼 강력한 수분 보유력을 갖고 있습니다. 그러나 그대로 사용할 경우 체내에서 금세 녹아 없어지기 때문에, 필러로 활용할 때는 그물망처럼 서로를 엮어 고정하는 '가교(cross-linking)' 처리를 거쳐 안정성을 높입니다.

이때 가교의 정도에 따라 필러의 질감이 달라집니다. 가교가 적을수록 부드럽고 쉽게 퍼지며, 가교가 많을수록 탄성이 높고 형태를 단단히 유지할 수 있습니다. 즉, 필러는 시술 부위와 목적에 따라 질감이 달라져야 하며, 이를 잘 선택하는 것이 무엇보다 중요합니다.

## 2. 필러의 성격을 결정하는 두 가지 핵심

필러가 어떻게 작용할지는 두 가지 요소가 결정합니다.

첫째, '탄성(Elasticity, G′)'입니다.

압력을 받았다가 원래 모양으로 되돌아가는 힘을 의미하죠. 이마·광대·턱처럼 구조적으로 받쳐줘야 하는 부위에는 탄성이 높은 제품이 필요합니다.

둘째, '응집력(Cohesion)'입니다.

필러가 흩어지지 않고 한 덩어리로 잘 유지되는 성질이에요. 곡선이 많고 자연스러움이 중요한 앞 볼, 관자, 팔자 부위에는 응집력이 중요한 요소로 작용합니다.

예를 들어볼까요? 광대에 응집력이 너무 낮은 필러를 쓰면 모양이 쉽게 무너지고, 반대로 입가에 너무 단단한 필러를 넣으면 표정 지을 때 '뭉침'이 생겨 부자연스러워질 수 있습니다.

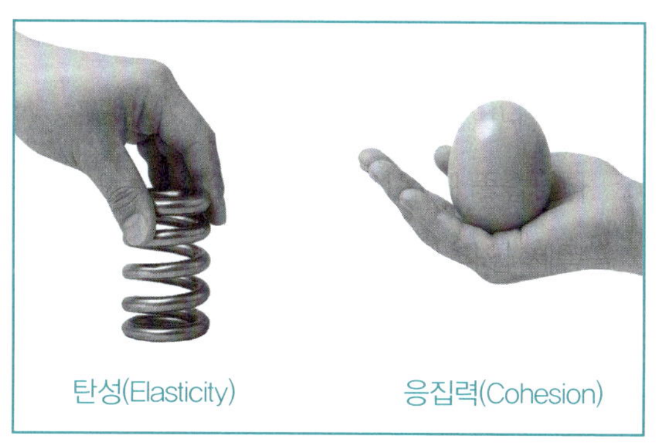



탄성과 응집력의 차이

## 3. 얼굴 부위별, 어떤 질감의 필러가 필요할까요?

필러는 모두 같아 보이지만, 사실은 얼굴 부위별로 필요한 물성과 질감이 다릅니다. 각 부위의 움직임과 피부 두께, 기대하는 효과에 따라 맞춤형 필러를 선택해야 좀 더 자연스럽고 오래가는 결과를 얻을 수 있습니다.

아래 표는 대표 부위별 필러 선택 가이드를 정리한 것입니다.

| 부위 | 필러의 특징 | 이유 |
|---|---|---|
| 광대, 이마, 턱끝 | 탄성이 높고 단단한 필러 | 얼굴의 외곽 윤곽을 형성하고 구조적으로 지지하기 위해 |
| 관자, 앞 볼 | 탄성과 응집력이 적절한 필러 | 움푹 꺼진 부위를 자연스럽게 채우기 위해 |
| 눈 밑, 입 주변 | 부드럽고 잘 퍼지는 필러 | 표정 변화가 많고 얇은 층에서 결이 자연스럽게 표현되도록 |

필러의 특징별 선택 가이드

실제 임상에서는 이보다 훨씬 복잡한 고려 사항이 있습니다. 부위별 특징뿐만 아니라 층별 특징, 연령대별·성별 특징도 있고, 필러의 물성학적 특성도 더 다양한 요소가 존재합니다.

## 4. 왜 필러를 층별로 다르게 넣을까요?

얼굴은 하나의 평면이 아닌 '뼈 → 지방 → 피부'로 이루어진 입체적인 다층 구조입니다. 따라서 깊은 층, 즉 뼈에 가까운 부위에는 단단한 필러로 '기둥'을 세우고, 피부에 가까운 얕은 층에는 부드러운 필러로 '표면을 정리'해야 전체적으로 조화롭고 안정적인 결과를 얻을 수 있습니다.

이렇듯 필러는 단순히 많이 넣는다고 좋은 결과가 나오는 것이 아닙니다. 얼굴의 각 층과 부위 특성에 맞게, 적절한 질감의 필러를 알맞은 깊이에 정교하게 배치해야 자연스럽고 오래 지속되는 효과를 기대할 수 있거든요.

## 5. 필러의 또 다른 장점은 '되돌릴 수 있는 재료'

히알루론산 필러의 큰 장점 중 하나가 바로 필요시 '히알루로니다제

(Hyaluronidase)'라는 전용 주사제로 녹여서 제거할 수 있다는 점입니다. 시술 결과가 마음에 들지 않거나, 특정 부위에 과도하게 주입된 경우에도 일부만 선택적으로 제거할 수 있어, 예기치 못한 상황에 대한 부담을 덜 수 있습니다.

물론 가장 이상적인 방법은 처음부터 얼굴 구조에 맞게 정밀하게 디자인해 시술하는 것이지만, 필요할 때 되돌릴 수 있는 안전장치가 있다는 것 자체가 큰 안심이 됩니다.

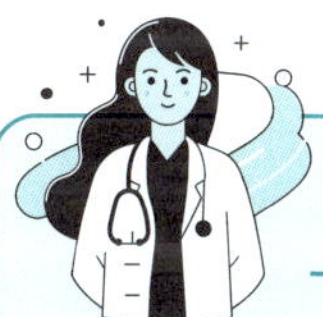

## 의사 선생님의 한마디

히알루론산 필러는 그냥 '얼굴에 채우는 젤'이 아니에요. 당신의 얼굴 구조에 맞춘 설계 재료입니다. 잘 설계된 필러는 단단히 세워주고, 자연스럽게 덮어주며, 필요할 때는 다시 조정할 수도 있어요.


## 부위별 맞춤 필러 전략

"볼 꺼짐에는 어떤 필러가 들어가요?"

"눈 밑에는 혹시 더 묽은 것을 쓰나요?"

진료실에서 정말 자주 듣는 질문입니다. 많은 분이 '필러는 한 가지 제품만 사용하는 줄' 알고 계시지만, 실제로는 시술 부위에 따라 사용하는 필러의 종류와 질감이 완전히 달라집니다.

쉽게 말해, 광대에 들어가는 필러와 눈가에 들어가는 필러는 그 성질부터 전혀 다르다는 뜻이죠. 왜 그럴까요? 그 이유는 바로 부위별 피부 두께, 움직임 정도, 그리고 필러가 해야 할 역할이 각각 다르기 때문입니다.

## 1. 부위별로 어떤 필러가 필요할까요?

필러는 부위에 따라 탄성, 응집력, 확산성 등 필요한 특성이 다릅니다. 다음은 진료 현장에서 정리한 부위별 필러 추천 기준입니다.

| 부위 | 피부 특성 | 추천 필러 타입 |
| --- | --- | --- |
| 광대·이마·턱끝 | 단단하고 움직임 적음 | 고탄성 + 고응집력 |
| 앞 볼·관자 | 연부조직 많고 피부 얇음 | 중탄성 + 중응집력 |
| 눈 밑·눈물고랑 | 매우 얇고 움직임 많음 | 저탄성 + 고확산성/묽은 필러 |
| 입가·입꼬리·팔자 | 표정 변화 많음 | 중탄성 + 점성 높은 타입 |
| 미세주름(눈가, 입 주변) | 얕은 표면 주름 | 묽은 필러 또는 스킨 부스터 |
| 코·턱 라인 | 윤곽 강조, 비대칭 보정 필요 | 고탄성 + 스테이블 타입 |

부위별 필러 디자인 요약표

## 2. 피부층과 움직임이 결정하는 '필러의 성격'

피부가 얇고 움직임이 많은 부위(예: 눈가, 입가)는 표정 변화에 따라 자연스럽게 퍼져야 하므로, 부드럽고 확산력이 좋은 필러 또는 매우 묽은 타입의 제품(예: 스킨 부스터)을 사용합니다.

반대로, 피부가 두껍고 구조가 단단한 부위(예: 광대, 이마, 턱)는 형태를 단단히 유지해야 하므로 탄성이 높고, 고정력이 강한 필러가 필요합니다. 입꼬리나 팔자처럼 표정이 자주 드러나는 곳은 적절한 탄성과 응집력이 균형을 이루는 제품이 적합하며, 움직임 속에서도 자연스러운 볼륨과 지속력을 유지할 수 있도록 도와줍니다.

## 3. 주의해야 할 대표적 '부적절 조합' 예시

다음은 필러 시술 시 부위별로 피해야 할 대표적인 조합 예시입니다. 필러의 물성(탄성, 응집력 등)이 해당 부위의 움직임과 구조에 맞지 않을 경우, 외형 변형이나 부작용으로 이어질 수 있으므로 주의가 필요합니다.

| 부위 | 잘못된 필러 선택 | 발생할 수 있는 문제 |
| --- | --- | --- |
| 눈 밑 | 고탄성 필러 | 딱딱하게 만져지며, 필러가 퍼져 푸르스름한 티(틴달 효과)나 결절 발생 |
| 입꼬리 | 저탄성 필러 | 쉽게 눌리고 모양이 사라짐, 표정 변화에 따른 왜곡 가능성 |
| 광대 | 지나치게 부드러운 필러 | 지지력이 부족해 아래로 퍼지며 볼이 처져 보일 수 있음 |

부위별 잘못된 필러 선택과 발생할 수 있는 문제

이처럼 부위 특성에 맞지 않는 필러를 사용하면 결과가 부자연스럽거나 지속력이 떨어질 수 있으므로, 필러의 물성 선택은 반드시 부위의 피부 구조와 움직임을 고려해 결정해야 합니다.

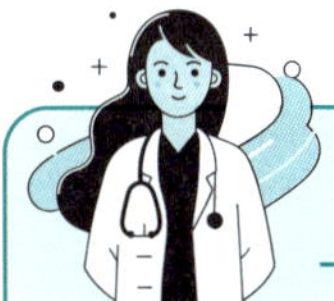

### 의사 선생님의 한마디

모든 부위에 같은 필러를 쓰는 것은 온몸에 같은 옷을 입히는 것과 같아요. 손에는 장갑, 발에는 양말, 머리에는 모자가 필요하듯, 얼굴도 부위마다 어울리는 필러가 따로 있죠. 그래야 티 나지 않고 자연스러운 결과가 오래갑니다.

## 얼굴 지도와 필러 디자인 전략

"팔자주름만 펴주세요."

진료실에서 자주 듣는 요청 중 하나입니다. 그러나 겉으로 드러난 주름만을 해결하려고 피부에만 집중하면, 진짜 원인은 해결되지 않고 '겉만 덮는 시술'에 그칠 수 있습니다.

예를 들어볼까요? 눈 밑이나 앞 볼이 꺼지면서 생긴 그림자가 입가로 쏠려 팔자주름이 생긴 경우, 팔자 부위만 채우는 것은 마치 주저앉은 텐트의 끝단만 억지로 들어 올리는 것과 같습니다. 무겁고 인위적으로 보이기도 하며, '시술한 티가 나는 얼굴'이 될 수 있어요.

### 1. 얼굴 꺼짐은 어디서 시작될까요?

노화로 인한 얼굴 꺼짐은 일반적으로 위에서 아래로, 그리고 안쪽에서 바깥쪽으로 진행됩니다. 이를 정리한 대표적인 꺼짐의 위치는 다음과 같습니다.

| 부위 | 꺼짐 위치 | 시각적 변화 | 우선 보강 부위 |
|---|---|---|---|
| 관자(측두) | 측두부 함몰 | 광대 돌출이 강조되어 피곤한 인상 | 측두, 앞 광대 |
| 눈 밑 | 눈물고랑 (Tear trough) | 다크서클 및 피로해 보이는 인상 | 앞 볼, 중안면 프레임, |
| 앞 볼 (앞 광대) | 중안면 지방 패드 하강 | 얼굴이 납작하고, 팔자주름이 도드라짐 | 광대 외측, 관자 |
| 팔자주름 | 코 옆 주름 | 지쳐 보이고, 볼륨이 아래로 쏠림 | 앞 볼 또는 상악골 위 |
| 입꼬리 | 입가 패드 꺼짐, 턱선 볼륨 소실 | 우울해 보이는 인상, 마리오네트 선 생김 | 입꼬리 + 턱 라인 |
| 턱끝·턱선 | 턱끝 후퇴, 광대와의 대비 | 얼굴 전체가 처지고 무너져 보임 | 턱끝, 하악각 |

부위별 얼굴 꺼짐 진행 양상과 보강 포인트

중요한 것은 '주름이 생긴 곳'이 아니라, '그 주름을 만든 꺼짐이 시작된 구조'를 먼저 보는 것입니다.


## 2. 사례 비교 – 같은 팔자 필러인데, 결과가 다른 이유


### 1) 첫 번째 사례, A씨 (40대 중반 여성) – 구조적 접근

A씨는 팔자주름과 입꼬리 처짐 때문에 내원하셨어요. 하지만 면밀히 살펴보니 진짜 원인은 앞 볼과 관자 부위의 볼륨 손실이었어요.

그래서 팔자 부위에 직접 시술하는 대신 앞 볼, 관자, 광대 라인을 중심으로 보강했죠. 결과는 어땠을까요? 팔자 부위를 직접 건드리지 않았는데도 주름이 절반 이상 완화되었고, 전반적으로 '지친 인상'이 사라졌다는 피드백을 받으셨어요.


### 2) 두 번째 사례, B씨 (30대 후반 여성) – 국소적 접근의 한계

B씨는 다른 병원에서 팔자 부위에만 반복적으로 필러 시술을 받으셨던 경우예요. 주름이 있는 곳에만 계속 채우다 보니 입가 피부가 두꺼워지고 표정이 무거워졌어요.

결국 기존 필러를 용해한 후 처음부터 재설계해야 했어요. 앞 볼과 광대를 재조정해서 자연스럽게 회복할 수 있었지만, 처음부터 구조적으로 접근했다면 이런 과정이 필요하지 않았겠죠.


이 두 사례의 차이점이 보이시나요? 같은 팔자주름이라도 '어디서부터 시작된 문제인지'를 파악하느냐에 따라 접근 방법과 결과가 완전히 달라져요.

## 3. 자연스러운 복원을 위한 네 가지 설계 원칙

필러 시술 시 단순 볼륨 채움이 아니라, 구조·균형·표정까지 고려해 설계해야 자연스러운 결과를 얻을 수 있습니다.

### 1) 깊은 구조부터 세운다

필러는 단순히 피부를 덮는 것이 아니라, 얼굴 구조를 '세우는' 재료입니다. 무너진 얼굴을 복원할 때는 가장 안쪽인 뼈 위에서부터 시작해야 합니다. 예를 들자면 앞 볼 꺼짐에 피부층만 채우면 퍼져서 모양이 흐트러질 수 있지만, 골막 위에 탄성 있는 필러를 소량 주입하면 전체적인 볼륨이 리프팅됩니다.

### 2) 소량, 다층, 다점 주입이 기본이다

한 부위에 많은 양을 넣으면 뭉침, 비대칭, 과장된 인상이 생기기 쉽습니다. 이상적인 시술은 작은 용량을 여러 층에 나누어, 다양한 각도에서 주입하는 방식으로, 얼굴 움직임에 자연스럽게 스며들 수 있습니다.

### 3) 좌우, 전후, 상하의 균형을 고려한다

필러 시술은 정면 인상뿐 아니라 45°, 측면 인상이 핵심입니다. 특히 광대, 턱, 턱끝, 입꼬리처럼 윤곽 변화에 민감한 부위는 얼굴 전체 균형 속에서 정밀하게 설계해야 자연스럽습니다.

### 4) 표정과 움직임까지 함께 읽는다

입꼬리는 말할 때, 눈가는 웃을 때, 미간은 무표정일 때 꺼짐이 더 잘 드러납니다. 표정 습관을 고려하지 않으면 정면에서는 괜찮아 보여도 표정을 지을 때 어색해질 수 있습니다.

얼굴 꺼짐의 원인을 마치 지도처럼 해부학적으로 분석하고, 프레임부터 설계한 뒤 소량씩, 균형 있게, 움직임까지 고려해서 시술해야 비로소 '어디를 시술했는지 모를 만큼 자연스러운 얼굴'이 완성됩니다.

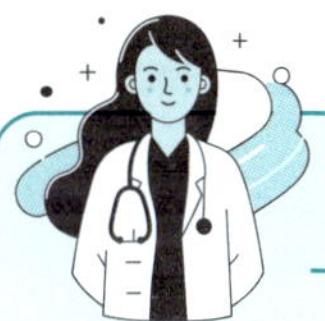

### 의사 선생님의 한마디

필러는 어디가 꺼졌느냐보다 왜 꺼졌느냐를 먼저 보는 시술입니다. 주름을 보면 그 그림자만 보이지만, 구조를 보면 그 '원인'을 볼 수 있어요. 설계가 다르면 결과도 달라집니다. 자연스럽게 예뻐지고 싶다면, 얼굴 전체를 먼저 읽는 것부터 시작하세요.

## 필러 시술 전후 뭘 조심해야 하나요?

환자분들이 시술 직전에 가장 자주 하시는 질문입니다. 그런데 사실, 회복의 절반은 시술 전부터 시작된다는 것 아시나요? 많은 분이 시술받고 나서야 관리법을 궁금해하시는데, 정작 중요한 것은 미리미리 준비하는 것이거든요.

오랜 임상 경험을 통해 보면, 대부분의 부작용은 시술 전 준비가 부족하거나 시술 직후 회복 관리를 소홀히 했을 때 발생해요. 반대로 시술 전후 단 7일만 꼼꼼하게 관리해도 멍과 부기는 줄고, 결과 유지 기간은 길어지며, 피부 회복 속도도 눈에 띄게 빨라질 수 있답니다.

### 1. 시술 전 3일: 회복의 50%가 시작되는 시간

시술 결과는 당일 시술만큼 사전 준비에도 크게 좌우돼요. 시술 전 72시간은 몸과 피부 상태를 정돈해서 회복 속도와 예후를 높일 수 있는 골든타임입니다.

약물 관리부터 시작해보세요. 만약 평소에 아스피린이나 와파린 같은 혈액 관련 약물을 복용하고 계신다면 반드시 주치의와 상담하세요. 임의로 중단하면 위험할 수 있거든요. 오메가-3나 비타민E 같은 건강보조제는 꼭 필요한 게 아니라면 일시적으로 쉬어가셔도 됩니다.

생활 패턴도 중요해요. 음주와 과로는 피하시고, 우리 몸의 면역 체계를 안정화시키고 염증 반응을 최소화하려면 컨디션을 최상으로 만들어두는 것이 필요하거든요. 이 시기부터 집중 보습과 진정 루틴을 시작해주세요. 피부 장벽을 튼튼하게 만들어두면 시술 후 자극 반응을 줄일 수 있어요. 다만 시술 전날에는 과한 필링이나 마사지는 피하시는 것이 좋습니다.


### 2. 시술 당일: 예민한 피부를 위한 배려

시술 직후의 피부는 평소보다 훨씬 민감하고 불안정한 상태예요. 마치 상처를 입은 것과 같다고 생각하시면 됩니다.

세안은 가볍게, 화장은 최소한으로 해주세요. 수분 크림 정도면 충분하고, 메이크업은 피하시는 것이 좋아요. 만약 꼭 사용해야 할 제품이 있다면 향료나 알코올이 들어있지 않은 제품을 권해드려요.

시술 후 1~2시간 이내에는 냉찜질을 해주시면 초기 부기와 홍조를 완화하는 데 도움이 됩니다. 다만 24시간까지만 하시고, 그 이후로는 오히려 회복을 방해할 수 있으니 주의하세요.

### 3. 시술 후 1~3일: 특별 관리 기간

이 시기가 가장 조심해야 할 때예요. 사우나나 격한 운동, 음주는 금물입니다. 혈액 순환이 활발해지면 부기가 더 심해질 수 있거든요.

엎드려 자는 것도 피하시고, 필러 부위에 강한 마사지도 삼가시는 게 좋습니다. 필러가 이동하거나 모양이 변할 수 있으니까요. 수분은 충분히 섭취하시되, 냉찜질은 첫날까지만 하시면 됩니다.


### 4. 시술 후 4~7일: 일상 복귀 준비

조금씩 일상으로 돌아가실 수 있는 시기예요. 하지만 여전히 자외선 차단은 철저히 해주세요. SPF 50 이상의 제품을 사용하시는 것이 좋습니다.

보습과 LED 진정 관리도 도움이 되고, 멍이 있는 부위에는 아르니카 젤이나 비타민K 연고를 발라주시면 더 빨리 회복될 수 있어요. 강한 마사지는 여전히 2주간 피해주시는 것이 좋습니다.


## 필러 부작용과 주의 사항

"혹시 이상해지면 어떡하죠?"


필러 시술을 처음 고려하시는 분들이 가장 많이 하시는 질문입니다. TV나 인터넷에 떠도는 무섭고 극단적인 사례들을 보다 보면, '혹시 나도 저렇게 될까 봐' 쉽게 결정을 내리지 못하는 경우도 많죠.

하지만 실제로 대부분의 부작용은 일시적이고 충분히 대처할 수 있으며, 무엇보다 예방이 가능한 경우가 많아요. 그럼 어떤 반응이 '정상 범주'이고, 언제 병원에 연락해야 하는지 알아볼까요?

## 1. 필러 후 나타날 수 있는 자연스러운 반응들

필러 시술 후 며칠간 나타나는 몇 가지 증상들이 있는데, '혹시 뭔가 잘 못된 것은 아닐까?' 하며 걱정하시는 분들이 많아요. 하지만 대부분은 정상적인 회복 과정이니까 안심하세요.

· 부기는 가장 자연스러운 현상이에요. 피부 속에 새로운 물질이 들어가면서 조직의 부피가 변하고, 주사 자체로 인한 미세한 자극 때문에 생기는 것이거든요. 보통 1~3일 이내에 자연스럽게 가라앉으니까, 냉찜질을 해주시면 도움이 될 거예요.

· 멍이 드는 예도 있어요. 아무리 조심스럽게 시술해도 바늘이 피부 속 작은 혈관을 살짝 건드릴 수 있거든요. 이것도 일주일 정도면 회복되는데, 아르니카 젤을 발라주시거나 LED 진정 관리를 받으시면 더 빨리 좋아질 수 있어요.

· 시술 부위가 묵직한 느낌이 드는 것도 흔한 반응입니다. 주입된 필러가 조직 속에서 자리를 잡아가는 초기 과정이라고 생각하시면 돼요. 2~5일 정도 지나면 자연스럽게 사라집니다.

· 간혹 좌우가 조금 다르게 보이실 수도 있어요. 우리 얼굴 자체가 완전히 대칭은 아니니까요. 게다가 양쪽 흡수 속도가 조금씩 다를 수도 있고, 일시적인 부기 때문에 그럴 수도 있거든요. 대부분 2주 이내에 자연스럽게 정리됩니다.

## 2. 필러 시술, 이런 증상이 나타나면 주의하세요

필러는 비교적 안전한 시술이지만, 드물게 즉각적인 조치가 필요한 상황이 생길 수 있어요. 혹시 모를 상황에 대비해서 어떤 증상들을 주의 깊게 봐야 하는지 미리 알아두시는 것이 좋습니다.

피부색이 하얗게 변하는 경우가 가장 주의해야 할 상황이에요. 이는 필러가 혈관을 눌러서 혈액 순환에 문제가 생겼을 때 나타나는 증상입니다. 만약 시술 부위 피부가 점점 하얗게 변하거나 무감각해진다면 바로 시술받은 병원에 연락하셔야 해요.

멍이 점점 퍼지면서 심한 통증이 동반되는 경우도 심각하게 봐야 합니다. 단순한 멍과는 달리, 필러가 혈관을 막는 상황일 수 있어서 히알루로니다제라는 응급 약물로 필러를 빠르게 분해해야 할 수도 있어요.

간혹 시술 부위가 푸르스름하게 비치는 경우가 있는데, 이는 필러가 너무 얕은 층에 주입되었을 때 나타나는 현상입니다. 해롭지는 않지만, 미관상 좋지 않으니 필요하다면 필러를 용해해서 개선할 수 있어요.

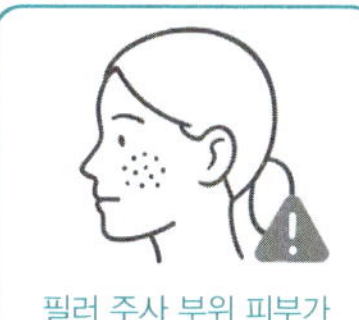


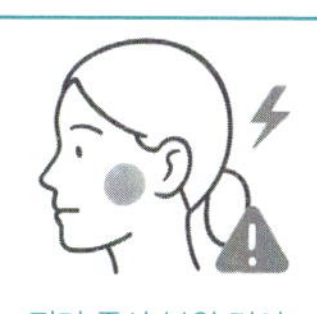


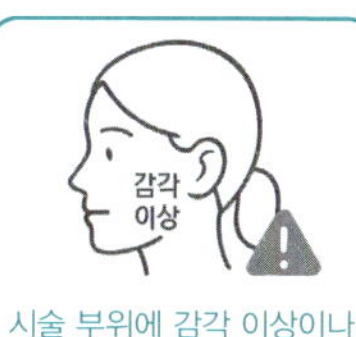


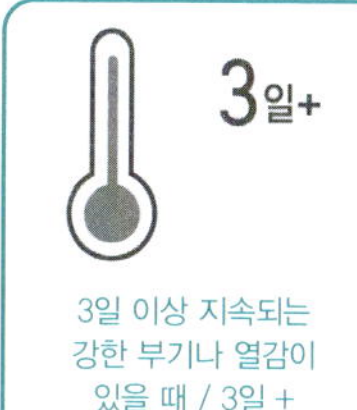

필러는 '얼마나 넣느냐'보다 '어떻게 설계하느냐'가 자연스러움을 결정합니다. 처음 필러를 고민하는 분들이 가장 많이 묻는 질문을 중심으로 핵심만 정리했습니다.

Q1: 필러를 맞으면 얼굴이 부어 보여요. 저는 티 나는 게 싫어요.

A1: 필러 자체보다 '어디에, 어떻게' 넣느냐가 훨씬 중요합니다.

입 주변이나 볼에만 반복적으로 과도하게 넣을 경우, 오히려 무겁고 인위적인 '필러 얼굴'이 될 수 있습니다. 반면, 얼굴의 구조를 고려해 프레임부터 균형 있게 복원한 디자인 필러는 주변에서 "시술했는지 몰랐어요"라고 말할 만큼 자연스럽습니다. 자연스러운 얼굴은 '양'이 아니라 '설계'가 만듭니다.

Q2: 한 번 맞으면 계속 맞아야 하나요?

A2: 그렇지 않습니다.

필러는 중독성을 가진 시술이 아니며, 효과가 서서히 사라지면 다시 시술할지는 본인이 결정하면 됩니다. 유지 기간은 보통 6개월에서 18개월 사이이며, 사용된 필러의 종류와 주입 부위에 따라 달라집니다. 그대로 놔두어도 얼굴이 급격히 무너지거나 처지지는 않으며, 천천히 원래 상태로 돌아갈 뿐입니다.

Q3: 시간이 지나면 퍼지거나 피부에 안 좋지 않나요?

A3: 대부분 자연 흡수되고, 필요시 전용 주사제로 간단히 녹여도 됩니다.

히알루론산 필러는 생체적합성이 매우 높은 성분으로, 우리 몸 안에도 존재하는 안전한 물질입니다. 시술 후 시간이 지나면 자연스럽게 체내 효소에 의해 분해되어 몸 밖으로 배출됩니다. 다만 너무 얕은 층에 주입되면 푸르스름한 비침이나 피부 표면의 결절이 생길 수 있지만, 대부분 자연 흡수되며 필요시 전용 주사제로 간단히 녹이는 치료가 가능해요.

Q4: 마음에 안 들면 되돌릴 수 있나요?

A4: 히알루론산 필러는 가역적인 시술입니다.

필요할 경우 히알루로니다제라는 전용 용해제를 사용해 1~2일 이내에 필러 대부분을 안전하게 녹일 수 있습니다. 특히 볼이나 입가처럼 과거에 여러 겹으로 쌓인 필러도 일부만 녹여 재디자인하는 방식으로 자연스럽게 조정이 가능합니다.

Q5: 어떤 필러가 가장 좋은가요?

A5: '가장 좋은 필러'는 없습니다.

필러는 제품마다 탄성, 응집력, 유지 기간이 다르므로, 시술 부위와 목적에 따라 적절한 제품을 선택해야 합니다. 한 가지 필러로 얼굴 전체를 시술하기보다는, 각 부위에 맞는 질감과 기능을 고려해 사용하는 것이 더 중요합니다.

광대나 턱에는 고탄성 필러를, 앞 볼에는 중탄성 필러를, 눈 밑이나 입가에는 부드럽고 확산성 좋은 필러를 사용하는 식으로요.

대부분의 히알루론산 필러는 6~12개월 정도 유지되며, 1년에 1~2회 정도 리터치를 받는 분들이 많습니다. 필러가 완전히 사라지기 전, 살짝 부족해질 때 소량씩 보충하는 전략이 가장 자연스럽고 안정적입니다.

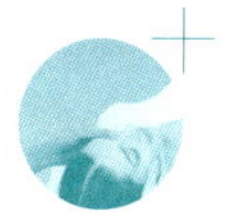

# 피부 속 시간 되돌리기, 콜라겐 스티뮬레이터

"언제부터인가 볼이 푹 꺼져 보이더라고요. 얼마 전 딸과 함께 웨딩드레스 피팅장에서 찍은 사진을 보고 깜짝 놀랐어요. 분명 같이 웃고 있는데 딸은 통통하고 생기 넘치는데, 저는 볼이 움푹 들어가 보이고 전체적으로 생기가 없어 보였어요."

58세 경님 씨는 첫째 딸의 결혼식을 두 달 앞두고 예상치 못한 고민에 빠졌습니다.

'결혼식 날에 하객분들 앞에서 인사도 해야 하고, 가족사진도 많이 찍을 텐데….'

평생 간직할 소중한 순간들이 걱정되기 시작했습니다.

경님 씨처럼 나이가 들면서 나타나는 볼의 변화는 단순한 '꺼짐'이 아닙니다. 피부를 받치고 있던 내부 구조 자체가 점점 약해지면서 생기는 현상이죠. 이제 그 변화의 근본과 해답이 될 수 있는 '콜라겐 스티뮬레이터'의 역할을 함께 살펴보겠습니다.

## 왜 콜라겐인가? – 얇아진 피부의 숨은 원인

"얼굴이 푹 꺼졌어요."

진료실을 찾는 환자분들이 이 말을 자주 하십니다.

하지만 자세히 살펴보면, 볼륨이 크게 줄어든 것은 아닌데 피부가 얇아지고 푸석해지면서, 같은 표정도 더 지쳐 보이고 나이 들어 보이는 인상이 되는 경우가 많습니다.

겉보기에는 '꺼진 얼굴'처럼 보이지만, 그 이면에는 피부의 지지력이 무너진 상태, 즉 피부 '속 구조'가 약해진 것이 문제인 경우가 많습니다.

### 1. 노화는 '피부 속'에서 시작된다

노화는 '피부 겉'보다 '속'에서 시작됩니다. 피부를 떠받치는 진피층은 '콜라겐(collagen)'이라는 단백질 섬유로 빽빽하게 구성되어 있으며, 이는 마치 건물의 철근처럼 피부의 두께, 탄력, 복원력을 결정짓는 핵심 구조물입니다.

문제는 20대 후반부터 콜라겐은 매년 약 1%씩 감소하고, 40대 이후부터는 생성 능력 자체가 급격히 줄어든다는 점이에요.[12] "주름이 잘 생긴다", "볼륨이 줄어도 더 꺼져 보인다", "피부가 얇아졌다"라는 말은 결국 콜라겐 감소의 신호입니다.

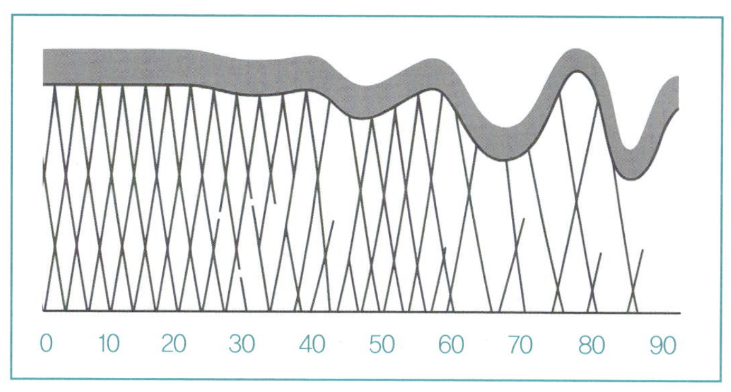



연령별 콜라겐 감소

## 2. 필러만으로는 부족한 이유

필러는 꺼진 부피를 복원하는 데는 효과적이지만, 진피층 자체가 얇아지고 구조가 무너진 피부에서는 한계가 있어요. 마치 무른 땅에 기둥을 세우는 것처럼, 얇아진 피부에서는 필러가 쉽게 퍼지고, 모양이 오래 유지되지 않으며, 자칫 무겁고 인위적으로 보일 수 있거든요.

결국 꺼짐이라는 겉 문제가 아닌 얇아진 속 구조를 복원하려면 콜라겐이 핵심이라는 점을 잊지 말아야 합니다.

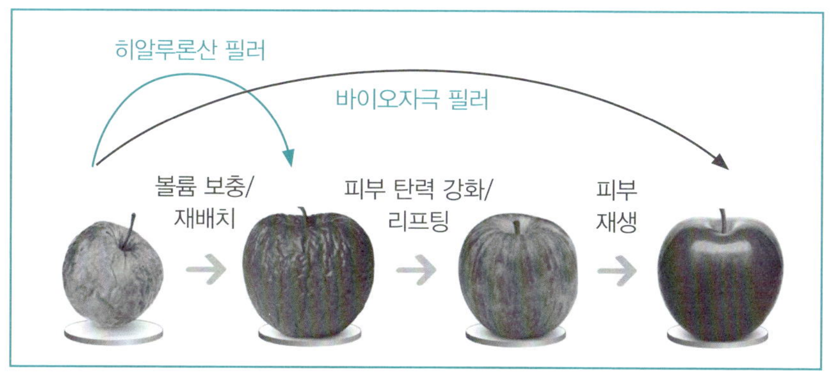



필러의 효과

### 3. 피부가 얇아지면 생기는 문제들

나이가 들면서 피부가 얇아지는 것을 느껴보신 적 있나요? 이를 단순히 '탄력이 없어졌다'라고 생각하기 쉬운데, 사실 피부가 얇아지는 것은 훨씬 더 복합적인 문제를 일으킵니다.

첫 번째는 지지력 약화예요. 진피층이 점점 얇아지면서 탄성이 떨어지고, 특히 볼 꺼짐이 더 도드라져 보이게 됩니다. 마치 풍선에서 공기가 빠지듯이, 피부 안쪽의 지지 구조가 약해지면서 얼굴 전체가 처져 보이는 거죠.

두 번째는 시술 효과 감소입니다. 피부가 얇아지면 필러나 스킨 부스터의 지속력이 현저히 떨어져요. 얇아진 피부에서는 시술 재료가 퍼지거나 뭉치는 현상이 생기기 쉽고, 결국 유지력이 떨어지게 됩니다.

세 번째는 회복력 저하예요. 피부가 얇아지면 염증이나 작은 상처가 났을 때 재생 능력이 현저히 떨어집니다. 그래서 미세한 주름이 쉽게 생기고, 색소 침착도 잘 사라지지 않게 되죠.


### 4. 볼륨은 그대로인데, 왜 이렇게 지쳐 보여요?

50대 초반의 은정 씨는 팔자주름이나 볼 꺼짐이 심하지 않았지만, 피붓결이 푸석하고 주름이 쉽게 생기며 예전보다 "지쳐 보인다"라는 말을 자주 들었습니다. 이처럼 피부가 얇아지며 생기는 문제는 단순히 필러로 채우기보다, 피부 속 콜라겐을 자극해 스스로 재생할 수 있도록 돕는 접근이 훨씬 효과적입니다.

| 은정 씨에게 제안한 치료법 | 6주 후 결과 |
| --- | --- |
| ·콜라겐 부스터 시술<br>　(월 1회, 3회)<br>·저농도 레티놀 홈케어(주 3회)<br>·LED 피부 재생 마스크(주 1회) | 피부 초음파 검사에서 진피 두께가 0.25mm 증가했습니다. 은정 씨는 "화장이 훨씬 잘 받고, 지쳐 보인다는 말을 안 듣게 되었으며, 얼굴에 생기가 돌아온 느낌"이라며 만족스러워했습니다. |

## 콜라겐 스티뮬레이터 7종 비교 – 미세입자 vs 구조형

"콜라겐을 다시 만든다면서요? 그런데 왜 이렇게 종류가 많아요?"

최근 콜라겐 스티뮬레이터는 다양한 제품으로 세분화되며, "어떤 게 더 오래 가나요?", "이것은 자연스럽고, 저것은 즉각적인가요?" 같은 질문을 자주 받게 됩니다. 사실 콜라겐 유도 시술은 크게 두 가지 방식으로 나뉘어요.

### 1. 두 가지 콜라겐 유도 방식

### 1) 입자형 콜라겐 스티뮬레이터

피부 속에 벽돌처럼 미세입자를 주입해 섬유아세포를 자극함으로써, 피부가 스스로 콜라겐을 생성하도록 유도하는 방식으로, 대표적인 성분으로는 PLLA, PDLLA, PCL, CaHA, PDO 등이 있습니다.

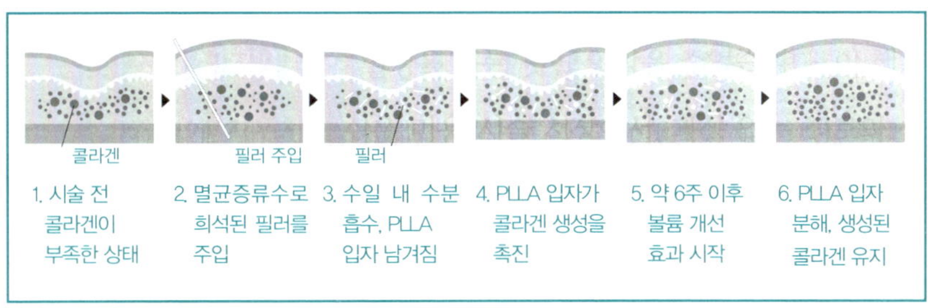


콜라겐 재생을 촉진하는 입자형 필러의 과정

### 2) 구조형 콜라겐 스티뮬레이터

구조형 콜라겐 스티뮬레이터는 피부 속에 콜라겐이 자랄 수 있도록 '지지체(Scaffold)'처럼 구조적인 볼륨을 형성해주는 방식으로, 대표 성분으로는 아텔로콜라겐(Atelocollagen)과 휴먼진피재생기질(Human ADM)이 있습니다.


## 2. 한눈에 보는 7종 비교

진료실에서 환자분들의 피부 상태에 따라 선택하는 기준을 정리해드릴게요.


### 1) 입자형 콜라겐 스티뮬레이터 5종

· PLLA(폴리-L-락틱애시드)는 가장 장기간 지속되는 성분으로, 효과가 나타나는 데 6~8주 정도 걸리지만 18~24개월 이상 유지돼요. 광대, 관자, 꺼진 볼처럼 대용량이 필요한 부위에 적합하고, 장기적인 리모델링을 통해 피부 구조 자체를 천천히 복원하는 데 탁월해요.

· PDLLA(폴리-DL-락틱애시드)는 PLLA보다 조금 더 빠른 4~6주에 효과가 나타나고 12~18개월 동안 지속됩니다. 중안면 리프팅이나 전체적인 볼륨 개선에 좋고, 반응이 안정적이면서 분해 속도를 조절할 수 있어서 예측 가능한 결과를 얻을 수 있어요.

· PCL(폴리카프로락톤)은 입자형과 액상 두 가지 형태로 사용할 수 있는 성분이에요. 2~4주로 비교적 빠르게 효과가 나타나고 12~18개월 동안 지속되며, 특히 피붓결과 광채 개선에 탁월해요. MTS나 RF 시술과 병행하면 더욱 좋은 결과를 얻을 수 있답니다.

· CaHA(칼슘하이드록시아파타이트)는 독특하게 즉시 볼륨 효과와 지연성 콜

라겐 생성 효과를 모두 가진 성분이에요. 시술 직후부터 볼륨이 보이면서 동시에 콜라겐 유도도 일어나서 9~12개월 동안 지속됩니다. 팔자주름이나 턱선 같은 부위에 특히 효과적이죠.

· PDO(폴리디옥사논)는 녹는 실과 동일한 성분으로, 1~3주로 가장 빠르게 효과가 나타나지만 6~9개월 동안 지속 기간이 상대적으로 짧아요. 미세주름이나 얇고 예민한 피부에 부담 없이 사용할 수 있고, 빠른 리프팅 효과를 원할 때 좋은 선택이에요.

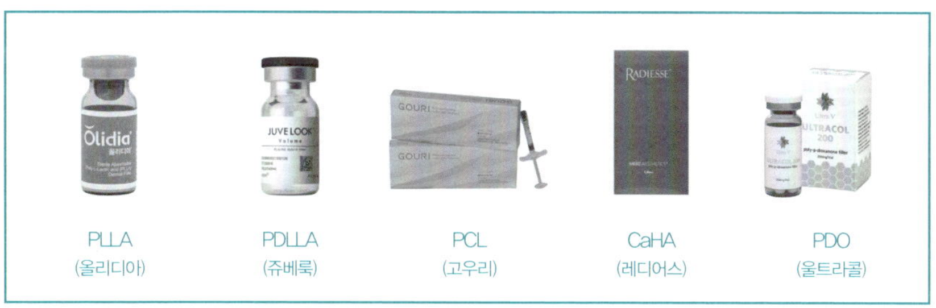



PLLA, PDLLA, PCL, CaHA, PDO 가루를 물에 섞은 액체

## 2) 구조형 콜라겐 스티뮬레이터 2종

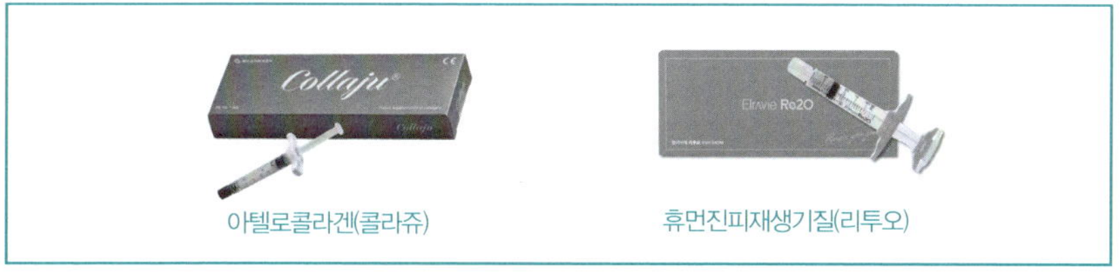



아텔로콜라겐과 휴먼진피재생기질 볼륨형 지지체

· 아텔로콜라겐은 2~3주에 효과가 나타나고 6~9개월 동안 지속되며, 건조하고 탄력이 저하된 피부에 적합해요. 저자극성이면서 세포외기질을 보강해주는 역할을 하죠.

· 휴먼진피재생기질은 1~2주로 가장 빠르게 효과가 나타나고 9~12개월 동안 지속돼요. 얇아진 진피나 재생이 지연된 피부에 특히 좋고, ECM 스캐폴드를 제공해서 진피층 회복에 적합합니다.

### 3. 어떤 상황에 어떤 성분을 선택할까요?

이렇게 다양한 성분을 실제 임상 경험에서 어떻게 활용할까요?

#### 1) 장기적 구조 복원이 필요할 때 – PLLA & PDLLA

골막 위나 지방층처럼 깊은 층의 볼륨 꺼짐을 천천히, 그러나 강력하게 회복시키고 싶을 때 사용해요. 단순히 겉을 채우는 것보다 피부 구조 자체를 복원하는 데 중점을 두는 전략에 적합하거든요. 특히 50대 이후 심각한 볼륨 손실이 있거나, 장기간 자연스러운 결과를 원하는 분들에게 권해드려요.

#### 2) 즉각성과 지속성의 균형이 필요할 때 – PCL & CaHA

피붓결 개선과 콜라겐 생성을 동시에 원하는 경우에 유용해요. 특히 PCL은 액상 제형으로 사용 가능해서 MTS나 RF 시술과 병행할 경우 피부 광채와 결 개선 효과가 뛰어나고, 얇은 피부층에도 부담 없이 적용할 수 있어요. CaHA는 즉각적인 볼륨 효과와 함께 콜라겐 유도 기능까지 갖춘 성분이라서, 당장 개선 효과를 보면서도 장기적인 피부 건강을 함께 챙기고 싶은 분들에게 적합해요.

#### 3) 빠른 개선이 필요할 때 – PDO

녹는 실과 동일한 성분으로 만들어졌으며, 빠른 리프팅 효과와 피부 텐션 회복이 필요한 단기 개선 목적에 적합해요. 고분자 성분에 민감하거나 피부가 얇고 예민한 분들에게도 부담이 적은 선택지죠. 특별한 행사나 중요한 모임을 앞두고 빠른 변화가 필요한 경우에도 고려해볼 수 있어요.

### 4) 기초 공사가 필요할 때 – 아텔로콜라겐 & 휴먼진피재생기질

피부 표층이 얇아지고 스킨 부스터 효과가 떨어진 경우에, 무너진 피부 기반을 다시 세워주는 '스캐폴드 전략'으로 활용해요. 특히 필러나 입자형 콜라겐 유도제를 본격적으로 사용하기 전에 피부 지지 구조를 먼저 강화하는 준비 단계로 병합하면 시너지 효과를 기대할 수 있어요. 오랜 시간 피부 관리를 소홀히 했거나, 급격한 체중 변화나 스트레스로 피부 기반이 약해진 분들에게 특히 도움이 됩니다.

## 4. 목적별 맞춤 선택 가이드

필러는 목적에 따라 사용하는 성분과 시술 포인트가 달라집니다. 아래 가이드는 원하는 변화에 가장 적합한 선택을 도와드리기 위한 기준입니다.

| 목적 | 추천 성분 | 특징 |
| --- | --- | --- |
| 빠른 피붓결 개선 | 액상 PCL, PDO | 즉각적인 질감과 촉촉함 개선 |
| 구조적 볼륨 복원 | PLLA, PDLLA | 깊은 층 재건, 장기 지속 |
| 즉시 리프팅 + 지속성 | CaHA | 즉각 효과와 콜라겐 유도 |
| 얇아진 피부층 보강 | 아텔로콜라겐+<br>휴먼진피재생기질 | 기초 구조 재건 |
| 복합적 개선 | PDLLA+CaHA,<br>PDLLA+PCL | 입체 윤곽과<br>피붓결 동시 개선 |

목적별 맞춤 선택

## 5. 개인별 맞춤 선택 기준

필러는 피부 상태와 원하는 결과에 따라 선택 기준이 달라집니다. 아래 내용은 개인에게 가장 적합한 시술 방향을 잡기 위한 기본 가이드입니다.

| | |
|---|---|
| 피부 타입별 접근 | · 피부가 얇고 예민한 경우: 아텔로콜라겐, 휴먼진피재생기질, PDO(저자극 성분)<br>· 민감도가 낮은 경우: PLLA, PDLLA(강력한 효과) |
| 원하는 결과별 접근 | · 빠른 결과: CaHA, 액상 PCL, PDO<br>· 장기적 리프팅: PLLA, PDLLA(1년 이상 지속)<br>· 피붓결과 탄력 개선: 액상 PCL, PDO |

개인별 맞춤 선택

## 적응증 지도로 보는 '어떤 피부에 무엇이 맞을까?'

"이 주름은 뭘로 해야 자연스러울까요?"


진료실에서 많은 분이 '팔자주름에는 무조건 필러', '광대에는 PLLA', '턱에는 CaHA'처럼 정해진 공식을 기대하십니다. 하지만 실제 임상에서는 그렇게 단순하게 적용할 수 없습니다. 그래서 저는 우선 각 부위의 피부 상태와 문제를 한눈에 정리한 '적응증 지도'를 참고해요.

콜라겐 스티뮬레이터를 선택할 때는 단순히 시술 부위만 보는 것이 아닙니다. 꺼짐이 발생한 정확한 위치와 깊이, 피부의 두께와 탄력도, 원하는 효과의 발현 속도, 그리고 해당 부위의 움직임 정도까지 종합적으로 평가해야 해요.

### 1. 얼굴 부위별 권장 콜라겐 스티뮬레이터

같은 팔자주름이라도, 어떤 분에게는 CaHA가 적합하고, 또 다른 분에게

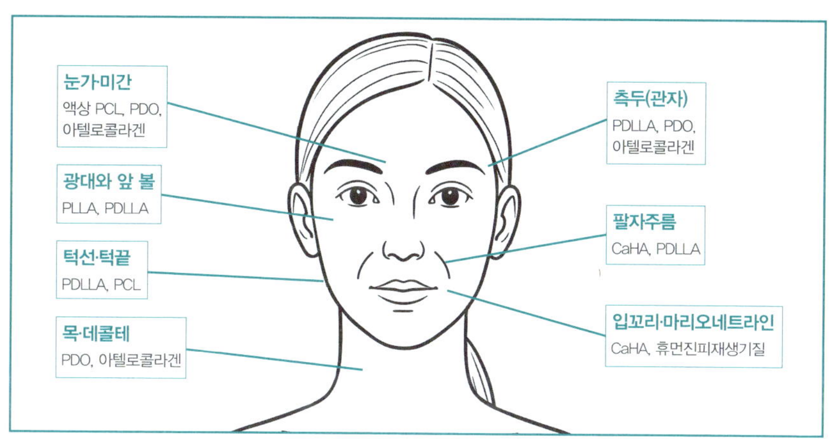


얼굴 부위별 권장 콜라겐 스티뮬레이터

는 PDLLA와 ADM의 조합이 더 자연스럽습니다. 단순히 '주름의 깊이'보다, 그 주름을 만든 피부 구조와 조건을 먼저 파악하는 것이 훨씬 중요합니다.

### 1) 눈가와 미간

얇은 피부에 표정 주름이 많은 부위라서 액상 PCL, PDO, 아텔로콜라겐 같이 자연스러운 텐션 회복이 가능하면서 표정을 방해하지 않는 성분을 선택해요.

### 2) 광대와 앞 볼

넓고 깊은 꺼짐이 주된 문제라서 PLLA나 PDLLA가 적합해요. 뼈 위에서 서서히 채우면서 리프팅까지 유도할 수 있거든요.

### 3) 측두(관자) 부위

피부가 얇고 꺼짐이 분산되어 나타나는 경우가 많아서 PDLLA, PDO, 아텔로콜라겐 같은 성분으로 미세 볼륨 보완과 진피지지 강화를 함께 하는 것이 좋아요.

### 4) 팔자주름

꺼짐과 피부 두께 감소가 동시에 나타나는 경우가 많아서 CaHA나 PDLLA로 즉각적인 볼륨과 콜라겐 유도를 함께 구현하는 전략을 사용해요.

### 5) 입꼬리와 마리오네트 라인

무너진 구조와 주름이 복합적으로 나타나서 CaHA나 휴먼진피재생기질로 볼륨 정리와 진피 구조 보완을 동시에 접근합니다.

### 6) 턱선과 턱끝

선명도 저하나 턱끝 후퇴가 주요 문제라서 PDLLA나 PCL로 탄성 회복과 윤곽 선명도 개선에 집중해요.

### 7) 목과 데콜테

피붓결 저하와 미세주름, 탄력 감소가 주된 문제라서 PDO나 아텔로콜라겐처럼 얇은 피부에 자극이 적고 회복 속도가 빠른 성분이 적합해요.


## 2. 사례 비교 – 겉으로는 비슷한 팔자, 그러나 전략은 달랐던 두 사람

같은 팔자주름이라도 그 원인과 피부 상태에 따라 접근법은 완전히 달라질 수 있어요. 실제 사례를 통해 말씀드릴게요.


### 1) 첫 번째 사례, 피부가 두껍고 골격형 꺼짐이 뚜렷

47세 A씨는 피부가 두껍고 골격형 꺼짐이 뚜렷한 분이었어요. 광대 위쪽부터 볼륨이 소실되면서 팔자 부위로 그림자가 쏠린 상태였거든요. 이런 경우에는 PDLLA와 CaHA 조합을 선택했어요. PDLLA로 광대 위 골막층을 서서히 복원하면서, CaHA로 즉각적인 볼륨도 부여하는 전략이었죠.

## 2) 두 번째 사례, 피부가 얇고 탄력 저하

50세 B씨는 피부가 얇고 부드러우며 표정 변화가 많은 분이었어요. 골격적 꺼짐보다는 피부 자체의 탄력 저하가 주된 문제였거든요. 이분에게는 PDO와 ADM 조합을 선택했어요. 표정을 방해하지 않으면서도 진피층 두께를 보강하는 것이 목적이었거든요.

이 두 사례를 보면 알 수 있듯이, 겉으로는 비슷해 보이는 팔자 고민이라도 피부의 두께, 표정 습관, 꺼짐의 원인에 따라 완전히 다른 접근이 필요해요.

## 3. 진료실에서의 선택 과정

실제 진료에서는 피부 두께와 탄력, 민감도를 체크하고, 꺼짐의 깊이와 원인을 파악한 다음, 표정 변화가 많은 부위인지 확인해요. 그리고 환자가 원하는 개선 속도와 정도를 파악한 후 이 모든 조건을 종합해서 맞춤 처방을 하게 됩니다.

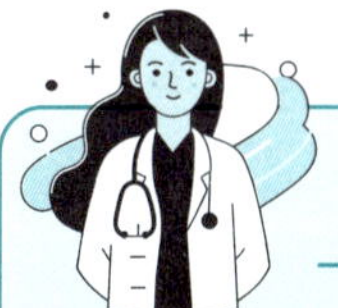

### 의사 선생님의 한마디

표면에 보이는 주름만 보면 해결은 겉돌게 됩니다. 그 주름을 만든 깊은 구조를 봐야 정확한 재료를 고를 수 있어요. 진료실에서 가장 많은 시간을 할애하는 것이 바로 이 '원인 분석' 단계입니다. 눈에 보이는 것은 '결과'이고, 우리가 다루어야 하는 것은 그 '원인'이니까요. 때로는 환자분이 "빨리 주사나 놔주세요"라고 하셔도, 충분한 분석 시간을 갖는 이유가 여기에 있답니다.

## 콜라겐 시술, 언제 효과가 나타날까

"벌써 2주나 지났는데 왜 똑같죠?"

콜라겐 스티뮬레이터 시술 후 진료실에서 가장 자주 듣는 질문입니다. 즉각적인 효과가 보이는 필러 시술에 익숙한 분들에게는, 콜라겐 시술이 다소 답답하게 느껴질 수 있습니다.

하지만 콜라겐 시술은 다릅니다. 바로 눈에 띄는 변화가 나타나지 않는 대신, 피부 스스로 회복할 시간을 충분히 주고, 그 힘으로 자연스럽고 오래가는 변화를 만들어내도록 설계된 시술입니다.

### 1. 콜라겐 시술 효과, 이렇게 나타납니다

콜라겐 시술은 즉각적인 변화보다 피부 속 리모델링 과정을 통해 점진적인 개선을 기대하는 치료예요. 특히 6주 이후부터 눈에 띄는 변화가 나타나므로, 시간을 두고 경과를 관찰하는 것이 중요해요.

· 첫 1주 이내에는 부기가 약간 있고 염증 반응이 시작되면서, 촉촉함이나 발림성 개선 정도만 느껴질 거예요.

· 2~4주가 되면 섬유아세포가 활성화되고 진피 재구성이 시작되면서 피붓결이 매끄러워지고, 화장이 잘 먹기 시작해요.

· 6~8주에는 콜라겐 생성이 본격화되면서 주름 완화와 탄력 회복을 감지할 수 있어요.

· 10~12주가 되면 진피 두께가 증가하고 구조적 개선이 안정화되면서 "인상이 부드러워졌다"라는 말을 듣거나 피부의 광택 변화를 인지하게

됩니다.

· 3~6개월에는 최대 효과에 도달한 후 유지 단계로 볼륨과 결, 탄력이 모두 개선된 상태로 안정화돼요.

## 2. 시술별 반응 속도 비교

시술별 반응 속도와 특성은 개인의 피부 상태와 기대 효과에 따라 선택 기준이 달라질 수 있습니다. 즉각적인 볼륨감을 원한다면 CaHA, 빠른 피붓결 개선을 원한다면 액상 PCL이, 장기적인 리프팅과 탄력 개선을 기대한다면 PLLA나 PDLLA가 보다 적합할 수 있습니다.

| 기대 효과 | 시술 종류 |
| --- | --- |
| 즉각적인 볼륨감 | CaHA |
| 빠른 피붓결 개선 | 액상 PCL |
| 장기적인 리프팅과 탄력 개선 | PLLA, PDLLA |

시술별 반응 속도

## 3. 기대 관리가 중요한 이유

콜라겐 시술 후 가장 불안감을 느끼기 쉬운 시기는 보통 2주에서 4주 사이예요. 이 시기에는 눈에 띄는 변화가 거의 없고, 사진으로 봐도 이전과 큰 차이가 없으며, 주변에서도 특별한 반응이 없어 '정말 효과가 있는 것일까?' 하는 의문이 들기 쉽거든요.

하지만 콜라겐 시술은 피부 겉면이 아닌, 피부 속 구조에 변화를 유도하는 시술이기 때문에 결과가 서서히 나타납니다. 변화는 가장 먼저 피부의 촉감에서 시작되고, 그다음으로는 화장의 밀착력, 마지막에는 인상 전체가 부드러워 보이는 느낌으로 이어져요.

화장이 더 잘 받는다든지, 마스크 자국이 덜 남는다든지, 셀카 속 얼굴이 덜 피곤해 보인다면, 이는 모두 피부가 좋아지고 있다는 분명한 신호입니다.

### 4. 효과를 극대화하는 다섯 가지 루틴

시술 효과는 병원에서 받는 치료만으로 결정되는 것이 아니라, 일상생활에서의 작은 습관들이 큰 영향을 미쳐요.

· 충분한 수분 섭취부터 시작해보세요. 하루에 1.5~2L 이상의 물을 마시는 것이 좋은데, 이는 진피층의 수분을 유지하고 신진대사를 촉진시키는 역할을 합니다. 콜라겐 합성 과정에서도 충분한 수분이 필요하거든요.

· 단백질 섭취도 정말 중요해요. 콜라겐을 만드는 재료가 바로 단백질이니까요. 체중 1kg당 1.2g 정도의 단백질을 섭취하시면 되고, 고기, 생선, 달걀, 콩류 등을 골고루 드시면 됩니다.

· 항산화제 섭취도 빼놓을 수 없어요. 비타민C, E 같은 항산화 성분들은 콜라겐을 만드는 섬유아세포를 보호하고 산화 스트레스를 줄여줍니다. 신선한 과일과 채소를 충분히 드시면 자연스럽게 섭취할 수 있어요.

· 자외선 차단은 365일 필수입니다. UVA는 콜라겐을 분해하는 작용을 하거든요. 아무리 좋은 시술을 받아도 자외선에 무방비로 노출되면 효과가 반감될 수 있어요.

· 충분한 수면은 피부 재생의 핵심이에요. 잠을 잘 때 분비되는 멜라토닌과 성장호르몬이 야간 피부 재생력을 강화시켜줍니다.

무엇보다 가장 중요한 것은 조급해하지 않고 기다리는 마음입니다. 콜라겐 합성은 하루아침에 이루어지지 않아요. 꾸준한 관리와 인내심이야말로 아름다운 결과를 만드는 가장 확실한 방법입니다.

### 콜라겐 시술의 안전성 A to Z

"혹시 덩어리처럼 뭉치면 어쩌죠?"

"오래 남아서 부작용이 생기지는 않나요?"

"피부가 예민한데 괜찮을까요?"

콜라겐 스티뮬레이터는 피부 깊은 층에서 작용하는 시술이기 때문에 필러보다 더 불안하게 느끼는 분들이 많지만, 실제로 나타나는 대부분의 반응은 일시적이고 경미한 경우가 많으며, 시술 전후의 주의 사항을 정확히 알고 충분히 준비하면 대부분 예방하거나 초기에 적절히 대처할 수 있습니다.

1. 시술 후 흔하게 나타날 수 있는 반응

시술 직후 나타날 수 있는 반응은 대부분 피부가 새로운 자극에 적응하는 과정에서 발생하는 자연스러운 현상이에요.

· 부기나 당김감은 면역 반응과 조직 부피 변화 때문에 생기는데, 보통 1~3일 이내에 자연스럽게 사라져요. 첫 24시간 동안 냉찜질을 해주시고 수분을 충분히 섭취하시면 도움이 됩니다.

· 뭉침이나 결절은 흡수 불균형이나 희석 부족 때문에 생기는 경우가 있는데, 겉으로는 거의 보이지 않아요. 지정된 방법에 따라 마사지를 해주

시고 경과를 지켜보시면 돼요.

· 가려움이나 홍조는 경미한 염증 반응으로 대부분 1~2일 안에 사라집니다. 냉찜질을 해주시고, 필요하시면 항히스타민 연고를 사용하셔도 돼요.

· 멍은 주사 자극으로 인한 미세혈관 손상 때문인데, 5~7일 안에 색 변화가 사라져요. 멍 크림(아르니카, 비타민K 등)을 사용하시면 더 빨리 회복될 수 있어요.

· 만약 붉음, 통증, 열감이 3일 이상 지속된다면 염증이나 감염 가능성이 있으니 병원에 내원하셔서 항생제 치료를 받으시는 게 좋습니다.

시술 직후 나타날 수 있는 반응은 대부분 피부가 새로운 자극에 적응하는 과정에서 발생하는 자연스러운 현상입니다. 다음은 시술 후 흔하게 나타날 수 있는 대표적인 반응들입니다.

## 2. 어떤 성분이 더 안전할까요?

콜라겐 스티뮬레이터의 성분별 안전성은 피부 상태와 시술 경험에 따라 달라질 수 있습니다.

· 아텔로콜라겐, PDO, 휴먼 진피재생기질은 피부가 예민하거나 이전 시술에서 부작용을 겪은 분들에게 비교적 안전한 선택이에요. 자극이 적고 회복력이 빠른 편이거든요. 처음 콜라겐 시술을 받아보시는 분들에게도 부담이 적어서 자주 권해드려요.

· PLLA와 PDLLA는 장기적인 효과가 뛰어나지만, 정확한 층에 주입하고 적절하게 희석하는 것이 매우 중요해요. 시술자의 숙련도가 결과에 큰

영향을 미치기 때문에 경험이 풍부한 의사 선생님께 받으시는 것이 좋아요.

· CaHA와 PCL은 입자 크기가 크기 때문에 너무 얕은 층에 주입하면 겉으로 티가 날 수 있어요. 반드시 피부층에 대한 정확한 이해와 섬세한 주입 기술을 갖춘 전문가에게 시술받는 것이 바람직하죠.

진료실에서 환자분들을 상담할 때도 개인의 피부 특성과 민감도를 먼저 파악한 후 가장 적합한 성분을 선택해드려요.

## 3. 시술 전 꼭 확인해야 할 것들

안전하고 만족스러운 시술을 위해서는 사전 준비가 정말 중요해요. 다음 세 가지 사항을 미리 체크해주시면 불필요한 부작용을 예방하고, 더 좋은 결과를 얻을 수 있습니다.

안전하고 만족스러운 시술을 위해서는 사전 준비가 정말 중요해요.

최근 피부 시술 이력을 확인해주세요. 1개월 이내에 RF나 레이저 시술을 받으셨다면 피부가 아직 회복 중일 수 있어요. 이런 경우 시술 시기를 조정하는 것이 더 안전하거든요.

현재 피부 상태도 꼼꼼히 점검해야 합니다. 피지낭염이나 습진, 피부염 같은 활성 염증이 있으시다면 시술을 서두르지 마세요. 염증이 먼저 가라앉은 후에 시술받으시는 것이 훨씬 안전하고 효과적입니다.

건강 이력도 중요한 정보예요. 자가면역 질환 병력이 있으시거나 면역 억제제를 복용하고 계신다면 반드시 미리 알려주세요.

## 효과를 오래 지키는 6주 관리법

"시술은 잘 받았어요. 이제 뭐 하면 되죠?"

콜라겐 스티뮬레이터 시술은 시작보다 유지가 더 중요한 시술이에요. 콜라겐은 스스로 생성되는 시간이 필요하고, 그 과정을 어떻게 관리하느냐에 따라 결과의 강도와 지속 기간이 달라지거든요.

### 1. 시술 후 6주는 콜라겐 생성의 골든타임

시술 후 6주간은 피부가 단순히 회복하는 것을 넘어서 구조적으로 완전히 새로워지는 특별한 시기예요.

- 1~2주 차(초기 적응기)에는 우리 몸의 면역 세포들이 활발하게 움직이면서 초기 염증 반응을 일으켜요. 부기나 약간의 열감을 느끼실 수 있는데, 이는 정상적인 과정이니까 걱정하지 마세요. 이 시기에는 부기 관리에 집중하시고, 자극을 최소화하면서 충분한 수분 공급을 해주시는 것이 좋습니다.
- 3~4주 차(본격적인 재생 시작)부터는 섬유아세포라는 콜라겐 공장이 활성화되면서 새로운 콜라겐 합성이 시작되는 시기예요. 이때부터 피부 속에서 진짜 변화가 일어나고 있다고 보시면 됩니다.
- 5~6주 차(마무리 단계)는 진피층이 재구성되면서 콜라겐이 안정화되는 시기예요. 이때부터 피부가 한결 탄탄해지고 결도 개선되는 것을 실감하실 수 있을 거예요.

## 2. 일상에서 실천하는 피부 관리

시술 효과를 극대화하려면 일상에서 충분히 실천할 수 있는 관리가 중요해요. 우선 수분과 영양 공급부터 시작해보세요. 하루에 1.5~2L의 물을 마시면 피부 대사가 촉진되고 진피 보습이 유지됩니다. 단백질도 체중 1kg당 1.2g를 챙겨 드시면 콜라겐을 만드는 재료를 충분히 공급할 수 있어요.

항산화 관리로 활성산소로부터 섬유아세포를 보호해주세요. 비타민C는 하루 500mg 이상, 블루베리나 녹차 같은 항산화 식품을 드시거나 항산화 앰플을 병행하시면 도움이 됩니다. 또한, 자외선 차단도 365일 필수예요. UVA는 콜라겐을 분해하는 효소를 활성화시키거든요. SPF 50 이상의 제품을 실내에서도 사용하세요.

## 3. 이런 습관은 꼭 피하세요

회복을 방해하거나 콜라겐 생성을 저해할 수 있는 생활 습관들이 있어요. 사우나나 고온 찜질, 과음은 체온과 염증 반응을 높여서 피부 재생에 불리합니다. 시술 후 한 달 정도는 피하시는 것이 좋아요.

무리한 필링이나 스크럽도 마찬가지예요. 진피층이 회복되고 있는데 오히려 손상을 줄 수 있거든요. 단식이나 급격한 다이어트로 인한 단백질 부족도 피부 회복력을 떨어뜨립니다.

## 4. 홈케어 루틴 가이드

수분 크림은 세라마이드, 판테놀, 히알루론산 성분이 들어간 저자극 제품을 선택하세요. 피부 장벽을 강화하면서 동시에 수분을 공급해주는 역할을 합니다. 항산화 앰플로는 비타민C, 레스베라트롤, 나이아신아마이드 같은 성분이 좋아요. 활성산소로부터 피부를 보호하고 콜라겐 합성을 도와줍니다. LED 마스크를 활용하시는 것도 좋은 방법입니다. 저출력 630~850nm 파장으로, 주 3회 15분 이내로 사용하시면 세포 재생에 도움이 될 수 있어요.

### 콜라겐 스티뮬레이터 Q&A

필러와 함께 많이 언급되지만, 실은 작용 방식과 기대되는 결과가 전혀 다릅니다. 다음 질문들을 통해 콜라겐 스티뮬레이터를 알아보세요.

Q1: 콜라겐 스티뮬레이터는 필러랑 뭐가 다른가요?

A1: 핵심 차이는 '즉각성 vs 지속성', '채워주는가 vs 만들어지게 하는가'
　　입니다.

필러는 꺼진 공간을 직접 채우는 방식이라서 즉시 효과를 볼 수 있어요. 하지만 6~18개월 정도 지나면 흡수되죠. 콜라겐 스티뮬레이터는 섬유아세포를 자극해서 피부가 스스로 콜라겐을 만들도록 도와주는 방식입니다. 2~8주 후부터 서서히 효과가 나타나지만 9~24개월 이상 오래 지속돼요. 필러는 빠른 변화가 가능하지만 양 조절이 중요하고, 콜라겐 스티뮬레이터는 점진적으로 회복되면서 표정의 자연스러움을 그대로 유지할 수 있어요. 지금 당장 꺼진 부위를 메우고 싶다면 필러를, 시간이 걸려도 피부 구조 자체를 바꾸고 싶다면 콜라겐 스티뮬레이터를 선택하시면 됩니다.

Q2: 언제부터 효과가 보이나요?

A2: 평균적으로 2~8주 후부터 변화가 시작됩니다.

성분에 따라 조금씩 달라요. PCL은 2~3주 정도로 가장 빠르고, PDLLA는

4~6주, PLLA는 6~8주 정도 걸립니다. CaHA는 특이하게 시술 직후 볼륨 효과를 보다가 4주 후부터 콜라겐 증가 효과가 더해져요. 가장 먼저 느끼시는 변화는 '화장이 잘 먹는다'라거나 '인상이 덜 지쳐 보인다'라는 느낌부터 시작됩니다. 극적인 변화보다는 은근히 좋아지는 느낌이라고 할 수 있어요.

Q3: 한 번만 시술해도 되나요?

A3: 1회도 괜찮고, 장기적으로는 반복 시술을 권합니다.

1회만으로도 충분히 효과를 느낄 수 있어요. 하지만 장기적인 유지와 누적 효과를 원하신다면 반복 시술을 권장합니다. 일반적으로 초기에는 2~3회 정도 받으시고, 1년 후에는 1~2회 보충하는 방식이 이상적이에요.

필러는 한 번 넣고 빠지는 방식이지만, 콜라겐은 서서히 쌓이는 시술이기 때문에 꾸준한 누적 관리에 더 적합합니다. 마치 운동으로 근육을 기르는 것과 비슷한 원리라고 생각하시면 돼요.

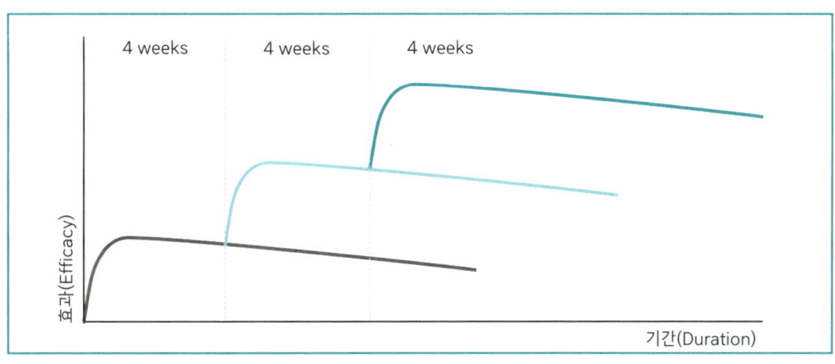


시술 횟수와 간격에 따른 효과(Efficacy) 변화

Q4: 필러와 함께 시술해도 되나요?

A4: 가능해요. 부위별로 전략적으로 조합하면 시너지 효과가 훨씬 높아
    집니다.

예를 들어 광대나 관자 부위는 PDLLA로 전체적인 프레임을 구축하고, 필러를 소량 사용해서 윤곽을 정리하는 방식이 효과적이에요. 입꼬리나 팔자 부위는 CaHA로 즉시 볼륨을 만들면서 액상 PCL로 피붓결까지 개선하는 방법도 좋고요.

다만 동일 부위에 여러 제품을 동시에 사용하는 것은 피하시고, 보통 2~4주 간격을 두는 것이 안전합니다.

Q5: 부작용이 걱정돼요. 누구나 맞아도 괜찮은가요?

A5: 대부분 안전한 시술이지만, 몇 가지 예외 상황에서는 사전 상담이
    꼭 필요해요.

자가면역 질환이 있으시다면 드물게 과반응이 일어날 수 있어서 반드시 의사 선생님과 상담하셔야 합니다. 피부염이나 습진 같은 활성 염증이 있을 때는 피부 상태가 안정된 후에 시술받으시는 것이 좋고요. 임신이나 수유 중에는 호르몬 변화가 많아서 시술을 권장하지 않아요.

사전 상담을 통해 개인의 피부 상태와 건강 상태를 정확히 파악한 후 시술받으시면 안전하고 만족스러운 결과를 얻을 수 있어요.

콜라겐 스티뮬레이터는 단기 변화보다는 '피부의 미래를 설계하는 시술'입니다. 한 번 채우는 게 아니라, 피부가 스스로 탄력을 기억하게 하는 것이죠. 필러가 '메이크업'이라면, 콜라겐은 '스킨 케어'에 더 가깝습니다.

# 얼굴 균형, 어떻게 설계할까?

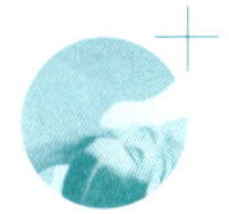

34세 뷰티 크리에이터 민정 씨는 어릴 때부터 '얼굴형이 정말 예쁘다'라는 말을 자주 들으며 자랐습니다. 그런데 30대 중반에 접어들면서 턱선이 흐려지고, 팔자주름이 무표정일 때도 은은하게 남아 있는 게 보였어요. 이제 정말 관리해야 할 때구나 싶어 처음으로 필러 시술을 받기로 결심했습니다.

담당 의사도 "팔자 부위만 자연스럽게 채우면 훨씬 젊어 보일 거예요"라고 했고, 민정 씨 역시 큰 기대를 안고 시술을 받았어요. 그런데 막상 거울을 보니 뭔가 어색했습니다. 분명 팔자 부위는 매끄러워졌는데, 상대적으로 관자놀이와 턱선이 더 꺼져 보이면서 오히려 인위적인 인상이 되었거든요.

민정 씨의 사례처럼 얼굴은 각 부위가 유기적으로 연결되어 있어, 한 곳만 개선한다고 전체 인상이 자연스러워지지 않습니다. 이제 얼굴 전체의 균형을 고려한 체계적인 디자인 접근법에 대해 알아보겠습니다.

## 얼굴 골격과 비율의 과학

"팔자주름만 좀 채우면 괜찮아질까요?"

진료실에서 자주 듣는 말입니다. 하지만 해당 부위를 아무리 정성껏 시술해도 인상이 더 지쳐 보이거나, 어딘가 낯선 느낌이 들거나, 오히려 시술 전보다 부자연스러워 보이는 경우가 있습니다.

그 이유는 간단합니다. 얼굴은 단순히 부위별로 구성된 것이 아니라, 각 요소가 조화와 균형을 이루며 전체 인상을 형성하는 구조물이기 때문입니다.

### 1. '예쁜 얼굴'에는 과학이 있습니다

우리가 무의식적으로 '예쁘다'라고 느끼는 얼굴에는 세 가지 기준이 작용합니다.

첫 번째는 대칭(Symmetry)으로, 좌우가 균형을 이루는지를 의미합니다. 눈썹, 입꼬리, 콧볼의 위치 등이 자연스럽게 대칭을 이룰 때 안정적이고 편안한 인상을 주죠.

두 번째는 비율(Proportion)로, 각 구역이 적절한 길이와 면적을 갖췄는지를 보는 것입니다. 삼등분이나 황금비 같은 비율이 여기에 해당합니다.

세 번째는 조화(Harmony)로, 부위 간 흐름이 자연스러운지를 의미합니다. 광대-코-턱의 연결선이나 전체적인 입체감이 매끄럽게 이어질 때 세련된 인상을 주게 됩니다.

### 2. 얼굴을 삼등분해보세요

거울 앞에 앉아 얼굴을 세 구역으로 나누어 보세요. 헤어라인부터 눈썹까지를 상안면, 눈썹부터 코끝까지를 중안면, 코끝부터 턱끝까지를 하안면이라고 해요. 각 구역의 길이가 균형을 이루면 인상이 안정적이고, 어려 보이는 효과를 줍니다.

반면, 중안면이 유독 길거나 하안면이 짧을 경우 팔자주름이 깊어 보이고, 턱선이 흐릿해지며 눈 밑이 꺼진 듯한 피곤한 인상이 생기기 쉬워요.

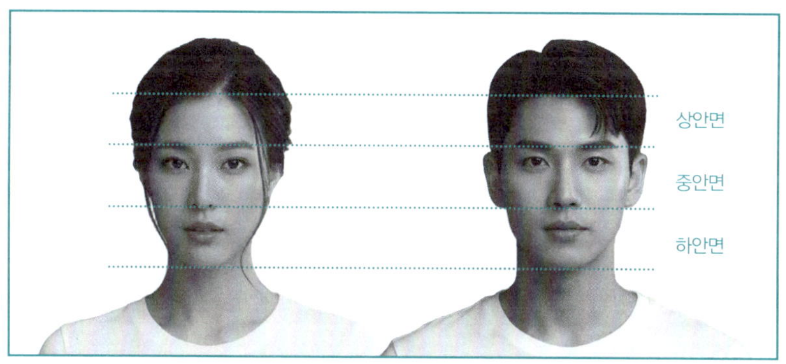


얼굴 삼등분

### 3. 또 하나의 황금 공식: E-라인

코끝과 턱끝을 잇는 가상의 직선인 'E-라인'에 입술이 얼마나 조화롭게 배치되어 있는지를 보는 것도 중요해요. 이 선보다 입술이 지나치게 앞으로 튀어나오면 인상이 다소 거칠어 보일 수 있어요. 반대로 선에 자연스럽게 들어가는 위치에 있을 때는 좀 더 세련되고 정제된 인상을 주죠.

실제로 입이 돌출되어 보이는 경우에는 코나 턱끝에 약간의 볼륨만 더해도 전체적인 얼굴의 균형이 크게 개선되어 훨씬 단정하고 조화로운 인상을 만들 수 있어요.

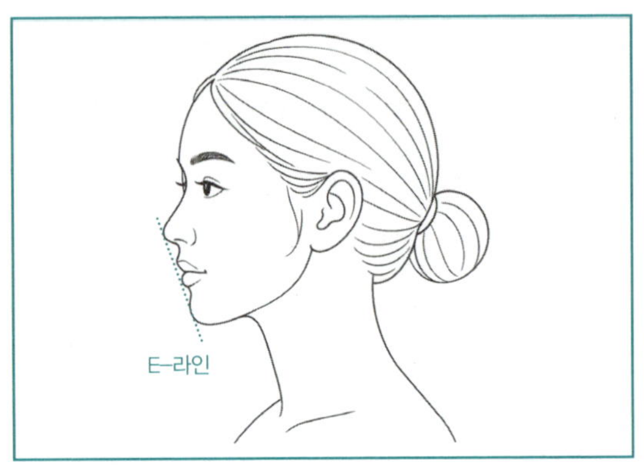



코끝과 턱끝을 잇는 가상의 직선인 'E-라인'

## 4. 팔자만 고쳤는데 왜 더 늙어 보이죠?

팔자주름이나 눈 밑 꺼짐 등 특정 부위만 개선했을 때, 그 부위가 오히려 과도하게 도드라져 보이거나 주변 부위의 부족함이 더 부각되는 역효과가 나타날 수 있어요. 예를 들어 팔자 부위만 채웠더니 중안면이 유난히 무겁고, 턱선이나 관자 부위는 상대적으로 꺼져 보여 인상이 오히려 더 나이 들어 보이는 경우도 종종 발생하거든요.

## 5. 내 얼굴 축은 비뚤어졌을까요?

"눈 밑 꺼짐을 채웠는데 오히려 더 지쳐 보인다는 말을 들었어요."

이런 현상의 원인은 얼굴의 중요한 두 '축'이 무너졌기 때문입니다. 우리 얼굴에서 중심축(Vertical Axis)은 정면에서 바라봤을 때 콧대, 입술 선, 턱끝이 일직선으로 정렬되어 있는지를 의미하고, 측면축(Profile Line)은 옆모습에서 이마, 코, 턱이 자연스럽게 연결되는지를 보는 기준이에요.

이 두 축이 정돈되어 있을수록 얼굴은 단정하고 또렷한 인상을 주며, 축이 무너질수록 얼굴이 비대칭적으로 보이거나 윤곽이 흐려져 전체적으로 피곤하고 지친 인상을 줄 수 있어요.

콧대가 치우치거나 턱끝이 한쪽으로 비틀어진 얼굴은 좌우 균형이 깨져 보이고, 옆선에서 이마와 턱이 꺼지면 코가 낮아 보이며 입이 돌출된 듯한 느낌을 줄 수 있거든요.

우리는 얼굴을 '눈, 코, 입'으로 기억하지만, 사람의 인상은 사실 '비율과 흐름'으로 완성됩니다. 어디가 꺼졌는가보다, 어디가 무너져서 꺼져 보이는가를 읽을 줄 아는 것이 진짜 자연스러운 동안의 시작이에요. 따라서 얼굴의 인상을 바꾸고자 할 때는 단일 부위만이 아니라, 전체적인 구조와 흐름을 고려하는 설계가 중요합니다.

## 볼륨·길이·각도 – 얼굴 구조를 읽는 세 가지 열쇠

"볼륨은 채웠는데, 왜 얼굴이 더 무거워졌을까요?"

그 이유는 우리가 종종 '어디가 꺼졌는지'만 보고 '왜 그렇게 보이는지'는 놓치기 때문이에요. 얼굴의 인상을 결정짓는 구조는 크게 세 가지 요소로 나눌 수 있습니다.

### 1. 얼굴의 인상을 결정짓는 세 가지 구조

#### 1) 볼륨 (Volume) – 얼굴을 지지하는 입체적인 쿠션

관자, 앞 광대, 앞 볼, 턱끝처럼 중요한 지지점에 해당해요. 광대가 납작하면 팔자와 눈 밑이 꺼져 보이고, 턱끝이 빈약하면 입이 돌출되어 보이며 인상이 흐릿해지죠. 관자가 꺼지면 눈이 퀭하고 지쳐 보이는 인상을 줍니다. 즉, 볼륨은 단순히 '채우는' 게 아니라, 얼굴의 구조를 '세우는' 거예요.

### 2) 길이 (Length) – 얼굴의 세로 비율과 인상 밀도

이마, 코 길이, 턱 길이 등이 대표적인 부위예요. 하안면(코끝, 턱끝)이 짧으면 입이 커 보이고 동안이지만 유약한 인상을 주며, 중안면(눈과 코 주변)이 길면 팔자가 깊고 나이 들어 보이는 인상을 줍니다. 코가 짧으면 입이 돌출되어 보이며 얼굴 비율이 무너져 보이죠. 이 세 구간이 균형을 이루는지를 살피는 것이 핵심이에요.

### 3) 각도 (Angle) – 얼굴의 윤곽과 입체감

전체적인 리듬을 결정합니다. 광대와 턱선이 평평하면 얼굴이 넓어 보이고 인상이 흐릿해지며, 이마–코–턱이 자연스럽게 이어지는 각이 잘 잡히면 단정하고 깔끔한 인상을 줄 수 있어요.

반면, 턱 각도가 무너지면 중안면이 길어 보이고, 전체적인 인상이 나이 들어 보일 수 있습니다. '라인이 예쁘다'라는 말은 결국, 각도가 매끄럽고 자연스럽다는 의미예요.

## 2. 실제 사례: 같은 팔자, 다른 원인

35세 마케터 미영 씨는 팔자주름 때문에 "피곤해 보인다"라는 말을 자주 들었어요. 첫 번째 시술에서는 팔자 부위만 필러로 채웠는데, 오히려 중안면이 무겁고 부자연스러워 보였어요.

문제의 근본 원인은 앞 광대 볼륨 부족으로 인한 전체적인 지지력 약화였거든요. 그래서 앞 광대와 관자 부위를 먼저 보강한 후 팔자 부위를 최소

보정했더니, "얼굴이 한결 화사해지고 자연스러워졌다"라며 만족하셨어요.

42세 건축사 준호 씨는 "입이 나와 보인다"라는 말과 함께 팔자주름도 신경 쓰이기 시작했어요. 처음에는 입가 주변만 필러로 채웠는데, 입 돌출이 더 심해 보였습니다.

문제는 짧은 턱으로 인한 E-라인 불균형과 전체 비율 문제였어요. 턱끝 연장과 코 라인 정리로 전체 프로파일을 개선했더니, "얼굴이 훨씬 선명하고 남성적으로 변했다"라는 긍정적인 피드백을 받으셨죠.

두 사례 모두 팔자주름이라는 같은 고민이 있었지만, 근본 원인과 해결 방법은 완전히 달랐어요. 단순히 보이는 문제를 채우는 것이 아니라, 왜 그런 문제가 생겼는지 구조적으로 분석하는 것이 자연스럽고 만족스러운 결과의 열쇠입니다.


### 3. 내 얼굴의 구조 문제는?

거울 앞에서, 혹은 셀카를 통해 간단히 체크해보세요.


· 정면과 측면에서 얼굴을 삼등분해보기
· 옆모습에서 이마-코-턱이 자연스럽게 이어지는지 확인
· '뭔가 답답하다'라고 느껴지는 부위가 있다면 해당 부위 볼륨 부족 가능성

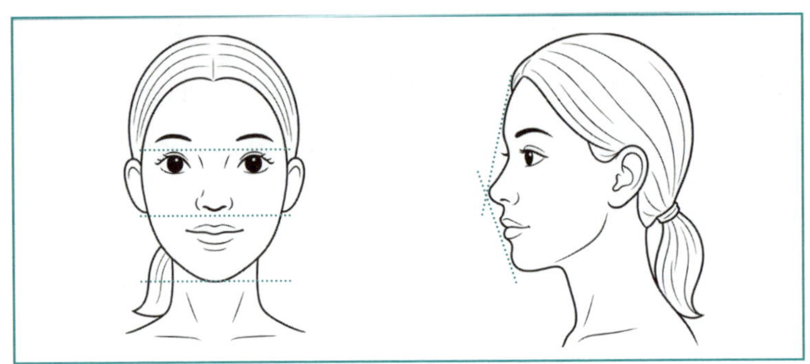

셀카를 통해 체크하는 내 얼굴의 구조 문제

시술이 실패하는 가장 큰 이유는 어디를 채웠는가보다 무엇을 고려하지 않았는가에 있어요. 볼륨, 길이, 각도. 이 세 가지는 자연스러운 얼굴을 만드는 도구이자, 지쳐 보이는 인상을 개선하는 디자인의 출발점입니다.

## 중심축 리모델링 – 콧대·턱끝·입술 라인

"무언가 허전한데, 어디가 문제인지 모르겠어요."

주름이 깊지 않더라도 인상이 흐릿해 보인다면, 얼굴 중심이 무너져 있을 가능성이 큽니다. 중심축은 콧대, 인중, 턱끝으로 이어지는 정면 라인과 이마–코–입술–턱으로 이어지는 옆모습 라인을 말합니다. 이 축이 정렬되지 않으면 얼굴에 결함이 없어도 전체 인상이 흐트러져 보입니다.

### 1. 중심축이 무너지면 생기는 인상

중심축이 무너지면 얼굴의 조화가 깨지고, 전체적인 인상이 흐릿하거나 피곤해 보일 수 있어요.

콧대가 낮거나 끊어져 보이면 얼굴이 평평하고 입이 돌출되어 보여서 답답하고 흐릿한 인상을 줍니다. 턱끝이 짧거나 들려 있으면 입 아래가 없어 보이고, 중심이 무너져서 유약하고 힘없는 인상을 주죠. 입술이 앞으로 튀어나오거나 아래로 내려가면 인중이 길어 보이고 불균형해서 지쳐 보이거나 피곤한 얼굴로 보일 수 있어요.

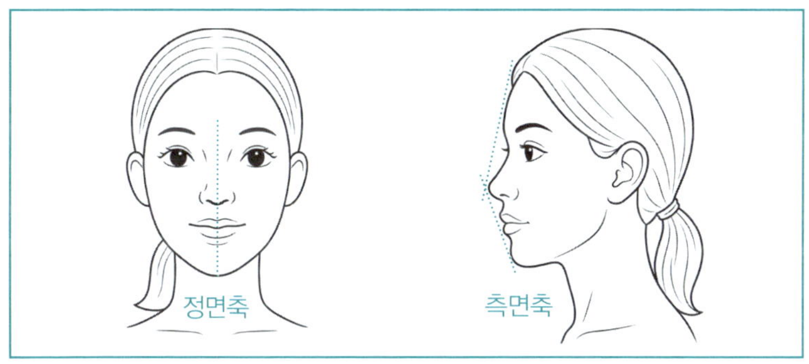


얼굴의 정면축과 측면축

## 2. 시술 사례: 중심축 회복의 실제 변화

37세 그래픽 디자이너 수진 씨는 '피부도 깨끗하고 눈매도 또렷한데, 인상이 흐릿해 보이는' 고민이 있었어요. 특별히 문제가 되는 부위를 찾기 어려운 사례였거든요. 측면에서 관찰해보니 턱끝이 짧고 들려 있으며, 입이 살짝 돌출된 상태였어요. E-라인에서 입술이 앞으로 나와 있고, 짧은 턱으로 인해 전체적인 프로파일이 흐릿했습니다. 턱끝에 0.7cc 필러를 보강해서 아래쪽으로 연장하고 E-라인을 개선했더니, 상대적으로 돌출되어 보이던 입술 라인이 자연스럽게 정돈되었어요.

2주 후 수진 씨는 "피부 시술이나 메이크업으로는 느낄 수 없었던 변화였고, '인상이 달라졌다'라는 말을 처음 들었으며, 얼굴이 훨씬 선명하고 정돈된 느낌"이라고 피드백을 주셨습니다.

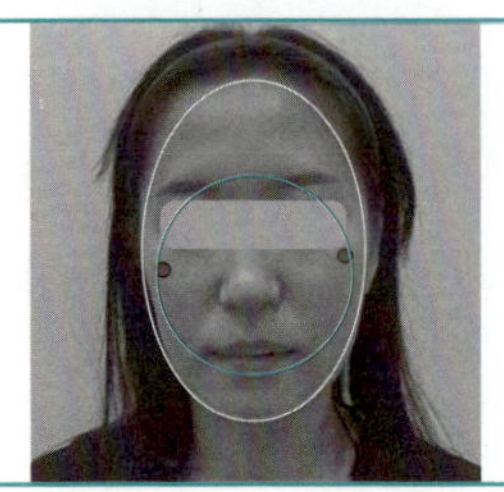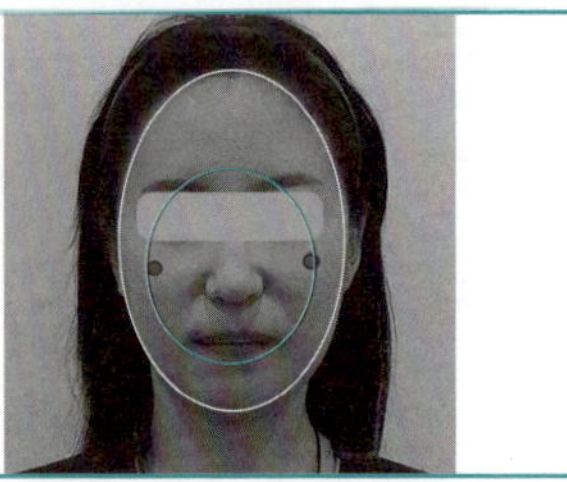



　수진 씨의 경우 개별 부위의 문제가 아닌 전체적인 비율과 축의 문제였어요. 작은 변화였지만, 얼굴의 중심축이 바로잡히면서 전체 인상이 극적으로 개선된 사례랍니다.

### 3. 중심축 보강 방법

　중심축 보강은 얼굴의 입체감과 균형을 회복해 또렷하고 단정한 인상을 만드는 데 중요한 과정이에요. 콧대 부위(미간~비주)에는 HA 필러나 CaHA를 사용해서 얼굴의 입체감을 형성하고 입 돌출을 완화시킬 수 있어요. 턱 끝에는 HA 필러, PDLLA, 실 리프팅 등을 활용해서 하안면 길이를 조절하고 턱선을 정리합니다. 입술 라인에는 HA 필러로 입술 볼륨을 정리하고, E-라인을 개선해서 돌출감을 완화할 수 있어요.

　중심축이 정리되면 얼굴에 다양한 긍정적인 변화가 나타나요. 실제로 입의 위치나 모양이 바뀐 것은 아니더라도, 턱과 코의 구조가 정돈되면서 '입이 들어간 것 같다'라는 인상을 줄 수 있고, 별다른 화장을 하지 않아도 얼굴이 또렷해 보인다는 평가를 받게 됩니다.

　또한 얼굴의 중심이 잡히면 조명이나 각도에 따라 흐릿해지던 인상이 개선되어, 사진에서도 더욱 선명하게 잘 나오는 변화를 경험할 수 있어요.

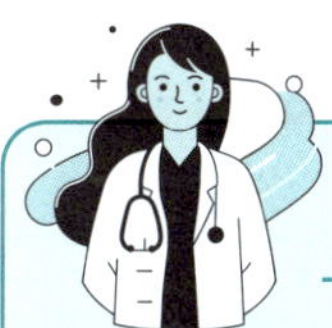



중심축 보강은 '크게 고친다'라기보다 인상의 흐름을 정리해주는 마무리 작업에 가까워요. 눈이 작아도, 턱이 짧아도 이 축이 잡히면 얼굴 전체가 단정하고 또렷해 보입니다. 눈에 띄는 결함이 없더라도 정리되지 않은 느낌을 주는 이유가 바로 이 중심축의 불균형 때문이거든요.

### 입체감 복원 – 앞 볼·관자·광대 앞

"팔자만 채웠는데, 오히려 더 나이 들어 보였어요…."

많은 분이 팔자주름을 걱정하며 병원을 찾지만, 실제로 그 부위만 필러로 채울 경우 입가가 무겁고, 웃을 때 피부가 겹쳐 보이며, 인상이 오히려 부자연스럽게 보이는 일이 잦아요.

이는 팔자주름 자체보다 그 위에서 얼굴을 지지해주는 입체감이 무너진 것이 원인인 경우가 많거든요. 단순히 꺼짐을 메우는 것이 아니라, 얼굴의 기둥을 다시 세우는 작업입니다. 건물을 지을 때도 기초가 튼튼해야 하듯이, 얼굴도 기본 구조가 탄탄해야 자연스러운 개선이 가능해요.

### 1. 얼굴의 입체감을 구성하는 세 가지 볼륨 기둥

얼굴의 입체감을 형성하는 핵심은 관자, 앞 광대, 앞 볼이에요. 관자는 눈매가 꺼져 보이는 것을 막아주고, 얼굴의 측면 실루엣을 부드럽게 정돈해줍니다. 앞 광대는 눈 밑 꺼짐을 완화하면서 중안면에 자연스럽고 안정적인 볼륨을 제공해요. 앞 볼은 팔자주름 부위를 지탱하는 구조적 기반이자, 웃을 때 표정의 중심축을 형성하는 역할을 합니다.

이 세 부위는 단순히 미용적인 목적이 아닌, 얼굴 중심 구조를 지탱하는 근본적인 기둥이자 입체감 회복의 핵심이에요.

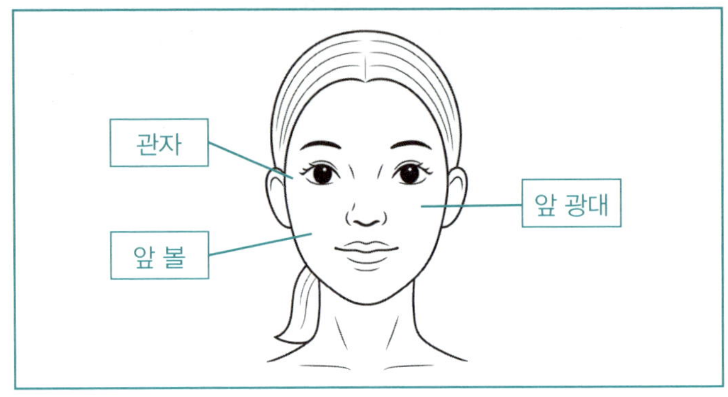



얼굴의 입체감을 형성하는 핵심 구조

## 2. 실제 사례: 팔자가 아닌 위를 채웠더니 자연스러워진 얼굴

36세 여성 D씨는 팔자주름에 반복적으로 필러를 맞은 후 인상이 오히려 피곤해 보이고, 눈가가 더 꺼져 보인다고 하셨어요. 관찰 결과, 앞 광대와 관자의 볼륨이 무너져 중안면 전체가 지지를 잃은 상태였거든요.

기존 팔자 필러 일부를 제거하고 앞 광대와 관자 부위를 1:1 비율로 보강했더니, 팔자 부위에 추가 시술 없이도 주름이 40% 완화되고, 인상이 한결 자연스럽고 밝아졌어요.

## 3. 부위별 시술 전략

관자 부위에는 PDLLA나 HA 필러를 사용해서 피부가 얇아도 자연스럽게 볼륨을 생성할 수 있어요. 앞 광대에는 HA 필러나 CaHA로 골막 위 지지력을 회복시켜 눈 밑을 밝게 만들 수 있고, 앞 볼에는 PDLLA나 콜라겐을 병합해서 팔자 위를 지지하는 구조적 지대 역할을 하도록 할 수 있어요.

입체감이 회복되면 얼굴의 인상은 생각보다 다양한 방식으로 달라져요. 눈가에 아무 시술을 하지 않았어도 앞 광대 볼륨 회복으로 눈이 더 또렷해 보이고, 팔자 부위를 직접 채우지 않았어도 위에서 지지하는 구조가 복원되면 주름이 자연스럽게 완화됩니다. 중안면에 입체감이 생기면 얼굴 전체가 환해 보이고 생기가 돌아와요.

건물을 지을 때 기둥 없이 벽돌만 쌓으면 무너지기 마련이에요. 팔자나 눈 밑은 벽돌이고, 관자와 앞 볼은 그것을 받쳐주는 기둥입니다. 기둥을 먼저 세우면 벽은 저절로 안정되거든요.

### 하안면 리셋 – 턱선·마리오네트·목 각도

"마스크를 벗고 보니, 유독 내 턱선만 무너져 있더라고요."

이런 이야기를 하는 환자들이 많습니다. 팔자나 눈가 등은 열심히 관리했지만, 막상 사진을 찍어 보면 턱선이 흐릿하게 뭉개져 보이며 얼굴이 퍼져 보이거나, 나이 들어 보이고, 볼륨이 아래로 처진 듯한 인상을 주는 경우가 많습니다. 그 이유는 하안면, 즉 입 아래부터 턱선과 턱끝, 목선까지 이어지는 얼굴 하부 구조가 무너져 균형을 잃었기 때문입니다.

1. 하안면을 구성하는 핵심 부위들

하안면은 얼굴 하부의 윤곽과 표정을 결정짓는 중요한 부위로, 각 요소가 균형을 이룰 때 동안 인상이 완성돼요.

턱선(Jawline)은 얼굴 윤곽의 경계선 역할을 하는데, 무너지면 얼굴이 퍼져 보이고 윤곽이 흐릿해져요. 마리오네트 라인은 입꼬리 아래 주름으로, 깊어지면 화난 인상이나 처진 인상을 주게 됩니다. 턱끝은 하안면 중심축을 완성하는 부위로, 짧거나 뒤로 들어가면 입이 돌출되어 보이고 인상이 불안정해져요. 목 각도는 턱선과 목의 연결 각도인데, 무너지면 이중 턱이 부각되고 전체적으로 나이 들어 보이게 됩니다.

## 2. 실제 사례: 턱선만 정리해도 젊어 보이는 이유

31세 전문직 여성 B씨는 사람들 앞에서 발표할 때 유독 "피곤해 보인다"라는 이야기를 자주 들어 고민이었어요. 관찰해보니 입꼬리 아래 마리오네트 라인과 들린 턱끝이 문제였거든요.

PLLA와 CaHA로 마리오네트와 턱끝을 지지하고, 턱선 실 리프팅으로 윤곽을 정돈한 다음, 턱 보톡스로 근육을 이완해 정제된 '각'을 완성했어요. 결과적으로 더 날렵한 인상으로 변화하면서 자신감 있어 보이는 얼굴로 이미지가 개선되었답니다.

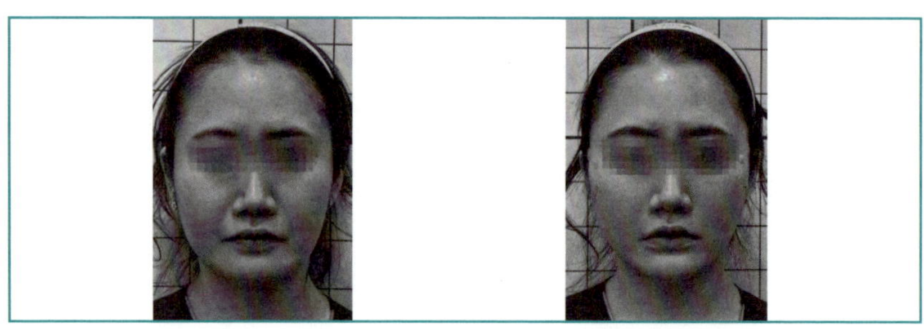

턱선 정리 전후

## 3. 하안면 정리의 효과

하안면을 정리하면 기대 이상의 인상 변화를 경험할 수 있어요. 턱선을 정리했을 뿐인데 "살 빠졌어?"라는 말을 들을 정도로 얼굴이 슬림해 보이고, 실제 체중 변화 없이도 인상이 가벼워집니다.

또한 턱끝과 입꼬리의 구조를 지지해주면 피곤해 보였던 표정이 정돈되며 보다 또렷한 인상을 주게 돼요. 특히 옆모습에서는 얼굴 실루엣이 한층 선명하게 정리되어, 사진 속 인상이 훨씬 또렷하고, 단정해 보이게 됩니다.

## 4. 부위별 시술 접근법

턱선은 실 리프팅이나 CaHA로 처진 조직을 리프팅해서 윤곽선을 또렷하게 정리할 수 있어요. 마리오네트는 PLLA나 HA 필러로 입꼬리 아래 꺼짐을 보완해서 표정을 개선하고, 턱끝은 HA 필러나 PLLA로 짧거나 들린 턱을 보완해서 얼굴 중심 균형을 형성할 수 있어요. 턱근육은 턱 보톡스로 강한 근육을 이완시켜 턱선을 부드럽게 하고 인상을 정돈하는 역할을 합니다.

## 5. 현실적인 기대치 설정

다만, 이러한 변화가 모든 환자에게 즉각적이고 극적으로 나타나는 것은 아니에요. 턱과 입 주변은 지방, 골격 구조, 근육, 피부 탄력 등 복합적인 요인이 작용하는 부위이기 때문에, 단순한 시술만으로 모든 문제가 해결되기는 어려워요.

필러나 보톡스, 리프팅 시술은 '정리' 개념으로 도움을 줄 수 있지만, 근본적인 뼈 구조나 탄력 저하로 인한 고민은 경우에 따라 보다 복합적인 접근이 필요할 수 있어요. 과한 기대보다는, 적절한 목표 설정과 단계별 개선을 통해 자연스럽고 지속 가능한 결과를 만드는 것이 중요합니다.

## 셀프 체크 & 상담 준비 – 내 얼굴 밸런스 진단 시트

"어디부터 손대야 할지 모르겠어요."

거울을 보며 눈 밑 꺼짐, 깊어진 팔자, 퍼진 턱선이 모두 신경 쓰이지만, 정작 무엇이 진짜 문제인지 헷갈리는 경우가 많습니다. 이런 모호한 지점에서 불필요한 시술이 시작되곤 하죠.

시술 전 단 5분의 정확한 분석이 결과를 좌우합니다. '어떤 시술을 할까?'보다 '내 얼굴을 어떻게 분석할 것인가?'가 더 중요한 이유입니다.

### 1. 내 얼굴 구조 체크하기

정면을 찍어 체크해보세요.

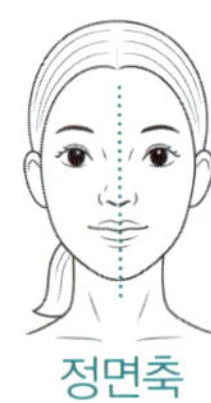


· 삼등분 비율: 헤어라인↔눈썹, 눈썹↔코끝, 코끝↔턱끝 길이가 비슷한가요?
· 중심축 정렬: 콧대–입술 중앙–턱끝이 일직선인가요?
· 볼륨 밸런스: 가장 꺼져 보이는 부위는 어디인가요? 눈 밑보다 광대가 더 튀어나와 보이나요?

옆모습 셀카를 찍어 체크해보세요.

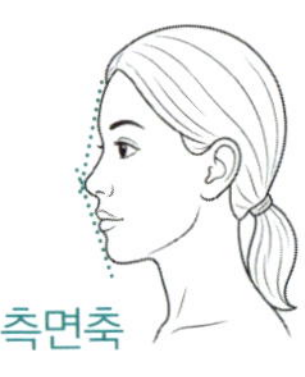


· E–라인: 코끝과 턱끝을 잇는 선보다 입술이 돌출되어 있지 않나요?
· 프로파일 라인(옆선): 이마–코–턱이 부드럽게 이어지나요? 중간이 꺾이거나 꺼진 부분은 없나요?
· 턱선: 정면과 측면 모두에서 턱선이 명확한가요?

## 2. 시술 목표 정하기

원하는 인상 변화를 선택해보세요.

| 번호 | 원하는 인상 변화 항목 | 체크 |
|---|---|---|
| 1 | 자연스럽게 어려 보이고 싶다. | ☐ |
| 2 | 사진이나 화면에서 또렷하게 보이고 싶다. | ☐ |
| 3 | 지쳐 보이지 않고 밝은 인상을 가지고 싶다. | ☐ |
| 4 | 표정이 부드러워졌으면 좋겠다. | ☐ |
| 5 | 특정 부위보다는 얼굴 전체의 조화를 원한다. | ☐ |

원하는 인상 변화 항목 체크

선택한 항목에 따라 '팔자주름 개선'이 아니라 '중안면 구조 보완'이 필요할 수 있고, '턱선 정리'보다 '중심축 복원'이 우선되어야 할 수도 있습니다.

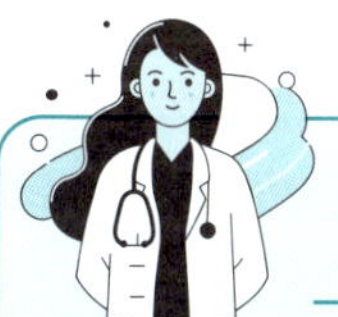

**상담 전 준비 팁**

사진을 활용한 객관적 분석이 핵심입니다. 정면과 측면 사진을 찍어 중심선과 프로파일 선을 그어보며 스스로 얼굴을 분석해보세요.
이렇게 정리한 이미지를 상담 시 가져가면 시술 방향을 좀 더 정밀하게 설계하는 데 큰 도움이 됩니다.

## 3. 셀프 체크용 팁

'연예인들이 카메라 마사지로 점점 예뻐진다'라는 말, 들어보신 적 있으신가요? 이는 카메라에 비친 자기 모습을 반복적으로 확인하면서, 조금씩 부족한 부분을 교정하고 스타일을 다듬는 과정을 뜻합니다.

촬영한 사진을 프린트하거나 스마트폰 앱으로 선을 그어가며 스스로 얼굴을 분석해보세요. 예를 들어 정면 사진에서는 콧대–입술–턱끝을 잇는 중심선을, 측면 사진에서는 이마–코–턱을 잇는 프로파일 선을 그어보는 거예요. 이렇게 이미지를 정리해보고 병원 상담 시 함께 가져가면, 시술 방향을 좀 더 정밀하게 설계하는 데 큰 도움이 됩니다.

### 흔한 오해, 바로잡기

- "필러는 넣으면 얼굴이 커져 보여요." → 실제로는 정반대입니다. 중앙 부위를 적절히 보강하고 외곽선을 정리하면, 오히려 갸름해 보일 수 있습니다.
- "팔자만 채우면 해결되죠?" → 팔자는 결과일 뿐입니다. 관자나 앞 볼의 볼륨이 떨어지면서 팔자가 깊어지는 경우가 많아, 원인이 되는 상부부터 보강해야 자연스럽습니다.
- "부분만 살짝 고치면 더 자연스럽지 않나요?" → 뇌는 얼굴을 전체적인 조화로 인식합니다. 부분적 교정보다는 전체 밸런스를 고려한 설계가 더 자연스럽고 오래가는 결과를 만듭니다.
- "왜 채웠는데 더 작아졌다는 말을 듣죠?" → 시각적 착시 효과입니다. 중앙 부위를 살짝 보강하고 외곽을 매끈히 정리하면, 뇌는 더 슬림한 얼굴로 인식하게 됩니다.

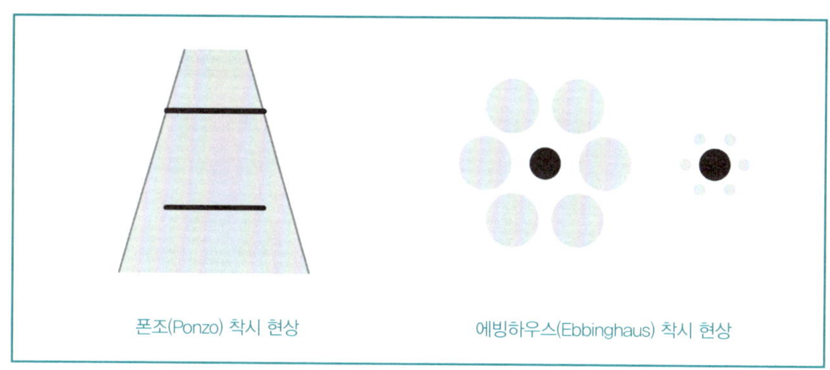



얼굴이 작아지는 필러 시술, 착시 현상을 활용

## 전체 설계가 중요한 이유

우리는 거울을 볼 때 팔자주름, 다크서클, 턱선처럼 눈에 띄는 '부분(나무)'에 집중합니다. 하지만 우리의 뇌는 언제나 얼굴 전체의 '조화와 흐름(숲)'을 먼저 읽어냅니다.

그래서 시술에서는 내측·외측 안면의 거리, 중심선과 측면선의 균형을 먼저 정리해야 합니다. 그 위에 포인트 교정으로 시선이 흐르는 착시를 설계하고, '팬페이셜 순서', 즉 얼굴 전체를 하나의 구조로 보고 위에서 아래, 중심에서 측면으로 단계적으로 교정하는 순서에 따라 시술을 진행하면, 같은 1cc라도 결과의 완성도와 인상은 전혀 다르게 나타납니다.

결국 중요한 것은 '어디를 채웠느냐'가 아니라 '어떻게 설계했느냐'입니다. 이것이 바로 얼굴 밸런스 설계의 핵심이며, 과하지 않으면서도 더 또렷해지는 길입니다.

읽을 수록 어려지는 피부과 비밀노트

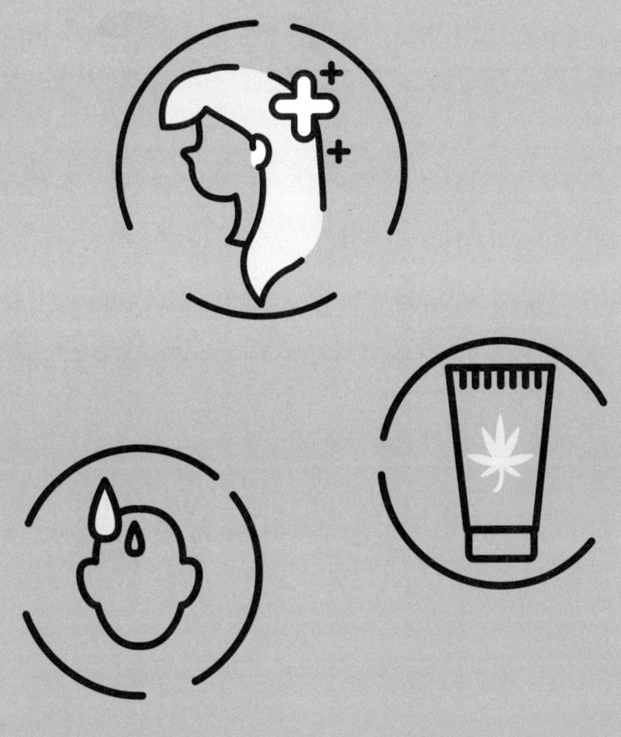

피부는 거짓말을
하지 않는다

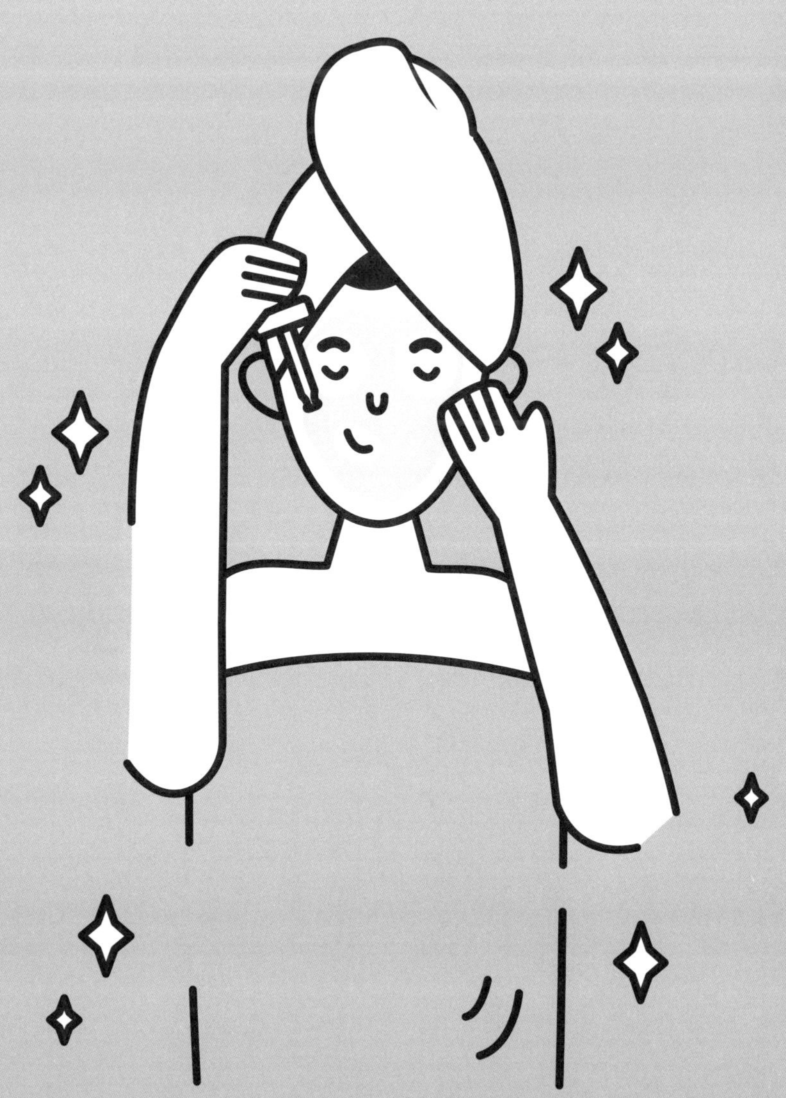

# 내 피부 나이, 어떻게 알 수 있을까?

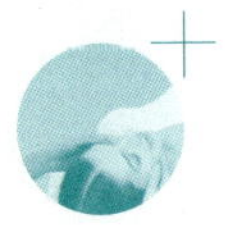

"와, 실제 나이보다 훨씬 어려 보이세요!"

46세 공무원 영희 씨가 처음 만나는 사람들에게서 자주 듣는 말입니다.

그런데 지난 주말 대학 동창회에서 영희 씨는 깜짝 놀랐습니다. 20년 전에는 비슷했던 또래 친구들이 이제는 완전히 다른 모습이었거든요. 어떤 친구는 깊은 팔자주름으로, 또 다른 친구는 처진 눈꺼풀과 흐릿한 턱선으로 실제보다 훨씬 나이 들어 보였습니다.

반면 영희 씨는 "정말 피부가 좋네, 뭐 특별히 하는 거 있어?"라는 질문을 계속 받았어요. 사실 특별한 비법은 없었습니다. 20대 후반부터 꾸준한 자외선 차단, 스트레스는 산책으로 해소, 규칙적인 생활을 해왔을 뿐이었거든요.

같은 나이인데 왜 이렇게 차이가 날까요? 영희 씨처럼 어려 보이는 피부 나이는 어떻게 만들어지는 것일까요?

## 피부 나이가 왜 중요한가?

우리에게는 다양한 '나이'가 있습니다. 출생연도로 계산하는 실제 나이, 몸속 장기 상태를 보여주는 생물학적 나이, 그리고 거울 속 얼굴이 솔직하게 말해주는 피부 나이까지요. 이 중 피부 나이는 가장 먼저, 그리고 가장 정직하게 신호를 보냅니다.

피부는 매일 외부 환경과 맞서는 최전방이자, 우리 몸속 변화가 가장 먼저 드러나는 '건강 신호등'입니다. 자외선과 미세먼지, 스트레스와 수면 부족, 호르몬 변화 등 모든 자극이 피부에 고스란히 기록되죠.

피부 나이를 아는 것이 중요한 이유는 앞으로의 관리 방향을 결정하는 나침반 역할을 하기 때문입니다. 같은 40대라도 피부 상태는 천차만별이거든요. 지금 내 피부 상태를 정확히 파악하면, 가벼운 유지 관리만으로 충분한지, 아니면 적극적인 회복 전략이 필요한지를 판단할 수 있어요.

성인 기준으로 약 1.6m²의 면적을 가진 피부는 우리 몸에서 가장 큰 장기입니다. 오랜 임상 경험을 통해 보면, 피부 상태만 봐도 그 사람의 수면 패턴, 스트레스 정도, 식습관까지 어느 정도 짐작할 수 있을 정도입니다.

## 겉으로 보이는 노화 vs 진짜 원인

많은 분이 피부 노화를 '나이 탓'이라고 여기지만, 실제로는 '환경' 때문입니다. 연구에서는 피부 노화의 약 80%가 자외선에 의한 '광노화[13]'라고 보고합니다. 이 밖에도 표정 습관, 중력, 흡연, 음주, 수면 부족과 같은 생활 습관 요인이 노화에 상당한 영향을 미치며, 반대로 시간의 흐름에 따라 자연스럽게 진행되는 내인성 노화의 비중은 상대적으로 매우 낮습니다.

좋은 소식은 이 모든 요소가 '조절 가능하다'라는 점입니다. 자외선 차단

제 하나로 광노화를 줄일 수 있고, 꾸준한 수면과 스트레스 관리만으로도
피부 나이에 제동을 걸 수 있어요.

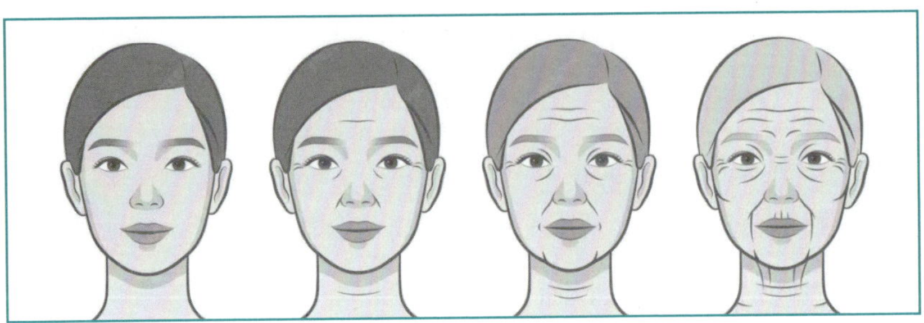

피부 노화의 가장 큰 원인 '자외선'

## 피부는 건강의 거울

피부 상태는 단지 외모를 가꾸는 차원을 넘어, 우리 몸속 건강 상태를 비
추는 창 역할을 하기도 합니다. 최근 연구에 따르면, 피부가 탄력을 잃고 주
름, 피부 처짐, 색소 침착 등이 나타날수록 심장과 혈관 건강에도 빨간불이
켜질 수 있다[14]는 사실이 밝혀졌어요.

피부 노화가 심해지면, 우리 몸속의 조직도 함께 노화되고 딱딱해지며,
심혈관계(특히 심장박동을 조절하는 부위) 이상 위험이 커집니다. 실제로 피부 노
화 검사에서 점수가 어느 정도(6점 이상) 나오면, 심장블록 등 심장 전도장애
발생 확률이 크게 높아진다는 연구 결과가 나왔습니다.

이처럼 피부에서 드러나는 작은 변화들은 단순히 나이가 들어 보이는 신
호만이 아니라 몸 전체, 특히 심장과 혈관의 건강 상태를 알려주는 중요한
경고등 역할을 합니다. 피부 탄력이 떨어지는 것을 그냥 미용 문제로만 생
각하지 말고, 평소 튼튼한 피부를 관리하는 습관(운동, 충분한 영양, 규칙적인 생
활)이 몸속 건강까지도 지키는 데 도움이 된다는 점을 꼭 명심하세요.

## 피부 노화에 관한 오해와 진실

우리가 매일 접하는 뷰티 광고와 SNS 후기에는 반짝이는 슬로건이 넘쳐납니다. 하지만 그중에는 과학적 근거가 부족한 '반쪽 진실'도 적지 않습니다. 피부 노화 관리의 첫 단추는 '무엇이 사실이고, 무엇이 오해인지'부터 구분하는 일입니다. 진료실에서 자주 듣는 질문이자, 가장 흔한 오해 세 가지를 정리해보겠습니다.

### 1. 첫 번째 오해, 비싼 크림이니까, 당연히 더 잘 듣겠죠?

"○○ 크림 한 통에 30만 원이라던데, 그래서 주름에 정말 좋다던데요?"

이렇게 말씀하시는 것을 참 많이 듣습니다. 하지만 30만 원짜리 크림도 주성분이 내 피부와 맞지 않으면 효과는 제한적입니다. 반면 합리적인 가격의 제품이라도 성분과 농도가 정확하면 충분한 효과를 볼 수 있습니다. 제품의 가격보다는 라벨 속 성분명과 함량, 그리고 지속적인 사용이 더 중요합니다.

### 2. 두 번째 오해, 건성 피부가 지성보다 빨리 늙어요

건조한 피부는 눈에 띄는 주름과 각질을 유발해 노화가 빨리 온 것처럼 보이지만, 피부 노화를 가속하는 가장 큰 요인은 자외선입니다. 피지 분비량과는 무관하게 누구에게나 자외선 차단이 가장 중요한 예방 전략이라는 뜻입니다. 건조함은 노화의 '원인'이 아니라 '결과'인 경우가 많으며, 적절한 장벽 관리로 충분히 회복할 수 있습니다.

**3. 세 번째 오해, 나이도 많은데… 이제 시술해도 의미 없죠?**

이는 정말 안타까운 오해입니다. 최근 연구[15]들에 따르면 50대 이후라도 적절한 시술과 관리를 병행하면 피부 탄력 지수가 유의하게 향상될 수 있습니다.

이 효과는 콜라겐 생합성이 완전히 멈추는 것이 아니라, 단지 느려질 뿐이라는 과학적 근거에 기반합니다. 나이가 많아도 외부 자극과 복합적 피부 관리, 적절한 영양 관리를 하면 콜라겐과 피부 조직의 회복 능력은 충분히 살아날 수 있습니다.

## 셀프 피부 나이 측정법

"내 피부는 실제로 몇 살일까요?"

이 질문에 답하는 간단한 셀프 테스트를 소개합니다. 특별한 장비 없이 거울 앞에서 5분만 투자하면, 지금 내 피부의 생물학적 나이와 필요한 관리 방향을 파악할 수 있어요.

### 1. 피부 나이 셀프 체크리스트(Self Skin Age Index)

거울을 보거나 스마트폰 카메라로 얼굴을 확인하며, 해당하는 항목을 체크해보세요.

| 번호 | 질문 | 체크 |
|---|---|---|
| 1 | 눈가, 미간, 입가 주름이 미소를 풀어도 남아 있다. | ☐ |
| 2 | 기미, 잡티, 검버섯이 최근 1년 사이 늘었다. | ☐ |
| 3 | 볼, 코 옆, 턱 부위의 모공이 눈에 띄게 도드라진다. | ☐ |
| 4 | 광대 아래나 턱선이 예전보다 처진 느낌이다. | ☐ |
| 5 | 찡그림 후 주름이 10초 이상 펴지지 않는다. | ☐ |
| 6 | 세안 후 당김이 심해 바로 보습제를 바른다. | ☐ |
| 7 | 피부 윤기가 줄고 화장이 들뜨는 날이 많다. | ☐ |
| 8 | 햇빛 노출 후 붉어짐이 오래 지속된다. | ☐ |
| 9 | 속은 건조하고, 피지는 줄어 푸석하다. | ☐ |
| 10 | 사진 속 내 얼굴이 거울보다 더 늙어 보인다. | ☐ |

**[결과 해석]**

· 0~3개: 피부 상태가 우수해요. 피부 나이는 실제보다 1~3세 어려 보일 가능성이 높습니다. 지금의 관리를 잘 유지하시면 돼요.

· 4~6개: 노화 초기 단계입니다. 예방 중심의 루틴이 필요한 시점이에요. 자외선 차단과 보습관리에 더 신경 써보세요.

· 7개 이상: 진행형 노화 상태로, 전문적인 관리 전략이 권장됩니다. 피부과 상담을 통해 체계적인 계획을 세우는 것이 좋겠어요.

피부 나이 셀프 체크리스트
https://aabusiness.org/skin/skin_age_checklist.html

## 2. 손등으로 확인하는 탄력테스트

체크리스트와 함께 피부의 '탄력 복원력'을 확인해보는 것도 도움이 됩니다. 손등의 손가락 뼈 사이 얇은 부위를 엄지와 검지로 집어 올려 5초간 유지한 뒤, 손을 떼고 피부가 원래 상태로 돌아오는 시간을 측정해보세요.

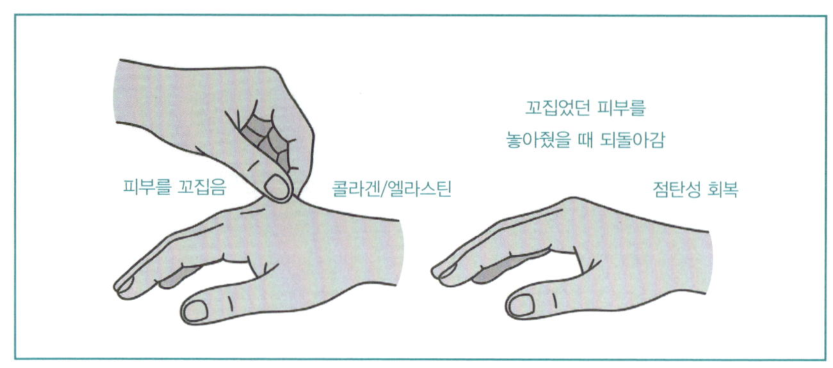


손등으로 확인하는 탄력테스트

2초 이하라면 20, 30대 수준의 우수한 탄력, 25초는 40, 50대 수준으로 탄력 저하가 시작된 상태, 59초는 50대 후반 수준의 탄력 감소, 10초 이상이라면 60대 이상 수준으로 탄력이 상당히 소실된 상태입니다.

이 테스트는 진피층의 콜라겐과 엘라스틴 네트워크 상태를 반영합니다. 피하지방이 적은 손등은 탄력 변화를 확인하기에 가장 민감한 부위로, 간단하지만 임상적으로 의미 있는 진단이 가능합니다.

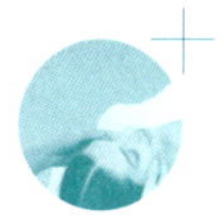

# MBTI처럼 찾는 '나만의 피부 성격'

30세 디자이너 수진 씨는 어느 브랜드를 써도 꼭 하나쯤은 피부에 문제를 일으켰습니다. 최근에도 인스타그램에서 인기인 세럼을 샀다가 이틀 만에 트러블이 올라와서 결국 쓰다 만 제품이 또 생겼어요. 친구가 "이거 진짜 좋아!" 하며 추천한 제품도 수진 씨에게는 맞지 않았습니다.

특히 환절기만 되면 상황은 더 심각해집니다. 여름에 잘 쓰던 제품이 가을에는 자극적으로 느껴지고, 겨울 크림이 봄에는 무겁게 느껴져서 매번 새로운 제품을 찾아야 했어요.

"도대체 내 피부는 왜 이렇게 까다로운 거죠? 다른 사람들은 하나 정해놓고 쭉 쓰는 것 같은데…."

수진 씨의 고민은 많은 사람이 공감하는 문제입니다. MBTI처럼 피부도 각자 고유한 '성격'을 가지고 있거든요

## 피부에도 성격이 있다?

요즘 사람들과의 대화에서 빠지지 않는 주제, MBTI처럼 피부도 각자 고유한 '성격'을 가지고 있습니다.

누군가는 외부 자극에 민감하게 반응하고, 누군가는 스트레스나 수면 부족에 금세 변화가 나타나죠. 같은 제품을 써도 결과가 다른 이유는 피부마다 타고난 반응 패턴이 다르기 때문입니다.

이런 차이는 단순히 '건성', '지성' 구분만으로는 설명할 수 없어요. 피부도 '스트레스에 예민한 타입', '환경 변화에 강한 타입', '색소에 취약한 타입' 등 반응 경로가 다릅니다.

## 열여섯 가지 피부 MBTI

미국 피부과 원장님 레슬리 보면(Dr. Leslie Baumann) 박사가 개발한 스킨 타입 솔루션(Skin Type Solution)[16]은 피부의 민감도, 유분도, 색소 침착 경향, 주름 노화 등 네 가지 기준을 바탕으로, 총 열여섯 가지 피부 타입을 제시합니다. 그래서 'OSPW', 'DSNT'처럼 마치 MBTI처럼 생긴 피부 코드들이 만들어지는 거죠.

### 1. 네 가지 피부 성격 축

피부 MBTI는 네 가지 축으로 나뉩니다. 생각해보세요. 사람의 성격을 외향/내향, 감각/직관으로 나누는 것처럼 말이에요.

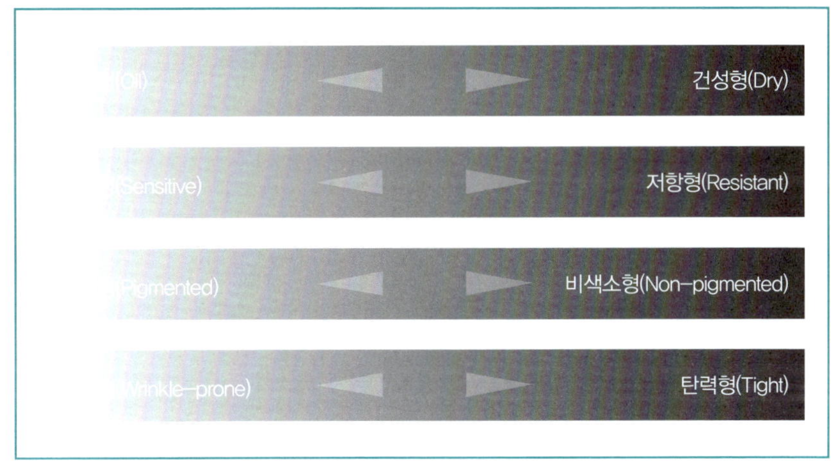


바우만 피부 유형 시스템(Baumann Skin Type Indicator, BSTI)

## 2. 열여섯 가지 피부 타입 분류표

### Baumann 피부타입 분류 O/D·S/R·P/N·W/T

피부는 단순히 지성·건성만으로 나뉘지 않아요. 네 가지 축(O/D, S/R, P/N, W/T)의 조합으로 열여섯 가지 피부 유형을 구분할 수 있습니다. 이 표는 각 축의 양극단 특징을 정리한 것으로, 자기 피부 타입을 더욱 정밀하게 이해하는 데 도움을 줍니다.'

### 여러분의 피부 MBTI는 어떤 유형인가요?

여러분의 피부 MBTI는 어떤 유형인가요? 피부 MBTI는 단순한 진단을 넘어, 피부의 성격과 관리 방향을 이해하는 데 도움을 줍니다.

| 세안 2~3시간 후<br>T존 기름기,<br>모공 도드라짐,<br>블랙헤드 빈발 | **O**<br>지성형<br>(Oil) | **D**<br>건성형<br>(Dry) | 세안 직후 당김,<br>각질 발생,<br>파운데이션이<br>들뜸 |
| --- | --- | --- | --- |
| 새 제품에<br>쉽게 반응하며,<br>따가움이나 홍조,<br>날씨 변화에 예민 | **S**<br>민감형<br>(Sensitive) | **R**<br>저항형<br>(Resistant) | 대부분 제품에<br>잘 적응하는 편,<br>외부 자극에<br>안정적 반응 |
| 기미, 잡티,<br>주근깨가<br>잘 생기며<br>색소 침착 | **P**<br>색소형<br>(Pigmented) | **N**<br>비색소형<br>(Non-pigmented) | 자외선에<br>노출되어도<br>색소 변화가<br>적음 |
| 표정 주름이<br>잘 안 펴짐,<br>볼살 꺼짐,<br>탄력 저하 | **W**<br>주름형<br>(Wrinkle-prone) | **T**<br>탄력형<br>(Tight) | 피부가 매끈하고<br>탱탱하며,<br>주름이<br>잘 안 생김 |

## 1. 내 피부 성격 열여섯 가지 타입 알아보기

이제 여러분의 피부 성격을 알아볼 차례예요. 다음 문항들을 차근차근 체크해보면서, 각 축마다 '예'가 더 많은 쪽을 선택해보세요. 네 가지 축이 모두 결정되면, 나만의 4글자 피부 성격 코드가 완성됩니다.

| 축 | 문항 | 선택 |
|---|---|---|
| **O vs D**<br>(지성/건성) | 세안 2시간 뒤 T존이 번들거린다. | O / D |
| | 오후가 되면 파운데이션이 들뜨거나 밀린다. | O / D |
| | 모공이나 블랙헤드가 고민이다. | O / D |
| | → 위 문항 중 2개 이상 해당하면 O, 아니면 D. | |
| **S vs R**<br>(민감/저항) | 로션만 바꿔도 따갑거나 트러블이 난다. → S | S / R |
| | 햇빛에 노출되면 쉽게 붉어진다. → S | S / R |
| | 알코올 토너를 바르면 화끈거림이 있다. → S | S / R |
| | → 2개 이상 해당하면 S, 아니면 R | |
| **P vs N**<br>(색소/비색소) | 기미·주근깨 가족력이 있다. → P | P / N |
| | 반팔 자국이 뚜렷하게 남는다. → P | P / N |
| | 여름이면 잡티가 확연히 늘어난다. → P | P / N |
| | → 2개 이상 해당하면 P, 아니면 N | |
| **W vs T**<br>(주름/탄력) | 웃은 후 눈가 주름이 잘 펴지지 않는다. → W | W / T |
| | 볼살이 꺼지며 턱선이 무너진 느낌이 있다. → W | W / T |
| | 고개 숙일 때 목주름이 깊어진다. → W | W / T |
| | → 2개 이상 해당하면 W, 아니면 T | |

내 피부 성격 열여섯 가지 타입 알아보기

https://aabusiness.org/skin/skin_16type_test.html

## 2. 코드별 핵심 루틴 한눈에 보기

열여섯 가지 피부 성격을 코드별로 특성과 핵심 관리 포인트를 정리했습니다. 자신의 코드를 찾아 맞춤 관리를 시작해보세요.

| 코드 | 유분도 | 민감도 | 색소 침착 | 주름/노화 | 주요 특성 및 관리 키워드 |
|---|---|---|---|---|---|
| OSPW | 지성 | 민감 | 있음 | 주름 있음 | 넓은 모공, 잡티·주름 복합,<br>항염·광보호·미백 중심 관리 |
| OSPT | 지성 | 민감 | 있음 | 탄력 좋음 | 잡티와 자극, 여드름 빈발,<br>수분·진정·미백·자외선 차단 |
| OSNW | 지성 | 민감 | 무 | 주름 있음 | 주름과 민감성, 항산화+항염<br>탄력 집중 케어 필요. |
| OSNT | 지성 | 민감 | 무 | 탄력 좋음 | 잦은 자극, 트러블, 수분<br>진정+피지 조절 중심 |
| ORPW | 지성 | 저항 | 있음 | 주름 있음 | 피지+색소+주름, 각질 관리,<br>미백 및 탄력 케어 |
| ORPT | 지성 | 저항 | 있음 | 탄력 좋음 | 잡티 위주, 유분+색소 복합,<br>톤업+항산화+자외선 차단 |
| ORNW | 지성 | 저항 | 무 | 주름 있음 | 넓은 모공+주름, 탄력<br>항노화 위주, 보습, 항산화 |
| ORNT | 지성 | 저항 | 무 | 탄력 좋음 | 피지+탄력, 주름 예방부터,<br>가벼운 루틴도 충분 |
| DSPW | 건성 | 민감 | 있음 | 주름 있음 | 건조+탄력+주름,<br>보습+진정+미백+노화 집중 |
| DSPT | 건성 | 민감 | 있음 | 탄력 좋음 | 색소/잡티에 예민,<br>수분+진정+미백, 민감 관리 강화 |
| DSNW | 건성 | 민감 | 무 | 주름 있음 | 건조+민감+주름,<br>보습+항산화+미미한 자극 케어 |
| DSNT | 건성 | 민감 | 무 | 탄력 좋음 | 예민+건조+탄력,,<br>진정/수분+가벼운 항산화 자극 최소 |
| DRPW | 건성 | 저항 | 있음 | 주름 있음 | 건조+색소+주름,<br>재생·미백+항산화·노화 대응 다양하게 |
| DRPT | 건성 | 저항 | 있음 | 탄력 좋음 | 건조+색소+광노화 방지,<br>보습+미백 병행 |
| DRNW | 건성 | 저항 | 무 | 주름 있음 | 건조+주름<br>노화, 보습, 항산화(레티놀 등) |
| DRNT | 건성 | 저항 | 무 | 탄력 좋음 | 건조·무자극·탄력,<br>간단한 보습, 가벼운 장벽 관리 |

코드별 주요 특성 및 관리 키워드

> **[관리 원칙 요약]**
> · **민감(S):** 진정·항염·저자극 제품 위주, 무향·무알콜 포뮬라 권장
> · **지성(O):** 모공·피지·여드름 예방, 가벼운 제형과 주기적 각질 정리
> · **색소(P):** 미백·항산화·자외선 차단 필수(비타민C, 나이아신아마이드 등)
> · **주름(W):** 레티놀·펩타이드·항노화 성분 활용, 나이트케어 강화
> · **저항(R)·무색소(N)·탄력(T):** 과도한 관리보다는 기초 중심의 예방 루틴

예를 들어, OSPW 유형은 마치 만능 걱정러 ENFP처럼 유분 과다, 민감성, 색소 침착, 주름까지 다양한 문제에 대비가 필요한 타입이에요. 이 경우, 전체적인 피부 밸런스를 고려한 정밀한 루틴 설계가 중요합니다.

반면, DRNT 유형은 여유로운 ISFP에 가까운 피부로, 다소 건조하기는 하지만 전반적으로 피부 장벽이 안정되어 있어 특별한 문제가 적고, 기본적인 보습과 자외선 차단 위주의 유지 관리 루틴이 잘 맞아요.

## 1. 피부 성격에 맞는 기본 루틴

성격별로 기본적인 관리 원칙을 소개해드리겠습니다. 이는 가이드라인이니 참고하시되, 개인차가 있을 수 있다는 점을 염두에 두세요.

### 1) 민감형(S) 피부

무엇보다 진정과 항염, 저자극이 핵심입니다. 센텔라, 알로에, 판테놀, 세라마이드가 포함된 무향료, 무알코올 제품을 선택하세요. 새로운 제품 도입 시 반드시 패치 테스트를 거치고, 한 번에 여러 제품을 바꾸는 것은 피해야 합니다.

### 2) 지성형(O) 피부

모공과 피지, 여드름 예방이 핵심입니다. BHA, 하이알루론산이 함유된 가벼운 제형을 사용하고 주기적인 피지 정리를 해주세요. 과도한 세안으로 유분만 제거하려 하지 말고, 수분 공급도 잊지 마시길 바라요.

### 3) 색소형(P) 피부

미백과 항산화, 365일 빠짐없는 자외선 차단이 필수입니다. 나이아신아마이드(Vt.B), 비타민C(아스코르브비산), 레티놀, 알부틴, 코직산, 트라넥삼산 등을 활용하되, 미백 성분을 과다 사용하면 오히려 자극될 수 있으니 주의하세요.

### 4) 주름형(W) 피부

레티놀, 펩타이드, 콜라겐, 히알루론산 같은 항노화 성분이 도움됩니다. 나이트케어를 강화하고, 충분한 보습으로 피부 장벽을 보호해주세요. 레티놀 사용 시 밤마다 소량씩 낮은 농도부터 시작하는 것이 좋습니다.

### 5) 안정형 피부 (R·N·T)

상대적으로 안정적이므로 과도한 관리보다는 기본에 충실한 예방 루틴이 중요합니다. 피부에서 기본은 세안, 보습, 자외선 차단입니다. 필요에 따라 기능성 성분을 추가하세요.

## 1. 성격별 피부 반응 패턴 이해하기

다음의 패턴을 알고 있으면 내 피부가 어떤 자극에 어떻게 반응하는지 예측하고 대비할 수 있어, 트러블 예방은 물론 더 효과적인 관리가 가능합니다.

| | OSPW: 뾰루지와 홍조가 동시 발생 |
| 스트레스 받았을 때 | DSNW: 당김과 각질 심화 |
| | OSNT: 번들거림과 열감 증가 |
| | DRPT: 기존 잡티가 더욱 진해짐 |
| | OSPW: 매운 음식, 당분에 민감 |
| 민감 음식 섭취 시 | DSNW: 카페인, 알코올에 취약 |
| | OSNT: 유제품, 고지방 음식 주의 |
| | DRPT: 햇빛 노출과 당분 조합 위험 |
| | OSPW: 색소 개선 → 탄력 → 모공 순서 |
| 관리 우선순위 | DSNW: 피부 장벽 회복 → 주름 관리 |
| | OSNT: 피지 조절 → 모공 관리 |
| | DRPT: 색소 개선과 수분 공급 병행 |

성격별 피부 반응

## 2. 내 피부 성격 맞춤 관리 챌린지

피부 성격을 파악했다면 이제 실천이 중요합니다. 한 달간 자기의 피부 성격에 맞는 루틴을 실천하는 챌린지를 소개합니다.

| 1주 차<br>루틴 정착 시작 | 아침·저녁 스킨 케어 루틴 매일 실천<br>피부 성격에 맞는 기본 제품 구성<br>클렌징 → 보습 → 자외선 차단의 기본 흐름 유지 |
| 2주 차<br>생활 습관 개선 | 야식, 과도한 카페인, 수면 부족, 수분 섭취 부족 등<br>피부에 해로운 습관 줄이기<br>실천할 수 있는 작은 습관부터 개선 |
| 3주 차<br>수분과 보습 집중 | 하루 물 섭취 1.5~2L 이상<br>세안 후 3분 이내 보습제 도포<br>건조 환경에서는 미스트·수분 앰플 추가 사용 |
| 4주 차<br>피부 상태 점검 | 한 달 전과 비교해 당김, 트러블, 톤, 윤기 등 변화 체크<br>효과 좋았던 루틴은 유지, 부족한 부분은 조정<br>다음 단계 관리 계획 세우기 |

한 달간 피부 성격에 맞는 루틴 실천하기

매일 체크리스트를 만들어 루틴 실천 여부를 기록해보세요. 한 달 후, 피부에 나타나는 변화를 직접 확인하실 수 있을 거예요.

### 3. 피부과 상담에서 활용하는 방법

피부과 상담을 받을 때 자기 피부 성격을 미리 파악해 가면 훨씬 효율적인 상담이 가능합니다. 몇 가지 실제 상담 예시를 들어보겠습니다.

환자: 선생님, 제가 사용하는 스킨 케어 제품이 정말 제 피부에 맞는 것인지 잘 모르겠어요.

의사: 좋습니다. 먼저 피부 성격을 파악해보겠습니다. 혹시 T존에 기름기가 돌고 모공이 도드라지거나, 블랙헤드가 자주 생기시나요?

환자: 네, 맞아요. 특히 세안 후 2시간 정도 지나면 T존이 번들거리죠.

의사: 그렇다면 O형(지성) 피부시네요. 이런 피부에는 BHA나 레티놀 성분이 들어 있는 제품이 도움이 됩니다. 피지 조절을 돕고 여드름이나 블랙헤드를 예방하는 데 효과적이거든요.

이처럼 미리 자기의 피부 성격을 알고 가면, 상담 시간도 단축되고 더 정확한 맞춤 조언을 받을 수 있습니다.

### 피부 성격 Q&A

사람마다 성격이 다르듯 피부도 반응하는 패턴이 제각각입니다. 내 피부의 '기본 성격'을 알면 화장품 선택부터 시술 계획까지 훨씬 수월해집니다.

Q1: 제 피부 성격이 어떤지 궁금해요. 어떻게 알 수 있나요?

A1: 앞서 소개한 체크리스트를 활용해 다음의 네 가지 기준에서 살펴보세요.

피부 성격을 파악하는 핵심은 네 가지 기준에서 내 피부가 어떤 반응을 보이는지 관찰하는 것입니다. 세안 후 T존이 기름지고 모공이 도드라진다면 지성형, 피부가 당기고 파운데이션이 들뜬다면 건성형일 가능성이 높습니다. 새 화장품에 자주 트러블이 나거나 햇빛에 쉽게 붉어진다면 민감형이고요. 앞서 소개한 체크리스트를 활용해 차근차근 확인해보시면 됩니다.

Q2: 복합적인 피부 성격은 어떻게 관리해야 하나요?

A2: 다중 레이어 관리로 심한 문제부터 차근차근 접근하세요.

예를 들어 'OSPW'처럼 여러 문제가 복합된 피부는 각 특성에 맞춘 '다중 레이어 관리'가 필요합니다. 유분 조절 + 저자극 진정 + 색소 케어 + 주름 관리 루틴을 균형 있게 설계하는 것이 핵심입니다. 한 번에 모든 것을 해결하려 하지 말고, 가장 심한 문제부터 차근차근 접근하는 것이 좋습니다.

Q3: 제품은 어떻게 골라야 하나요?

A3: 피부 성격을 알고 선택하세요.

피부 성격을 알고 나면 제품 선택이 훨씬 쉬워집니다. O형이라면 유분 조절 제품, S형이라면 무향·무알코올 저자극 제품, P형이라면 비타민C·나이아신아마이드 등 미백 성분, W형이라면 레티놀·펩타이드 등 주름 개선 성분이 포함된 제품을 우선 고려하시면 됩니다.

네, 충분히 가능합니다. 호르몬 변화, 스트레스, 나이, 환경 변화 등에 따라 피부 성격이 달라질 수 있어요. 특히 임신·출산이나 갱년기, 계절 변화 등의 시기에는 평소와 다른 반응을 보일 수 있으니, 주기적으로 다시 체크해보시는 것이 좋습니다.

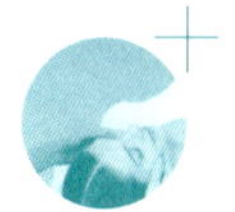

# 생활습관과 피부 노화 가속 요인

36세 프리랜서 디자이너 윤희 씨는 요즘 거울 속 자기 얼굴이 낯설게 느껴집니다. 코로나 이후 재택근무가 늘어나면서 생활 패턴이 완전히 바뀌었습니다. 클라이언트들의 급한 수정 요청 때문에 새벽 2~3시까지 작업하는 일이 잦아졌고, 마감이 다가올 때면 커피로 끼니를 대신하고, 스트레스를 달래려고 야식을 자주 시켜 먹었죠.

'분명 예전보다 좋은 화장품을 쓰고 있는데, 왜 피부가 이렇게 변했을까?'

거울을 볼 때마다 눈가 주름이 깊어지고, 피부 톤이 칙칙해지며 전체적으로 탄력이 떨어진 느낌이었습니다. 화상회의를 할 때 모니터에 비친 본인의 모습을 보면 충격이었어요.

친구들도 "요즘 많이 힘들어 보인다"라고 했습니다. 화장해도 피부가 푸석해 보이고, 파운데이션이 들떠서 오히려 피로해 보이는 인상이 되어버렸어요.

그 원인은 윤희 씨의 달라진 생활 습관에 있었습니다. 잦은 야근, 늦은 취침, 불규칙한 식사, 스트레스… 이런 작은 일상들이 쌓이면서 피부 노화의 속도를 눈에 띄게 앞당긴 것입니다.

# 피부 노화를 촉진하는 라이프 스타일

자동차를 오래 타다 보면 엔진과 브레이크만 관리한다고 해서 차가 새 것처럼 유지되지는 않습니다. 잘못된 운전 습관이 축적되면 부품이 더 빨리 닳는 것처럼, 피부도 마찬가지예요.

세안, 보습, 자외선 차단 같은 기본 관리만으로는 충분하지 않으며, 오히려 '잘못된 생활 습관'이 피부 나이를 몇 년, 심지어 10년까지도 앞당길 수 있습니다.

## 1. 피부 노화 가속 요인 여섯 가지

### 1) 1순위: 자외선 노출

피부 세포의 DNA를 손상시키고 콜라겐을 분해해 탄력을 저하시키며 색소 침착까지 유발합니다. SPF 30 이상의 자외선 차단제를 매일 사용하고, 2시간 간격으로 덧바르는 습관이 중요해요.

### 2) 2순위: 흡연 및 간접흡연

피부 내 당화산물 생성을 유도하고 콜라겐 손상과 탄성 저하를 가속화시킵니다. 금연과 함께 고지방·고당분 섭취를 줄이고, 항산화력이 높은 베리류 섭취가 도움이 됩니다.

### 3) 3순위: 고당분 식단, 가공식품, 과음

설탕과 가공식품, 음주는 피부 단백질의 당화를 일으켜 콜라겐을 경화시키고 탄력을 떨어뜨립니다. 혈당지수 55 이하의 식단 유지와 주 2회 '무가당 데이' 실천이 효과적이에요.

### 4) 4순위: 수면 부족(하루 6시간 미만)

성장호르몬 분비가 감소하고 피부 재생이 지연되며 다크서클이 심해집니다. 매일 일정한 시간에 잠드는 습관과 스마트폰 블루라이트 차단이 필요합니다.

### 5) 5순위: 만성 스트레스 및 디지털 과잉 노출

코르티솔 수치를 높이고 염증성 사이토카인을 증가시켜 피부 컨디션을 악화시킵니다. 90분 작업 후 10분 스트레칭, SNS 알림 제한, 주 1회 '디지털 디톡스'가 도움됩니다.

### 6) 6순위: 운동 부족

피부에 산소 공급이 줄어들고 진피층 두께가 감소해 피부가 얇고 푸석해집니다. 주 150분 이상의 중강도 유산소 운동과 주 2회 근력 운동을 병행하세요.

| | |
|---|---|
| 1 | 자외선(UV-A/B, 블루라이트) |
| 2 | 흡연·간접흡연 |
| 3 | 고당분·가공식품·과음 |
| 4 | 수면 부족(6시간 미만) |
| 5 | 만성 스트레스·디지털 과잉 |
| 6 | 운동 부족 |

피부 노화 가속 요인 여섯 가지

## 2. 습관 변화의 피부 반응 시간표

좋은 습관들은 서로 다른 속도로 피부에 변화를 가져다줍니다.

| 좋은 습관 | 1주 | 4주 | 6개월 |
| --- | --- | --- | --- |
| 자외선 차단 | 화끈거림 감소 | 톤업과 트러블 완화 | 기미 완화 |
| 규칙적인 수면 | 아침 부기 감소 | 다크서클 완화 | 잔주름 15% 감소 |
| 주 3회 유산소 운동 | 피부 톤 개선 | 윤기 향상 | 모공 12% 감소 |
| 저당 식단 | 피지 산화 억제 | 피부 당화 지표 개선 | 콜라겐 분해 9% 감소 |

습관 변화의 피부 반응 시간표

즉각적인 효과에만 집중하지 말고, 꾸준함을 통해 누적되는 개선 효과를 신뢰하는 것이 중요합니다.


## 피부 타입별 맞춤 처방전

같은 루틴이라도, 피부 코드에 따라 생활 습관 교정의 우선순위와 반응 속도는 달라집니다. 이 표는 MBTI처럼 구분된 네 가지 대표 피부 코드에 맞춰, 최우선으로 바꿔야 할 생활 습관과 추천 성분·시술, 그리고 한 달 내 체크 포인트까지 정리한 것입니다.

| OSPW형(지성·민감·색소·주름) | DSNW형(건성·민감·무색소·주름) |
| --- | --- |
| 최우선: SPF 사용과 당류 섭취 줄이기<br>추천: 아스코빌글루코사이드 세럼,<br>　　　 피코 토닝 레이저<br>목표: 한 달 후 색소 점수 개선 | 최우선: 충분한 수면, 실내 습도 50% 유지<br>추천: 고보습 MLE 마스크팩 주 2회,<br>　　　 저출력 LED 마스크<br>목표: 한 달 후 수분 지수 향상 |
| OSNT형(지성·민감·무색소·탄력) | DRPT형(건성·저항·색소·탄력) |
| 최우선: 디지털 디톡스와 규칙적인 운동<br>추천: 살리실산 0.5%와<br>　　　 알란토인 함유 진정 앰플<br>목표: 한 달 후 모공 크기 감소 | 최우선: 광노화 차단과 항산화 섭취<br>추천: 알부틴과 나이아신아마이드 성분,<br>　　　 IPL 시술<br>목표: 한 달 후 색소 점수 개선 |

## 피부 가속 페달 잠그기 21-Day 챌린지

스킨 케어 루틴만큼 중요한 것이 '생활 루틴'입니다. 이 챌린지는 평소 무심코 반복하던 피부 노화 가속 습관을 끊고, 피부 회복에 최적화된 생활 리듬을 만드는 데 목적이 있습니다.

21일은 뇌의 행동 회로가 바뀌기 시작하는 시점이자, 피부 장벽이 회복되고 진피 재구성이 서서히 관찰되는 기간입니다. 다음 체크리스트는 피부과 전문가들이 실제 환자에게 추천하는 핵심 생활 습관을 3단계(7일씩)로 나누어 구성했습니다.

### 1. 21-Day 스킨 케어 습관 챌린지

| Day 1~7 | Day 8~14 | Day 15~21 |
| --- | --- | --- |
| 매일 1.5L 물 + SPF 기록 | 23시 이전 취침 5일 | 설탕 없는 식단 5일 |
| 90분 작업: 10분 스트레칭 | 유산소 90분 달성 | 스마트폰 야간 모드 상시 |
| 손등 탄력 재측정 | 습관 기록 + 셀카 확인 | 전문가 상담 예약(선택) |

### [챌린지 활용법]

· 빈 칸을 체크하면서 뇌에 '성취 도파민'을 주입하세요.

· 21일 후 손등 탄력 테스트와  체크리스트 점수를 재측정해 보세요. 숫자가 달라지는 경험이 곧 '다음 단계 관리'의 강력한 동기부여가 됩니다.

21-Day 스킨 케어 습관 챌린지
https://naver.me/x5mQURlo

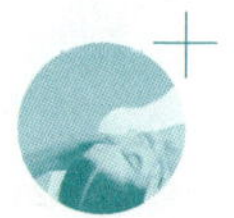

# 피부 타입별 맞춤 안티에이징 전략

55세 보험 FC 미진 씨는 요즘 피부 시술을 진지하게 고민 중입니다.

오랫동안 외근을 하며 고객들을 만나온 미진 씨는 최근 거울을 볼 때마다 변화를 실감하고 있어요. 특히 마스크를 벗었을 때 드러나는 깊어진 팔자주름과 목 주변의 세로줄들이 신경 쓰입니다. 20대, 30대 고객들과 상담할 때면 '나이가 확연히 드러나는 것은 아닐까?' 하는 생각이 자꾸 들죠.

얼마 전 동갑내기 친구가 "리프팅 받고 10년은 젊어 보인다"라며 자랑하는 모습을 보고 마음이 흔들렸습니다. 하지만 '이 나이에 시술이 과연 효과가 있을지, 지금 시작해도 너무 늦은 것은 아닐지' 하는 의문이 듭니다.

보통 50대가 되면 이러한 고민들을 하지만, 같은 50대라고 해도 피부 상태는 천차만별입니다. 결국 피부 관리는 '나이'만으로는 설명되지 않고, '타입'만으로도 충분하지 않아요. 이 장에서는 '연령 × 피부 MBTI 코드' 전략을 제안합니다.

## 연령과 성별에 따른 피부 변화 패턴

연령대는 피부의 변화 속도와 회복 탄력성, 시술 후 다운타임을 견딜 수 있는 여유를 결정합니다. 피부 MBTI 코드는 지금 가장 먼저 해결해야 할 피부 문제의 우선순위를 알려줍니다. 이 두 가지가 맞물려야 과도한 시술로 인한 손상이나, 효과 없는 홈케어에 시간과 비용을 낭비하는 일을 줄일 수 있습니다.

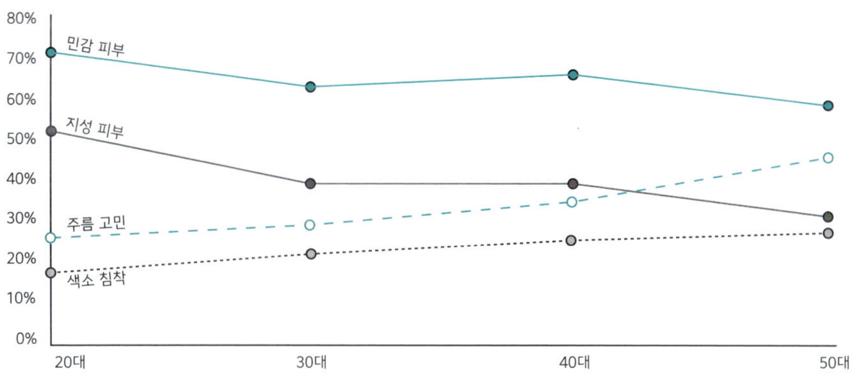


**연령별 여성 피부 변화 패턴**
(20대부터 50대까지, 여성 피부 고민의 변화 추이)

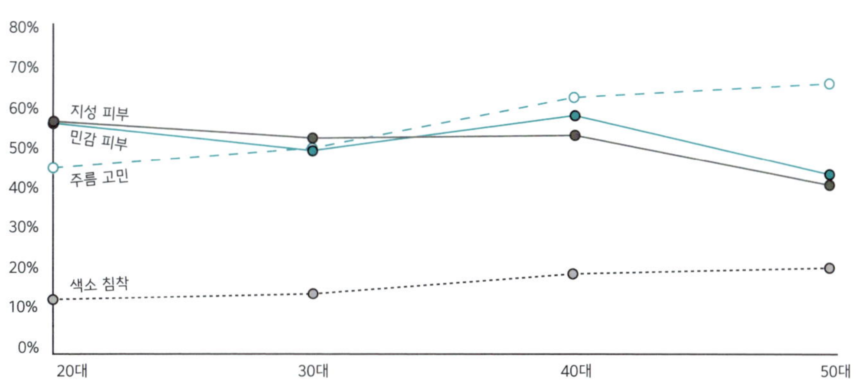


**연령별 남성 피부 변화 패턴**
(20대부터 50대까지, 남성 피부 고민의 변화 추이)

앞서 보신 그래프들을 통해 연령과 성별에 따라 피부 특성이 어떻게 달라지는지 확인할 수 있었습니다. 이런 변화 패턴을 이해하면 내 피부에 맞는 더 정확한 관리 전략을 세울 수 있어요.

여성의 피부 변화를 살펴보면 참 흥미로운 패턴이 보입니다. 20대에는 지성 피부로 고민하시는 분들이 많지만(52.9%), 나이가 들수록 이 비율이 점점 줄어들어 50대에는 32.8%까지 감소해요. 반면 30대에는 민감성 피부 고민이 정점을 찍고(65.2%), 색소 침착과 주름은 나이와 함께 꾸준히 증가하는 모습을 보입니다.

남성의 경우는 조금 다릅니다. 지성 피부 비율이 감소하긴 하지만 여성만큼 급격하지는 않아요. 20대 남성 중 57%가 지성 피부로 고민하고, 50대가 되어도 여전히 43.2%를 유지합니다. 그런데 놀라운 것은 주름 발생률이에요. 20대 남성도 이미 45%가 주름을 고민하고 있고, 50대에는 무려 68%까지 증가합니다.

가장 흥미로운 발견은 여성과 남성의 피부 변화 패턴이 완전히 다르다는 점입니다. 여성분들은 연령이 증가해도 비교적 일정한 피부 타입의 중심축을 유지하는 편이에요. 하지만 남성의 경우 20대에서 50대로 가면서 주요 피부 타입 자체가 크게 바뀝니다.

이런 차이를 왜 알아야 할까요? 단순히 '나이가 들었으니까 주름 관리를 해야겠다' 정도로 생각하기보다는, 내 성별과 연령대에 맞는 구체적인 관리 포인트를 찾을 수 있기 때문입니다. 예를 들어 30대 여성이라면 갑자기 늘어나는 민감성에 대비해야 하고, 40대 남성이라면 급격히 증가하는 주름 고민에 미리 대응하는 것이 좋겠죠.

결국 효과적인 피부 관리는 나이나 피부 타입 중 하나만 고려하는 것이 아니라, 내 연령대와 성별에 맞는 변화 패턴을 이해하고 그에 맞춰 전략을 조정하는 것입니다. 이렇게 하면 불필요한 관리는 줄이고, 정말 필요한 부분에 집중할 수 있어 훨씬 더 효과적인 결과를 얻을 수 있답니다.

## 연령별 피부 관리, 이렇게 달라져야 합니다

같은 관리를 해도 연령대에 따라 효과가 완전히 다릅니다. 각 연령에 맞는 맞춤 전략을 살펴보겠습니다.

### 1. 20대: '균형 잡기' 단계 - 예방이 최고의 치료

20대는 피부가 탱탱하고 회복력도 좋지만, 가장 혼란스러운 시기이기도 해요. 생리 주기에 따른 변화, 갑자기 늘어난 모공과 피지 때문에 고민이 많아지죠. "20대인데 벌써 주름이 보여요"라며 걱정하시는 분들이 많지만, 이 시기의 핵심은 '완벽하게 만들기'가 아니라 '건강한 균형 찾기'입니다.

아침에는 순한 세안제로 시작해서 가벼운 수분 공급과 자외선 차단으로 마무리하고, 저녁에는 하루 동안 쌓인 피지와 노폐물을 깔끔하게 정리하는 정도면 충분합니다. 센텔라, 나이아신아마이드 같은 순한 성분으로 시작하세요.

### 2. 30대: '보존하기' 단계 - 변화의 신호를 놓치지 않기

30대에 들어서면서 '어? 뭔가 달라졌는데?'라는 느낌을 받으시죠. 이때부터 콜라겐이 매년 조금씩 줄어들기 시작하고 회복 속도도 느려집니다.

"아직 시술받기에는 이른가요?"라는 질문을 자주 받는데, 제 답은 항상 "예방이 치료보다 쉽습니다."입니다.

특히 남성분들은 면도 자극과 스트레스로 인한 턱 부위 트러블이 늘어나는 시기입니다. 진정 중심의 관리와 가벼운 시술을 병행하시면 좋은 결과를 얻을 수 있어요.

### 3. 40~50대: '적극 대응하기' 단계 - 전문적인 접근 필요

40대부터는 단순한 홈케어만으로는 한계가 있습니다. 탄력 저하, 볼륨 감소, 색소 침착이 동시에 나타나기 시작하거든요. 40대는 '예민한 전조기', 50대는 '본격적인 변화기'라고 생각하시면 됩니다.

진료실에서 만나는 50대 환자분들을 보면, 꾸준히 관리한 분과 그렇지 않은 분의 차이가 정말 크게 느껴집니다. 늦었다고 생각하지 마시고, 지금이라도 시작하시면 분명 변화를 느끼실 수 있어요.

### 4. 60대 이후: '지키기' 단계 - 회복과 보호가 핵심

60대 이후에는 무리한 관리보다는 현재 상태를 잘 유지하고 보호하는 것이 중요합니다. 피부가 예민해지고, 특히 폐경 이후 호르몬 변화로 더욱 건조해지고 얇아집니다.

연령별 관리에서 가장 중요한 것은 '내 나이에 맞는 현실적인 목표'를 세우는 것입니다. 20대는 완벽을 추구하기보다 균형을, 30대는 예방을, 40대 이후는 적극적인 관리를 통해 자신만의 아름다움을 찾아가시길 바랍니다.

## 피부관리 플랜 짜기

### 1. 연간 관리 플랜, 이렇게 세워보세요

"1년 동안 어떻게 관리해야 할지 모르겠어요."

피부 관리는 '지금 당장 보이는 문제'만 해결하면 되는 것이 아닙니다. 계절에 따라 피부 상태가 달라지고, 나이에 따라 회복 속도도 변하기 때문에 장기적인 계획이 필요해요.

진료실에서 가장 효과적인 결과를 보이는 환자분들의 공통점은 바로 '계획적으로 관리하는 분들'입니다. 무작정 이것저것 다 해보는 분들보다, 자신에게 맞는 로드맵을 세우고 꾸준히 따라가는 분들이 훨씬 좋은 결과를 얻으시더라고요.

### 2. 분기별 관리 포인트

| 1분기(1~3월) – 기초 체력 다지기 | 2분기(4~6월) – 자외선 대비 체계 구축 |
| --- | --- |
| 겨울철이라 피부가 비교적 안정된 시기를 활용해서 기미 치료부터 시작했어요. 피코 토닝으로 색소를 정리하고, 가벼운 리프팅으로 탄력의 기본기를 다졌습니다. 홈에서는 레티놀을 천천히 적응시켜 나갔어요. | 봄철 자외선이 강해지는 시기라 색소 재발 방지에 집중했습니다. 스킨 부스터로 수분을 채우고, 비타민C 세럼으로 항산화 케어를 강화했어요. 환절기 민감성도 함께 케어했습니다. |
| 3분기(7~9월) – 본격적인 개선 작업 | 4분기(10~12월) – 마무리와 유지 |
| 여름 휴가 후 실 리프팅으로 턱선과 팔자주름 라인을 정리했습니다. 휴가철 자외선으로 인한 손상도 함께 개선하고, 펩타이드로 탄력 케어를 강화했어요. | 한 해 관리 효과를 유지하는 시기입니다. 가벼운 IPL과 토닝 레이저로 마무리하고, 항산화와 진정 성분으로 피부를 안정화시켰어요. |

## 3. 실제 사례 : 1년 관리 플랜

42세 직장인으로, 지성이면서 민감하고 기미와 잔주름이 동시에 고민이던 분의 사례입니다. 처음에는 "다 해결하고 싶어요"라고 하셨는데, 함께 현실적인 1년 계획을 세워드렸습니다.

결과적으로 김○○님은 1년 후 "피부가 확실히 달라졌다"라며 만족해하셨습니다. 무엇보다 "계획이 있으니까 안심된다"라고 하시더라고요.


## 4. 효과적인 피부 관리의 세 가지 원칙

효과적인 피부 관리를 위해서는 다음의 세 가지 요소가 필요합니다.

첫째, 현재 상태를 정확히 파악하는 것입니다. 지금 내 피부에 가장 시급한 문제가 무엇인지 알아야 해요. 색소가 급한지, 주름이 급한지, 아니면 민감성부터 해결해야 하는지 우선순위를 정하는 거죠.

둘째, 내 나이에 맞는 현실적인 목표 세웁니다. 20대처럼 빠른 회복을 기대하거나, 60대에 30대 피부를 원하는 것은 비현실적이에요. 내 연령대에서 가능한 최선의 상태를 목표로 해야 합니다.

셋째, 지속 가능한 방법을 선택해야 합니다.

아무리 좋은 관리라도 내 생활 패턴에 맞지 않으면 지속하기 어려워요. 직장인이라면 다운타임이 긴 시술보다는 꾸준한 홈케어와 가벼운 시술의 조합이 현실적입니다.

이 세 가지가 조화를 이룰 때 비로소 진정한 '나만의 맞춤 관리'가 완성됩니다. 무작정 비싼 시술이나 화장품에 의존하기보다는, 내 피부의 현재와 미래를 정확히 파악하고 차근차근 계획을 세워나가세요.

## 생활 습관 신호등 진단표(Lifestyle Quick Scan)

하루하루 우리가 선택하는 생활 습관은 피부 세포의 재생 능력, 염증 반응, 장벽 기능, 수분 유지력 등 피부의 '건강 수명'에 직결됩니다. 매일 반복되는 작은 습관이 장기적으로는 피부 나이를 결정짓는 강력한 요인이 되는 것입니다.

### 생활 습관 체크리스트(Lifestyle Traffic-Light Chart)

다음 항목 중 해당하는 것을 체크해보세요.

| 번호 | 항목 | 체크 |
|---|---|---|
| 1 | 하루 물 섭취 1L 미만 | ☐ |
| 2 | 주 3회 이상 단·가공식 섭취 | ☐ |
| 3 | 자외선 차단제 미사용·불충분 | ☐ |
| 4 | 흡연 또는 간접흡연 노출 | ☐ |
| 5 | 5시간 미만 수면이 주 3일↑ | ☐ |
| 6 | 만성 스트레스(스마트폰·업무) | ☐ |

생활 습관 체크

**[결과 해석]**

· 0~1개: 위험도가 낮아요.

· 2개: 주의가 필요한 단계입니다.

· 3개 이상: 피부 가속 노화가 진행 중일 수 있어 즉각적인 루틴 조정이 권장됩니다.

지금까지의 체크리스트와 테스트 결과를 바탕으로, 나의 피부 나이를 요약해보는 시간을 가져보세요. 이렇게 정리하면 자기 피부 상태를 한눈에 파악할 수 있어요.

---

**내 피부 나이 카드**

이 름: _______________

측정일: _______________

1. 체크리스트 점수: 총 _______개/10개

2. 탄력 복원 시간: _______ 초 → 예측 피부 나이: _______ 대

3. 생활 습관 위험 요인: _______ 개

---

## 1. 내 피부 나이 카드 만들기

먼저 기본 정보를 적어보세요. 이름과 측정일을 기록하고, 체크리스트에서 총 몇 개에 해당했는지, 탄력 복원 시간은 몇 초였는지, 생활 습관 위험 요인은 몇 개였는지 정리해보세요.

결과에 따라 세 가지 유형 중 어디에 해당하는지 확인해보세요.

유지형은 체크리스트 3개, 복원 2초 이하, 습관 위험 1개에 해당하는 경우예요. 이 경우 지금 루틴을 지속하면서 항산화와 광보호를 강화하시면 됩니다.

방어형은 체크리스트 4~6개, 복원 25초, 습관 위험 2~3개에 해당해요. 생활 습관을 교정하고 초기 관리 시술을 고려해보세요.

회복형은 체크리스트 7개 이상이거나 복원 5초 이상인 경우입니다. 피부과 원장님과 상담 후 복합 관리 전략을 설계하는 것이 좋아요.

## 2. 지속적인 관찰이 중요해요

기록한 피부 나이 프로필은 한 달 뒤 다시 점검해보는 것이 좋습니다. 생활 습관을 조금만 바꿔도 피부 점수나 복원 속도가 달라지는 것을 느낄 수 있고, 이는 놀라운 동기부여가 돼요. 피부는 생각보다 빠르게 반응하거든요.

하지만 한 달 후에도 수치가 나아지지 않거나, 오히려 악화된다면 전문가의 상담이 꼭 필요합니다. 이럴 경우에는 피부 장벽 손상, 호르몬 변화, 만성 염증 등 좀 더 깊은 문제가 숨어 있을 수 있기 때문이에요.

생활 습관·피부나이 통합 진단표
https://naver.me/FRuQJt3Z

# 피부 탄력의 세 기둥

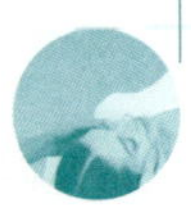

35세, 카페를 운영하는 지은 씨는 아침 오픈 준비를 하던 중 무심코 거울 앞에 멈춰 섰습니다. 마스크를 벗고 보니 눈가에 잔주름이 퍼져 있었고, 예전처럼 또렷하던 턱선은 어딘가 흐릿해 보였어요.

카페 일로 늘 바빠서 피부 관리에 소홀했던 것은 사실이지만, 이렇게 확연한 변화를 마주하니 당황스러웠습니다. 스마트폰으로 셀카를 찍어 보니 더욱 확실해졌어요. 20대 후반과 비교해볼 때 전체적으로 얼굴 윤곽이 처져 보이고, 피부에 탄력이 부족해 보였습니다.

하지만 이런 변화는 하루아침에 생긴 게 아니에요. 우리가 알아차리기 훨씬 전에, 피부 깊은 곳에서는 이미 보이지 않는 균열이 조용히 시작되고 있었던 거예요. 그 균열을 조용히 만들어가는 배경에는 피부의 지지대 역할을 하는 ECM이라는 시스템이 있어요.

콜라겐·엘라스틴·히알루론산으로 구성된 ECM은 피부를 떠받치는 뼈대이자, 탄성과 볼륨을 조절하는 중심축입니다.

## 피부 속 지지 구조물, ECM

우리가 피부를 탄탄하게 유지하고 잔주름 없이 매끄럽게 가꾸고 싶다면, 가장 먼저 이해해야 할 구조가 바로 ECM(세포외기질)입니다. 피부 겉이 아무리 말끔해 보여도, 속의 ECM이 무너지고 있다면 이는 마치 기둥이 썩어가는 건물과 다르지 않죠.

### 1. ECM의 세 가지 핵심 성분

ECM은 크게 콜라겐, 엘라스틴, 히알루론산이라는 세 가지 핵심 성분으로 이루어져 있습니다.

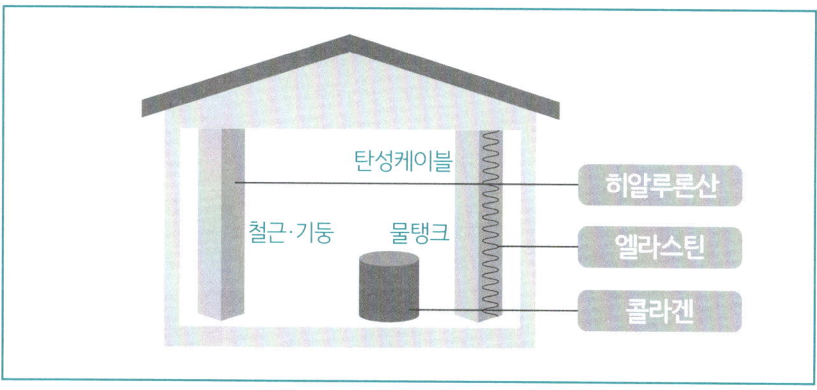


피부는 아파트, ECM은 그 설비 구조물

| ECM 성분 | 비유 | 주 역할 |
| --- | --- | --- |
| 콜라겐 | 철근·기둥 | 인장 강도, 구조 지지 |
| 엘라스틴 | 스프링 | 신축·되돌림 |
| 히알루론산 | 물탱크 | 수분 저장, 볼륨 |

ECM의 세 가지 성분

콜라겐은 피부 속의 철근이나 기둥처럼 단단한 구조를 형성해 외부 자극에도 쉽게 손상되지 않도록 하고, 우리가 흔히 말하는 '탄력'의 기반이 됩니다.

엘라스틴은 스프링처럼 피부가 늘어난 뒤 다시 제자리로 돌아오게 하는 복원력을 담당하며, 특히 눈가나 입가처럼 반복적으로 움직이는 부위의 회복 속도와 밀접한 관련이 있습니다.

히알루론산은 피부 속 수분을 저장하는 물탱크와 같은 존재로, 피부에 촉촉함과 볼륨감을 부여해 윤기 있고 탄탄한 인상을 유지하게 해줍니다.

## 속부터 시작되는 피부 균열

거울 속 잔주름이나 피부 탄력 저하가 갑자기 생긴다고 느끼셨나요? 사실 그 변화는 이미 피부 내부에서 몇 년 전부터 서서히 진행되고 있었던 결과입니다.

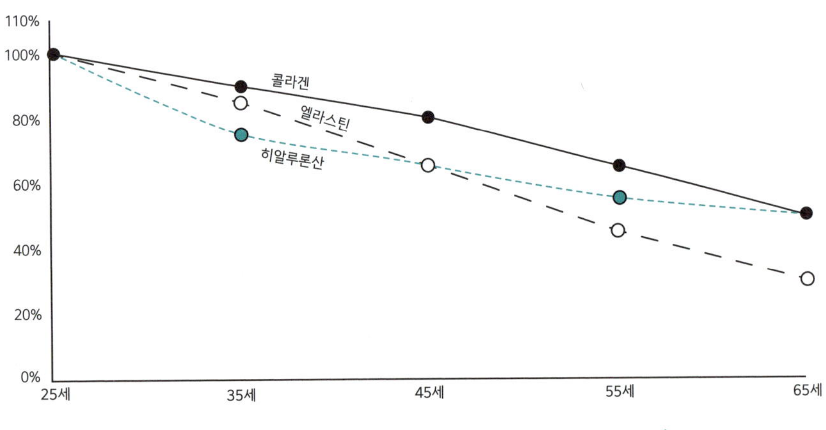


콜라겐, 엘라스틴, 히알루론산의 연령별 변화 추이[17]

특히 20대 중반부터 콜라겐은 매년 약 1%씩 자연 감소하고, 자외선에 자주 노출될 경우 그 속도는 최대 3배까지 빨라집니다. 이러한 변화는 3~5년 이상 누적되면 표면에 주름, 처짐, 탄력 저하로 서서히 드러나기 시작합니다.

## 1. 자외선이 가속 페달을 밟습니다

노화는 누구에게나 일어나는 자연스러운 현상이지만, 그 속도는 우리가 어떻게 관리하느냐에 따라 크게 달라집니다. 그중에서도 자외선은 정말 무서운 존재예요.

특히 UVA라는 자외선은 피부 깊숙이 들어가서 콜라겐을 분해하는 효소들을 활성화시킵니다. 그 결과 콜라겐 손실 속도가 무려 3배까지 빨라질 수 있어요. 실제로 햇빛에 자주 노출되는 얼굴 바깥쪽, 손등, 목 부위에서 처짐이나 피부 얇아짐이 더 빨리 나타나는 이유가 바로 이 때문입니다.

"선크림을 발라도 햇빛을 완전히 차단할 수는 없잖아요"라고 말씀하시는 분들이 있는데, 맞습니다. 하지만 70~80%라도 차단하는 것과 아무것도 안 바르는 것은 10년 후 완전히 다른 결과를 만들어냅니다.

## 2. '피부 나이'가 실질 건강 나이인 이유

많은 분이 피부 관리를 단순히 '외모를 위한 것'이라고 생각하시는데, 사실은 그보다 훨씬 깊은 의미가 있습니다.

우리 몸의 피부, 혈관, 뼈는 모두 콜라겐과 엘라스틴이라는 동일한 구조 단백질로 이루어져 있어요. 즉, 피부에서 이런 성분들이 줄어든다는 것은 혈관과 뼈에서도 같은 변화가 일어나고 있다는 신호입니다.

2024년 분자생물학 리뷰[18]에 따르면, ECM 탄성 저하는 심혈관 질환 위험도를 중요한 요인으로 지목하기도 했습니다. 즉, '겉보다 속이 먼저 늙는다'라는 말은 단순한 속담이 아니라, 실제 건강을 경고하는 신호일 수 있습니다.

그래서 의사로서 환자분들에게 항상 말씀드리는 것이 '피부 관리는 외모 관리가 아니라 건강 관리'라는 점입니다. 건강한 피부를 유지한다는 것은 전체적인 몸의 건강을 지킨다는 의미이기도 하거든요.

### 성분별 관리법

### 1. 콜라겐: 피부를 지탱하는 튼튼한 기둥

콜라겐이 뭔지 궁금해하는 분들이 많으세요. 간단히 말하면 콜라겐은 피부의 뼈대 같은 존재예요. 건물로 치면 철근 콘크리트 구조물이고, 우리 몸으로 치면 근육과 뼈를 감싸고 있는 튼튼한 막이라고 생각하시면 됩니다. 시간이 지나면서 이 기둥들이 무너지기 시작하면 피부가 꺼지고 주름이 생기죠.

### 2. 콜라겐을 지키는 똑똑한 다섯 가지 습관

나이가 들어감에 따라 콜라겐이 줄어드는 것은 어쩔 수 없지만, 그 속도를 늦추는 것은 전적으로 우리의 선택에 달려 있어요. 실제로 같은 나이라도 콜라겐을 잘 지켜온 분은 30대에도 20대 같은 피부를 유지하시거든요.

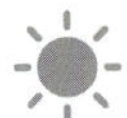
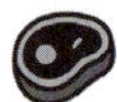
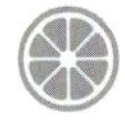
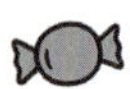
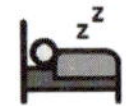



콜라겐을 지키는 똑똑한 다섯 가지 습관

## 3. 엘라스틴: 피부 탄력의 고무줄

콜라겐이 단단한 기둥이라면, 엘라스틴은 유연함을 주는 스프링입니다. 웃거나 찡그린 후에도 피부가 원래 모습으로 돌아오는 그 힘이 바로 엘라스틴 덕분이에요.

엘라스틴은 피부 속에서 차지하는 비율이 겨우 2~4%밖에 안 되지만, 피부 탄력의 전부를 좌우합니다. 20대 후반부터 만드는 능력이 급격히 떨어지지만, 30대 이후에도 약 15% 정도의 생성 능력은 남아 있어 적절한 관리로 회복할 수 있습니다.

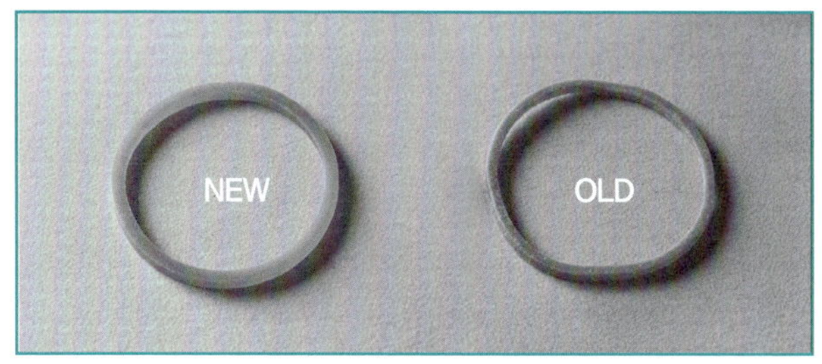


새 고무줄 vs 낡은 고무줄

## 4. 엘라스틴 회복을 위한 세 가지 방법

다행히 엘라스틴은 완전히 사라지지는 않아요. 30대 이후에도 약 15% 정도의 생성 능력은 남아 있거든요. 적절한 자극과 관리를 해주면 어느 정도 회복이 가능합니다.

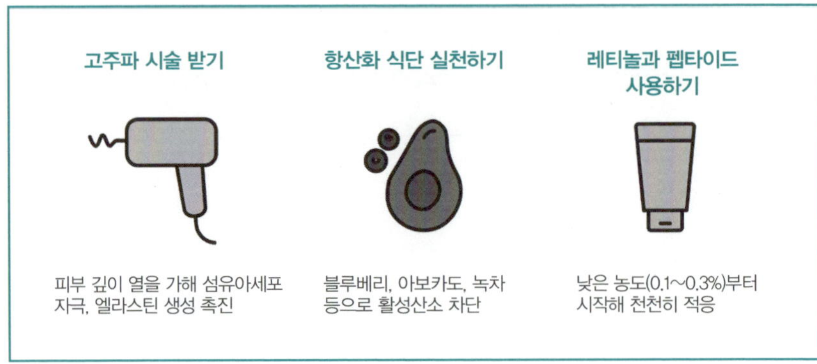



엘라스틴 회복을 위한 세 가지 방법

## 5. 히알루론산: 피부 속 1,000배 수분 자석

"크림을 발라도 금세 건조해져요."

이 고민의 핵심은 바로 히알루론산 부족입니다. 촉촉한 피부의 비결은 겉에서 바르는 크림이 아니라, 피부 속에서 수분을 꽉 붙잡고 있는 능력에 있어요.

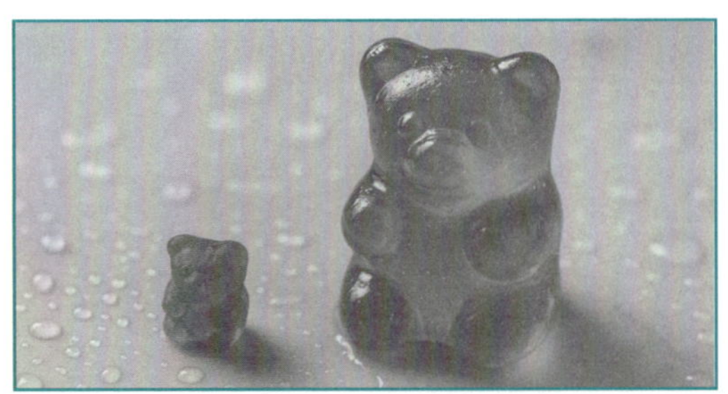

수분을 머금은 곰 젤리

히알루론산은 자신의 무게보다 무려 1,000배나 많은 수분을 끌어당길 수 있습니다. 곰 젤리가 물을 머금고 부풀어 오르는 것처럼, 히알루론산이 수분을 머금으면 피부가 탱탱하고 촉촉해집니다.

### 1) 히알루론산 상태 체크법

· 손등 당기기 테스트: 손등 피부를 들어 올렸다 놓아서 3초 이상 걸리면
  40% 이상 감소 상태
· 화장 밀착도: 파운데이션이 들뜨거나 뭉치면 진피 수분 부족 신호
· 속건조 체크: T존은 번들거리는데 속이 당기면 수분 부족형 지성 피부

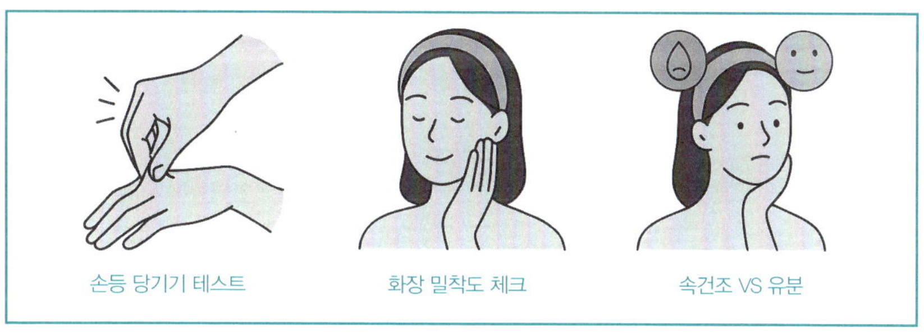


히알루론산 상태 체크법

### 2) 히알루론산 회복 세 가지 방법

히알루론산 회복을 위한 세 가지 전략은 외부 수분 공급, 직접 주입, 내부
관리입니다.

· 보습과 습도 관리: 히알루론산이 함유된 제품 사용, 실내 습도는 50%
  이상 유지
· 스킨 부스터 시술: 히알루론산을 피부에 직접 주입해 수분 저장고 보충
· 수분과 항산화 식단: 오이, 토마토, 연어 등 수분과 항산화 성분이 풍부
  한 음식, 음식과 비타민C를 함께 섭취

30대 중반부터 급격히 줄어들기 시작해 65세가 되면 25세 때의 30%밖에 남지 않지만, 적절한 관리를 하면 분명히 개선될 수 있습니다.

**스킨 케어 vs 시술, 언제 뭘 선택해야 할까요?**

"화장품도 꾸준히 바르고 마스크팩도 열심히 하는데, 왜 피부는 그대로일까요?"

"시술은 뭔가 거창하고 부담스럽게 느껴져요. 언제쯤 시작해야 하나요?"

진료실에서 정말 자주 듣는 질문이지만, 답은 생각보다 간단해요. 스킨 케어와 시술은 목적이 서로 다르거든요.

### 1. 스킨 케어는 '유지', 시술은 '개선'

헤어 케어로 비교해보면 이해하기 쉬워요. 매일 하는 샴푸와 트리트먼트는 모발을 건강하게 유지하는 역할이고, 미용실에서 하는 커트와 염색은 스타일을 확실하게 바꾸는 역할이죠.

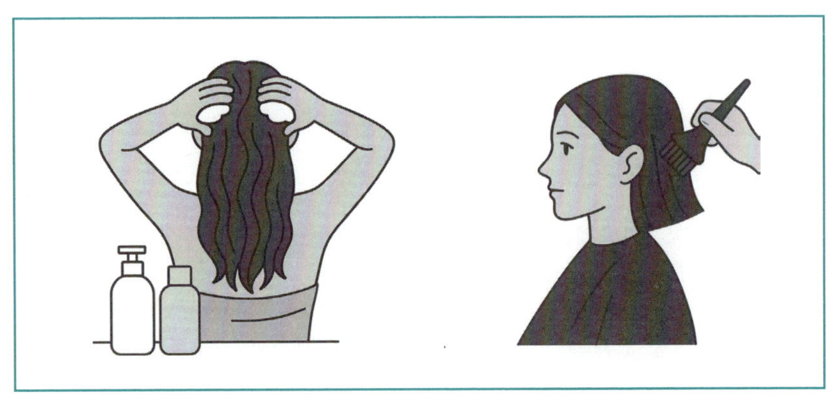

스킨 케어는 '샴푸와 트리트먼트', 시술은 '커트와 염색'

스킨 케어는 매일매일의 '유지 관리'입니다. 피부 장벽을 보호하고, 콜라겐과 엘라스틴이 무너지지 않도록 지켜주는 역할을 해요. 시술은 이미 생긴 색소, 주름, 탄력 저하 등을 '직접 고치는' 역할을 맡고요.

## 2. 스킨 케어로 가능한 범위는 어디까지일까요?

피부 고민별로 스킨 케어가 가능한 범위와 시술이 필요한 시점을 다음과 같이 정리할 수 있습니다.

| 색소 관리 | 스킨 케어 | 미백 세럼, 자외선 차단제, 비타민C로 새로운 기미나 잡티 예방 |
| --- | --- | --- |
| | 시술 | 1개월 이상 고착된 색소는 레이저나 IPL |
| 탄력 관리 | 스킨 케어 | 펩타이드나 저농도 레티놀로 콜라겐 합성 자극, 미세한 주름 예방 |
| | 시술 | 턱선이나 눈가 처짐이 눈에 띄면 HIFU나 고주파 |
| 보습 관리 | 스킨 케어 | 히알루론산, 글리세린 함유 제품으로 피부 수분 유지 |
| | 시술 | 제품을 발라도 속건조가 지속되면 스킨 부스터 |
| 모공 관리 | 스킨 케어 | BHA(살리실산) 같은 각질 제거 성분으로 초기 모공 늘어짐 관리 |
| | 시술 | 모공이 그림자처럼 깊게 파이면 탄력 회복 중심 시술 |
| 주름 관리 | 스킨 케어 | 자외선 차단과 항산화 성분으로 주름 예방 |
| | 시술 | 표정을 짓지 않아도 주름이 남는 '정적 주름'이 보이면 콜라겐 자극 시술이나 보톡스 |

스킨 케어 가능 범위와 시술 필요 시점

## 3. 진짜 중요한 것은 '조합'

"이 시술을 받으면 이제 크림은 안 발라도 되죠?"라고 묻는 분들이 많은데, 절대 그렇지 않아요. 레이저 후에 항산화 루틴을 병행하고, 스킨 부스터 후에 수분 케어를 꾸준히 이어갈 때 비로소 피부가 젊게 보이는 변화를 보여줍니다. 스킨 케어는 '지속력', 시술은 '가시성'이라는 점을 기억하세요.

우리가 바라는 피부의 조건은 탄력, 촉촉함, 윤기입니다. 이 모든 것은 피부 속 콜라겐, 엘라스틴, 히알루론산이라는 '보이지 않는 삼총사'가 제 역할을 해낼 때 가능해요.

다음 내용은 실천해야 할 생활 루틴과 스스로 점검할 수 있는 체크 항목을 함께 정리한 것입니다.

## 1. 매일 실천할 수 있는 ECM 보호 루틴

· SPF 30 이상 매일 바르기: 콜라겐 분해를 막는 가장 기본적인 방법이에요. 2~3시간 간격으로 덧발라주세요.

· 단백질과 비타민C 충분히 섭취하기: 콜라겐 합성을 위한 재료 공급이에요. 고기, 생선, 달걀과 함께 과일, 채소도 골고루 드세요.

· 레티놀과 펩타이드 홈케어: 주 3~5회 정도 사용해서 엘라스틴 재생을 도와주세요.

· 정기적인 수분 관리: 분기별 스킨 부스터와 매일 수분 크림으로 히알루론산을 보충해주세요.

· 충분한 수면과 건강한 식단: 당분을 줄이고 항산화 식품을 늘려서 ECM 전체를 보호해주세요.

가장 중요한 것은 일관성입니다. 하루 이틀로는 변화를 느끼기 어렵지만, 꾸준히 지속하면 6개월 후에는 분명히 다른 피부를 만날 수 있어요.

## 2. 5초 만에 하는 ECM 체크리스트

다음 체크리스트는 지금 내 피부 상태와 루틴 점검이 필요한지를 빠르게 확인할 수 있는 간단한 자가 진단 도구입니다.

| 루틴 항목 | 설명 | 체크 |
|---|---|---|
| SPF 30 이상 매일 바르기 | 자외선에 의한 콜라겐 분해를 막는 기본 습관.<br>2~3시간 간격으로 덧바르기 필수. | ☐ |
| 단백질 + 비타민C 섭취 | 콜라겐 합성 재료 공급.<br>고기·생선·달걀 + 과일·채소 균형 있게 섭취. | ☐ |
| 레티놀·펩타이드 홈케어 | 주 3~5회 사용해 엘라스틴 재생과<br>피부 탄력 회복 도움. | ☐ |
| 정기적 수분 관리 | 매일 수분 크림, 분기별 스킨 부스터 등으로<br>히알루론산 보충. | ☐ |
| 충분한 수면·건강한 식단 | 당분 줄이고 항산화 식품 늘려<br>ECM 전반을 보호. | ☐ |

**[결과 해석]**

· 4개 이상 : 현재 루틴 유지, 아주 잘하고 계십니다.

· 2~3개 : 루틴 점검 & ECM 집중 관리 시작 시점입니다.

· 1개 이하 : ECM 회복 전략을 적극적으로 고민해야 할 때입니다

### 기억해야 할 핵심 원칙

피부 관리는 복잡해 보이지만, 사실 몇 가지 기본 원칙만 지켜도 흐름이 크게 달라집니다. 다음의 세 가지 원칙은 어떤 피부 타입이든 공통으로 적용되는 가장 실용적인 기준입니다.

첫째, 내 피부를 정확히 아는 것부터 시작하세요. 피부 MBTI를 통해 자기 피부 성격을 파악하고, 현재 피부 나이를 측정해보세요. 남들이 좋다고 하는 제품이 아닌, 내 피부에 맞는 관리법을 찾는 것이 가장 중요합니다.

둘째, 작은 변화부터 시작하세요. 하루아침에 모든 것을 바꾸려 하지 마세요. 자외선 차단제 하나, 충분한 수면 하나씩 생활에 정착시켜 나가다 보면 6개월 후에는 분명 다른 피부를 만날 수 있습니다.

셋째, 스킨 케어와 시술의 역할을 구분하세요. 스킨 케어는 예방과 유지, 시술은 개선과 회복입니다. 둘 중 하나만으로는 완성되지 않으며, 적절한 조합이 최고의 결과를 만들어냅니다.

20대의 피부로 되돌아갈 수는 없지만, 지금 나이에서 가장 건강하고 아름다운 피부로 만들 수는 있습니다. 피부 나이를 실제 나이보다 5~10년 젊게 유지하는 것, 그것만으로도 충분히 의미 있는 변화입니다.

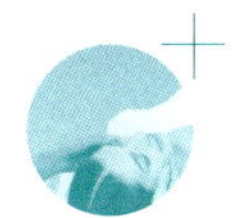

# 연예인 피부의 비밀, 스킨 부스터

"아침에 일어나면 이미 화장한 것 같아요."

최근 한 인터뷰에서 35세 배우 김모 씨는 이렇게 말했습니다. 드라마 촬영으로 강한 조명과 진한 메이크업을 반복하는 과정에서도 그녀의 피부는 언제나 맑고 윤기가 흘렀습니다. 동료 배우들이 "어떻게 그렇게 피부가 좋냐?"라고 물어볼 정도였죠.

하지만 이런 피부가 단지 타고난 유전자의 결과일까요? 김모 씨는 솔직하게 털어놨습니다.

"20대 때는 정말 아무것도 안 해도 괜찮았는데, 30대 들어서는 확실히 달라지더라고요. 촬영 스케줄이 빡빡할 때는 피부가 금세 지쳐 보였어요."

그때부터 그녀가 찾아낸 해답이 바로 스킨 부스터였습니다.

"스킨 부스터는 제 피부 루틴에서 빠지지 않는 핵심이에요. 아무리 좋은 화장품을 써도 한계가 있더라고요."

## 셀럽들의 비밀 무기, 스킨 부스터

실제로 2025년 대한피부과학회 설문에 따르면, 피부 광채를 유지하기 위해 스킨 부스터를 정기적으로 맞는 연예인은 68%에 달합니다. 보습 크림과 마스크팩만으로는 만들 수 없는, '속에서부터 빛나는 피부'를 위한 방법으로 스킨 부스터가 표준 관리 루틴이 된 것이죠.

진료실에서 만나는 환자분들도 "연예인처럼 피부가 좋아지고 싶어요"라고 말씀하시는 경우가 많은데, 그 비결은 '원래 타고난 피부'가 아니라 제때 정확한 방식으로 속을 채우는 관리에 있습니다.


### 1. 겉보다 속을 채우는 주사

피부는 표피, 진피, 피하지방으로 이루어진 3층의 복합 구조입니다. 일반적인 스킨 케어는 대부분 피부의 가장 바깥층인 '표피'에 작용하지만, 피부 탄력과 윤기, 잔주름과 같은 본질적인 변화는 '진피층'에서 비롯됩니다.

| 피부층 | 주요 역할 | 스킨 부스터 적용 범위 |
| --- | --- | --- |
| 표피<br>(Epidermis) | 외부 자극 차단<br>수분 손실 방지<br>색소 생성·각질 조절 | 직접 주입 불가 |
| 진피<br>(Dermis) | 콜라겐·엘라스틴 생성<br>수분 저장<br>피부 탄력 유지 | 주요 타깃층 |
| 피하지방층<br>(Subcutaneous fat) | 체온 유지<br>볼륨 유지<br>충격 완화 | 제한적 적용 |

피부 층별 역할과 스킨 부스터 적용 범위

스킨 부스터는 이 진피층을 정확히 타깃으로 합니다. 33G 이상의 초미세

바늘을 사용해 진피 중간 깊이까지 유효 성분을 직접 주입함으로써, 피부 기초 체력에 영향을 미치는 세포외기질에 직접 작용합니다.

### 스킨 부스터란 무엇인가요?

"수분 주사랑 뭐가 다른가요?"

"왜 피부가 정말 좋아졌다는 느낌이 드는 거죠?"

스킨 부스터는 간단히 말해, 피부 속에 직접 영양을 채워 넣는 '피부 체력 주사'입니다. 하지만 겉보기보다 훨씬 복합적인 작용 메커니즘을 갖고 있습니다. 스킨 부스터란 '피부 영양 주사'입니다. 일반 화장품이 피부 표면을 코팅하는 데 그친다면, 스킨 부스터는 진피층을 직접 타깃으로 하는 시술입니다. 피부의 기능성 성분을 33G 이상의 초미세 바늘을 이용해 피부 깊숙한 층까지 직접 주입해 피부 본연의 활력을 끌어올리는 것이 핵심입니다.

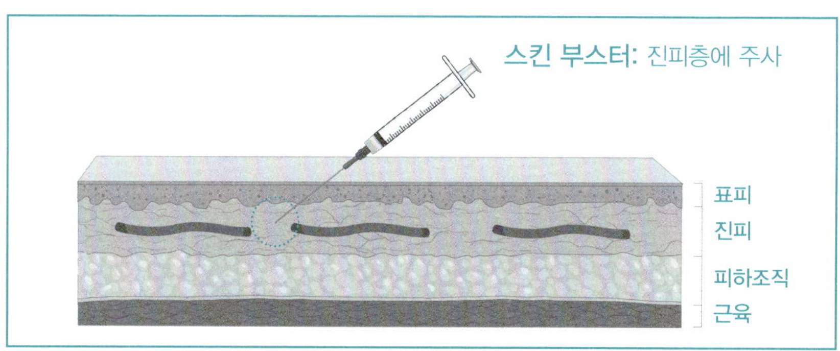


진피층에 주입되는 주사 바늘 단면도

| 성분 | 주 타깃 | 작용 핵심 | 추천 대상 |
| --- | --- | --- | --- |
| HA(히알루론산) | 수분 저장 | 진피 내 수분 밀도 증가 | 속건조, 화장 들뜸 피부 |
| PN/PDRN | 재생 유도 | 세포 회복 및 진정 촉진 | 민감성, 홍조, 잔주름 피부 |
| PDLLA/PLLA | 콜라겐 생성 | 진피 두께·탄성 증가 | 꺼짐형, 탄력 저하 피부 |

스킨 부스터 주요 성분 3종

스킨 부스터란 피부에 필요한 영양 성분을 직접 채워줘 피부 노화를 늦추고, 탄력과 수분을 되찾아주는 최신 관리법입니다. 과학적으로 효과가 반복 확인되고 있어, 건강하고 젊은 피부로 가는 '지름길'이라고 할 수 있죠!

## 1. 셀럽들이 빠지는 이유 – 다섯 가지 체감 변화

"아침에 쿠션 안 발라도 반짝여요."

"요즘은 화장할 때 스트레스가 확 줄었어요."

스킨 부스터 시술 후 환자들이 가장 자주 하는 말입니다. 이 시술의 가장 큰 강점은 단순히 '좋아진 것 같다'라는 느낌이 아니라, '스스로 느끼는 확실한 변화'가 비교적 빠르게 나타난다는 점입니다.

특히 시술 후 1~2주 이내, 많은 분이 다음과 같은 다섯 가지 변화를 직접 체감합니다.

· 촉촉함: 진피 내 히알루론산이 보충되면서 화장품이 겉돌지 않고 자연스럽게 밀착됩니다.

· 탄력감: 진피 구조가 촘촘해지며 처졌던 볼살이나 턱선 부위가 살짝 '들리는 듯한' 느낌을 받습니다.

· 잔주름 완화: 눈가·입가·미간의 미세 주름이 완화되며 메이크업 시 컨실러 사용이 줄어듭니다.

· 모공 개선: 피붓결이 정돈되고 모공 그림자가 완화되면서 모공 프라이머 의존도가 낮아집니다.

· 피부 톤 개선: 속에서부터 수분과 탄력이 올라가면 빛 반사가 고르게 퍼지며 칙칙했던 피부가 투명함을 되찾습니다.

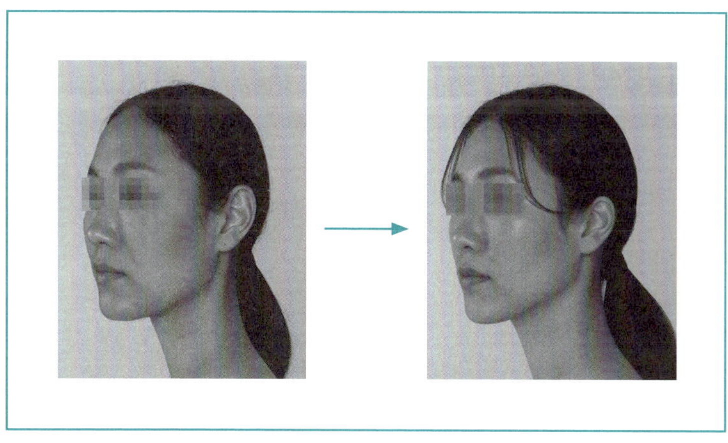

잔주름, 피붓결, 색소 호전

## 2. 나에게 맞는 스킨 부스터 선택 가이드

스킨 부스터는 하나의 제품이 아닙니다. 내 피부가 어떤 성분을 가장 필요로 하는지 파악하면, 선택은 훨씬 쉬워져요. 다음 질문을 통해 확인해보세요.

Q1: 화장이 자꾸 들뜨고, 잘 안 먹어요.

A1: 수분 부족이 원인입니다.

파운데이션이 밀리고, 세안 후 속 당김이 자주 느껴진다면 수분 부족이 원인일 가능성이 높습니다. 이런 분들에게는 히알루론산(HA)이 포함된 스킨 부스터를 추천해요. 히알루론산은 수분 저장력을 강화하고 피부 밀도를 회복시켜 화장 밀착력을 개선해줍니다. HA 함유 세럼을 아침 루틴에 추가하거나, 물광 스킨 부스터를 월 1회 정도 받아보세요.

Q2: 자극받으면 금방 붉어지고 민감해요.

A2: 피부 재생과 진정이 필요합니다.

열감이 쉽게 오르고, 작은 자극에도 트러블이 올라온다면 피부 재생과 진정이 필요한 상태입니다. 이때는 PN/PDRN(연어 DNA) 성분이 효과적이에요. 피부 재생을 촉진하고, 진정 효과를 주며, 장벽 회복에 도움을 줍니다. 연어 DNA 성분이 포함된 앰플을 저녁에 사용하거나, 재생 스킨 부스터를 2~3개월 간격으로 받아보세요.

Q3: 얼굴이 꺼져 보이고 윤곽이 흐려졌어요

A3: 볼륨과 탄력 회복이 필요합니다.

볼이나 눈 밑이 꺼진 느낌이 들고, 옆모습이 납작하고 퍼져 보인다면 볼륨과 탄력 회복이 필요합니다. PDLLA 성분이 적합한데, 콜라겐 생성을 자극해 볼륨을 복원하고 윤곽을 강화해줘요. 콜라겐 부스팅 크림을 꾸준히 사용하거나, PDLLA 스킨 부스터를 6개월 간격으로 받아보세요.

복합 증상이 있다면 두 가지 성분을 병행하거나 루틴을 나누어서 적용해도 좋습니다. 복잡한 설명보다, 피부가 보여주는 첫인상이 가장 정확한 진단 도구예요.

## 3. 시술 과정 – 15분 체험기

"바늘이 무서워서 걱정돼요."

"점심시간에 시술받고 바로 출근해도 될까요?"

스킨 부스터에 대한 많은 고민은 대부분 '막연한 두려움'에서 시작됩니다. 하지만 실제 시술은 생각보다 훨씬 간단하며, 통증이나 부기도 예상보다 적어 많은 분이 "생각보다 별것 아니네요"라고 말하곤 합니다.

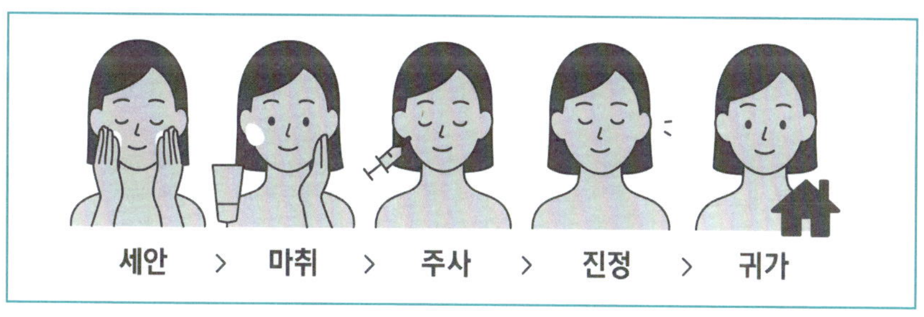


스킨 부스터 5단계 시술 플로우

실제로 스킨 부스터는 대략 1시간 정도 소요됩니다. 이 중 마취 크림을 기다리는 시간이 가장 길고, 실제 주사를 맞는 시간은 10분 내외로 정말 짧아요.

세안 후 마취 크림을 바르고 30~40분 정도 기다리는 동안 책을 읽거나 스마트폰을 보며 시간을 보낼 수 있습니다. 마취가 충분히 되면 의료진이 초미세 바늘로 얼굴 전체에 성분을 주입하는데, 이때 따끔한 정도의 통증만 느껴집니다. 시술이 끝나면 냉찜질이나 진정 관리로 열감을 가라앉힙니다. 귀가 후에는 보습과 선블럭에 신경을 써주시면 좋습니다.

## 4. 스킨 부스터 효과 오래 유지하는 세 가지 전략

스킨 부스터는 '한 번 맞고 끝'이 아닙니다. 시술 효과는 평균 3~6개월 지속되지만, 생활 습관에 따라 2배 이상 차이가 날 수 있어요.

### 1) 수분 루틴: 물 2L + 보습 유지

히알루론산은 수분을 끌어당기는 자석이지만, 몸에 물이 부족하면 제 기능을 못 합니다. 하루 물 2리터는 기본으로 마시고, 히알루론산·글리세린·판테놀이 함유된 수분 크림을 꾸준히 발라주세요.

### 2) 자외선 차단: SPF 50+ 습관화

자외선은 콜라겐을 파괴하고 스킨 부스터 효과를 빠르게 소모시키는 가장 큰 원인입니다. SPF 50+ / PA+++ 제품을 외출 30분 전에 바르고, 2~3시간마다 덧발라주세요.

### 3) 3개월 주기 부스터 리필

헤어 염색이나 네일처럼, 스킨 부스터도 주기적으로 채워줘야 효과가 누적됩니다. 꾸준히 관리할 때 훨씬 자연스럽고 지속적인 변화를 경험할 수 있어요.

## 5. 시술 주기

스킨 부스터는 운동이나 영양제처럼, '한 번'보다 '주기'가 중요하고, '어떻게 누적되느냐'가 피부 변화를 좌우합니다. 실제로는 다음과 같은 단계별 접근이 필요합니다.

### 1) 집중 시술기(처음 3회)

4주 간격으로 3회 정도 받으면 피부 속 ECM이 활성화되고, 수분 저장 능력이 눈에 띄게 향상됩니다.


### 2) 유지 시술기

3~6개월마다 한 번씩 받으면 좋은 상태를 계속 유지할 수 있어요. 피부 상태나 계절에 맞춰 성분을 조절하기도 합니다.


## 6. 비용 가이드

고가의 화장품을 계속 바꿔가며 사용하는 것보다 오히려 경제적일 수 있습니다. 특히 효과가 눈에 보이고, 지속되는 점을 고려하면 가성비가 좋은 편이에요.


### 1) 구체적인 비교

예를 들어, 한 달에 20~30만 원씩 프리미엄 스킨 케어 제품을 구입한다면 1년에 240~360만 원이 소요됩니다. 반면 스킨 부스터를 3개월마다 1회씩 받는다면 연간 비용이 이와 비슷하거나 오히려 더 적을 수 있어요.


### 2) 장기적 관점

무엇보다 화장품은 사용을 중단하면 효과가 바로 사라지지만, 스킨 부스터는 진피층 구조 자체를 개선하므로 효과가 더 오래 지속됩니다. 특히 집중 시술기 이후에는 유지 관리 빈도를 줄일 수 있어 장기적으로는 더 경제적이죠.

실제로 많은 셀럽이 촬영 시즌이나 공식 행사 전, 또는 분기별 정기 루틴으로 스킨 부스터를 활용하고 있습니다. 즉, 빠른 효과와 일정한 유지력이 동시에 필요한 상황에서 매우 실용적인 선택지라는 뜻이에요.

중요한 것은 내 피부 상태와 라이프 스타일에 맞는 주기를 찾는 것입니다. 바쁜 직장인이라면 3개월마다, 피부 관리에 더 신경 쓰고 싶다면 2개월마다 받는 식으로 조절할 수 있어요.

## 7. 한눈에 보는 '피부 주사' 지도

"요즘 피부 주사 종류가 너무 많아서 뭐가 뭔지 모르겠어요."

"물광주사, 연어주사, 콜라겐주사… 다 같은 것인가요?"

스킨 부스터는 '어떤 성분이 어떤 깊이에서 어떤 작용을 하느냐'에 따라 구분하는 것이 정확합니다. 중요한 것은 내 피부 상태를 정확히 파악하는 것입니다. 단순히 "연예인이 받는다더라" 같은 정보보다는, 지금 내 피부가 가장 필요로 하는 것이 무엇인지 먼저 생각해보세요.

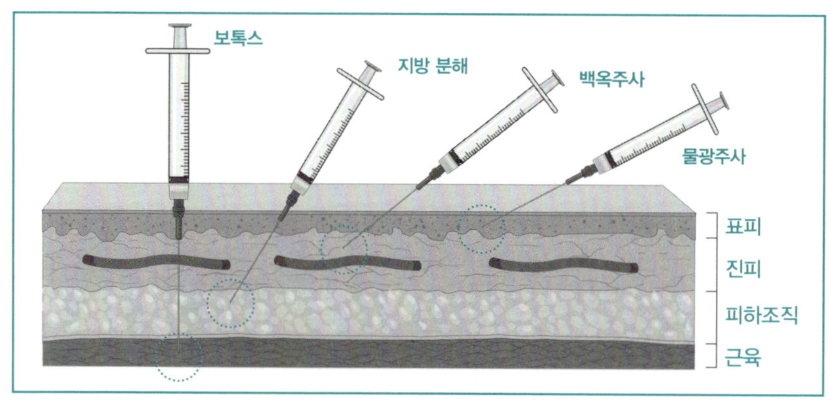


한눈에 보는 피부 주사

| 고민 | 추천 주사 | 이유 |
| --- | --- | --- |
| 화장이 자꾸 들뜸 | HA(히알루론산) | 진피 수분 밀도 증가 |
| 피부가 예민하고 민감 | PN / PDRN | 장벽 강화 + 염증 억제 |
| 얼굴선이 납작하거나 꺼져 있음 | PDLLA | 콜라겐 재생 + 볼륨 복원 |
| 색조보다 결/윤기가 고민 | 복합형(PN+HA) | 수분 + 탄력 + 재생 동시 타깃 |

피부 고민별 추천 주사

## 피부 건강 상태 점검하기

"화장은 덮개, 스킨 부스터는 기초 체력입니다."

스킨 부스터의 본질은 이 문장으로 정의할 수 있습니다. 겉을 예쁘게 꾸미는 것도 중요하지만, 피부 속이 건강하지 않으면 결국 무너지기 마련이라는 뜻이죠.

스킨 부스터는 화장품도, 필러도 아닙니다. 정확히 말하면, 피부의 '세포 대사력을 끌어올리는 주사'예요. 히알루론산은 피부에 수분을 채우고, PN은 세포 재생을 도우며, PDLLA는 피부 속 콜라겐 공장을 깨웁니다. 이러한 성분들이 진피층에서 작용하면서 피부가 스스로 회복하는 능력을 지원합니다.

그렇다면, 지금 내 피부 속은 얼마나 건강할까요? 세안 후에도 당김 없이 촉촉한가요? 화장하지 않아도 윤기가 돌고, 최근 찍은 사진 속 피부가 만족스러우신가요?

이 질문들에 2개 이상 "예"라고 답했다면, 현재 피부 상태는 양호한 편입니다. 하지만 대부분 "아니오"라면, 지금은 피부 기능 개선이 필요한 시점일 수 있습니다. 이럴 때 스킨 부스터는 좋은 선택이 될 수 있습니다.

스킨 부스터는 진피층에 직접 유효 성분을 주입해 ECM의 환경을 개선합니다. 효과는 첫 시술 후 1~2주 이내부터 나타나기 시작하며, 3회 이상 누적 시술 시 진피 내 수분과 콜라겐 유지력이 향상됩니다.

이후 개인의 피부 상태에 따라 3~6개월 간격으로 유지 시술을 받으면, 노화 진행을 늦추는 효과를 기대할 수 있습니다.

### 스킨 부스터 Q&A

다음은 피붓결, 보습, 탄력 회복을 위한 시술인 스킨 부스터에 대해 궁금해하시는 질문입니다.

Q1: 시술 후 얼굴이 붓거나 멍이 드나요?

A1: 부기나 멍 모두 경미하거나 드뭅니다.

부기는 대개 경미하며, 24~48시간 내 자연스럽게 가라앉습니다. 멍은 드물지만, 모세혈관이 얕게 분포된 부위(예: 눈가, 콧망울 인근)에서는 생길 수 있어요. 일반적인 피부 상태인 경우에서는 대부분 일상생활에 지장이 없을 정도로 가벼운 편이에요.

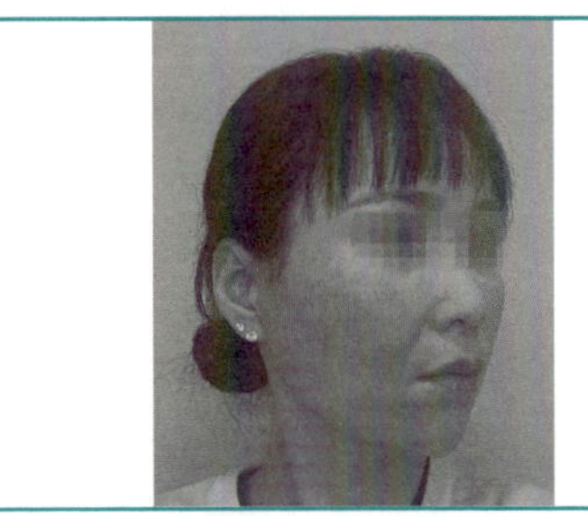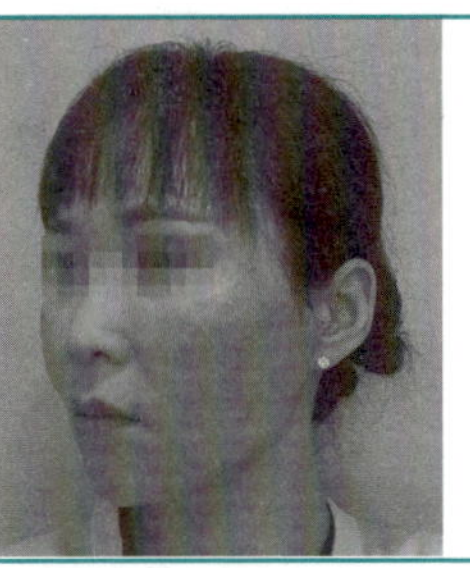

**부기 발생 부위 & 회복 경과 사진**
(1~2일 동안 붉어짐 중에서 제일 심한 순간, 붉어짐의 심한 정도는 개개인의 차이가 있음)

Q2: 저는 민감한 피부인데, 시술해도 괜찮을까요?

A2: 가능하지만, 의료진과 반드시 상담하세요.

가능합니다. 특히 PN/PDRN(연어 DNA) 성분은 장벽 회복에 도움을 주기 때문에 민감성·홍조성 피부에 오히려 더 권장되기도 해요. 다만 스테로이드나 면역억제제를 사용 중인 경우, 사전에 의료진과 반드시 상담하세요. 민감한 피부일수록 성분 선택과 시술 방법이 중요하니까요.

Q3: 알레르기 반응이 생길 수도 있나요?

A3: 매우 드물지만, 과거 경험이 있다면 반드시 알려주세요.

히알루론산·PDRN 등은 인체 적합성이 높은 성분으로 알레르기 반응은 매우 드문 편입니다. 하지만 과거 주사 후 두드러기나 부종 경험이 있다면, 시술 전 반드시 알려주세요. 필요한 경우 소량 테스트 주입을 통해 안전성을 확인할 수 있어요.

Q4: 언제 시술받는 게 가장 좋을까요?

A4: 중요한 일정이 있다면 최소 일주일 전에 받으세요.

부작용 걱정이 있다면, 금요일 오후 시술 후 주말 동안 휴식을 취하는 방식이 좋습니다. 보통 2~3일 이내 메이크업 복귀가 가능하고, 피부 톤은 3~5일 안에 안정화돼요. 중요한 일정이 있다면 최소 일주일 전에는 시술받는 것을 권장합니다.

Q5: 통증은 괜찮을까요? 아픈 게 무서워요.

A5: 따끔하지만, 참을 수 없는 정도는 아닙니다.

요즘은 바늘도 더 얇고, 제품도 더 순해졌습니다. 마취 크림을 충분히 바르고 진행하기 때문에 막상 시술해보면 "이 정도였어?"라고 말하는 분들이 대부분이에요. 따끔한 정도의 느낌은 있지만 참을 수 없을 정도는 아닙니다. 부작용보다 먼저 체감되는 긍정적인 변화가 훨씬 많으니 걱정보다는 기대를 가져도 좋을 것 같아요.

Q6: 시술 후 주의 사항이 있나요?

A6: 사우나, 찜질방, 격한 운동은 피해주세요.

시술 당일에는 사우나, 찜질방, 격한 운동은 피해주세요. 세안은 다음 날부터 부드럽게 하시고, 메이크업은 6~12시간 후부터 가능합니다. 냉찜질을 해주면 부기 완화에 도움이 되고, 충분한 수분 섭취도 시술 효과를 높이는 데 좋아요.

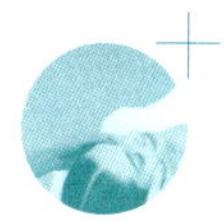

# 절개 없이 피부를 당기는 신기술, 에너지 리프팅

43세 주부 정연 씨는 요즘 거울을 보는 것이 부담스러워졌습니다. 아침에 화장을 하다 보면 예전보다 턱선이 처져 보이고, 볼살도 아래로 내려온 듯한 느낌이 들었어요.

고민 끝에 용기를 내어 동네 피부과에서 '리프팅 레이저'를 받기로 했습니다. 원장님은 "요즘 매우 대중적인 시술이에요"라며 자신 있게 말했고, 시술은 생각보다 간단했습니다.

하지만 일주일, 두 주일이 지나도 기대한 만큼의 변화는 느끼지 못했습니다. 약간 당겨지는 느낌은 있었지만, '확실히 달라졌다'라고 말하기는 어려웠어요. 가족들에게 물어봐도 "음 … 좀 달라진 것 같기는 한데"라는 애매한 대답만 돌아왔습니다.

뒤늦게 인터넷을 찾아보니 '리프팅 레이저'는 다양한 장비와 방식이 있다는 것을 알게 되었죠.

정연 씨처럼 "리프팅 레이저를 받았다"라고 말하는 분 중, 실제로는 '레이저'가 아닌 다른 에너지 장비로 시술받는 경우가 많습니다. 요즘 미용 클리닉에서 사용하는 리프팅 장비는 열·진동·음파·전류 같은 '에너지 기반 기술'을 활용하며, 대표적인 것이 HIFU(고강도 집속 초음파)와 RF(고주파)입니다.

## 리프팅에 쓰이는 에너지, 한눈에 보기

"이 장비는 RF예요."

"이것은 초음파 리프팅이고요."

"이것은 리프팅 레이저입니다."

병원 상담실에서 자주 들을 수 있는 말들이지만, 이름만 들어서는 어떤 차이가 있는지 쉽게 이해하기 어려우실 거예요. 진료실에서는 'RF는 따뜻하게 달래는 열 자극, HIFU는 정확히 콕 집는 고온 응고'라고 설명할 때 가장 이해를 잘하십니다.

### 1. 주요 리프팅 에너지 기술

| 기술 | 작용 깊이 | 온도 | 특징 | 대표 장비 |
| --- | --- | --- | --- | --- |
| RF<br>(고주파) | 진피층<br>(1.5~3mm) | 40~45℃ | 온화한 열로 콜라겐 수축과 재생 유도.<br>따뜻함과 가벼운 압박감.<br>피붓결 개선, 미세주름 완화. | 써마지,<br>올리지오 |
| HIFU<br>(집속<br>초음파) | SMAS층<br>(4.5mm) | 60~70℃ | 고온을 정확히 집중시켜 구조적 리프팅.<br>순간적 따끔함과 찌릿한 느낌.<br>윤곽 개선, 처짐 완화. | 울쎄라,<br>브이로,<br>슈링크 |
| 레이저<br>리프팅 | 진피-<br>SMAS층 | 중간 온도 | 미세 리프팅과 피붓결 개선. | 다양한<br>레이저 장비 |
| 마이크로<br>웨이브 | 피하지방층 | 고온 | 지방 선택적 파괴.<br>이중 턱, 볼살 정리 특화. | 전용 장비 |
| EMS | 근육층 | – | 근육 자극을 통한 혈류 개선.<br>탄력 보조 역할. | EMS 장비 |

리프팅 기술별 특징

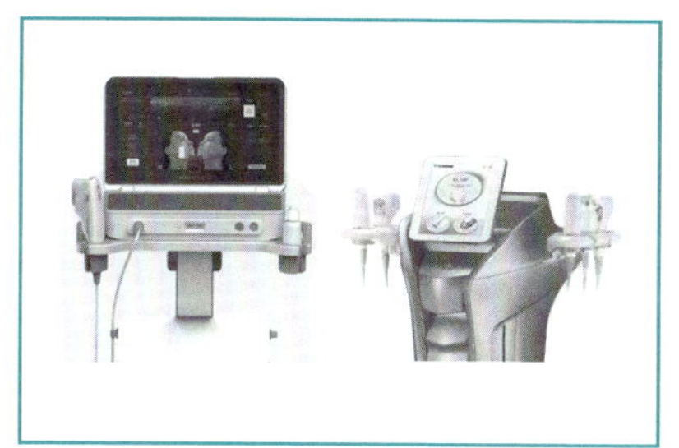

집속 초음파(HIFU) :
울쎄라(멀츠), 브이로(하이로닉)

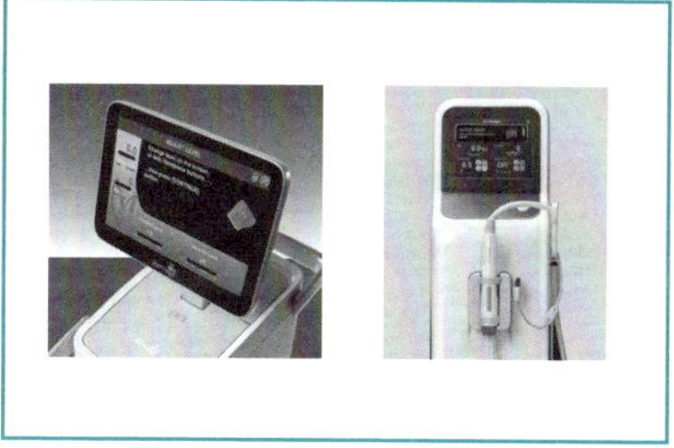

단극성 고주파, RF(Monopolar Radiofrequency) :
써마지(솔타), 텐써마(텐텍)

RF는 넓은 범위를 부드럽게 가열해 전체적인 피부 개선에 적합하며, HIFU는 특정 지점에 강한 열을 집중시켜 구조적 변화를 만드는 데 효과적입니다.

각 기술은 서로 다른 층에서 작용하므로 개인의 피부 상태와 목표에 따라 선택하거나 조합해서 사용할 수 있습니다. 시술 전 의사 선생님과 상담을 통해 자신에게 가장 적합한 방법을 결정하는 것이 중요합니다.

## RF vs HIFU – 겉탄력 vs 속탄력

"RF랑 HIFU 중에 뭐가 더 좋은가요?"

리프팅 시술을 고민하는 분들이 가장 자주 말씀하시는 질문입니다. 하지만 이 두 기술은 단순히 '더 낫다'라고 비교할 수 없어요. 작용하는 층도, 자극 방식도, 기대할 수 있는 효과도 전혀 다르거든요.

### 1. RF(고주파) 특징

진피층을 전체적으로 부드럽게 데우는 확산열 방식으로 콜라겐 재생을 유도합니다. 시술 중에는 따뜻하고 편안한 감각이 느껴지며, 시술 후에는 피부가 매끈해지고 잔잔한 수축감을 경험할 수 있습니다. 장점은 피부가 얇고 예민한 경우에도 부담 없이 받을 수 있으며, 잔주름이나 피붓결 개선, 가벼운 처짐 완화에 효과적입니다.

### 2. HIFU(집속 초음파) 특징

SMAS층에 고열을 한 점에 집중시키는 점열 방식으로 작용해서 피부의 깊은 구조를 직접적으로 자극합니다. 순간적으로 찌릿하거나 속으로 열감이 전해지는 느낌이 들 수 있으며, 시술 후에는 당기는 느낌이 더 선명하게 느껴집니다. 장점은 턱선이나 볼, 이중 턱처럼 눈에 띄는 구조적 처짐을 개선하는 데 효과적입니다.

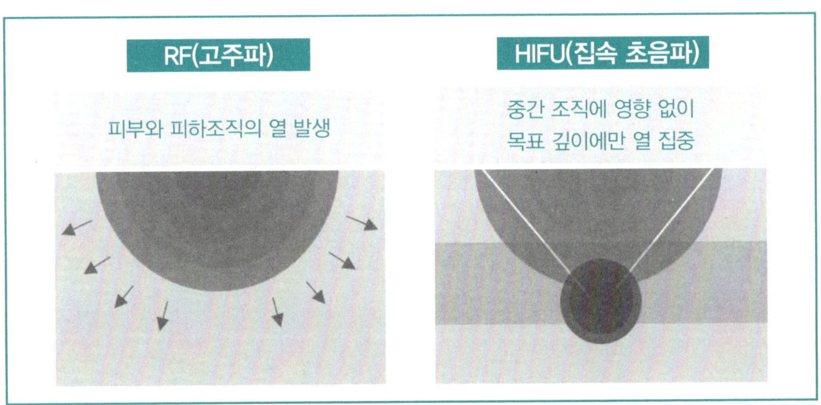


RF(고주파) vs HIFU(집속 초음파)

### 3. 리프팅 선택 기준

리프팅은 한 가지 장비로 모든 문제를 해결할 수 있는 시술이 아닙니다. 탄력 저하의 원인이 무엇인지에 따라 RF가 더 적합한 경우와 HIFU가 효과적인 경우가 뚜렷하게 나뉩니다.

| RF 추천 대상 | HIFU 추천 대상 |
| --- | --- |
| ·전체적인 탄력 저하와 잔주름이 고민인 경우 | ·턱선이 흐려지거나 볼살이 처진 경우 |
| ·예민한 피부를 가진 경우 | ·구조적 개선이 필요한 경우 |
| ·피붓결 개선이 주목표인 경우 | ·중등도 이상의 처짐이 있는 경우 |

### 4. 복합 치료의 장점

처짐과 탄력 저하가 동반되어 있다면 HIFU로 끌어올리고, RF로 탄력을 보완하는 조합 치료가 효과적입니다. 모든 시술에는 개인차가 있으며, 드물지만 부작용이 발생할 수 있습니다. 시술 전 반드시 의사 선생님과 충분히 상담하세요.

## 기타 리프팅 에너지 기술

RF와 HIFU가 에너지 리프팅의 중심이라면, 이 외의 기술들은 말하자면 보조 엔진 같은 역할을 합니다. 단독보다는 RF나 HIFU와 조합되었을 때 시너지를 발휘하거든요.

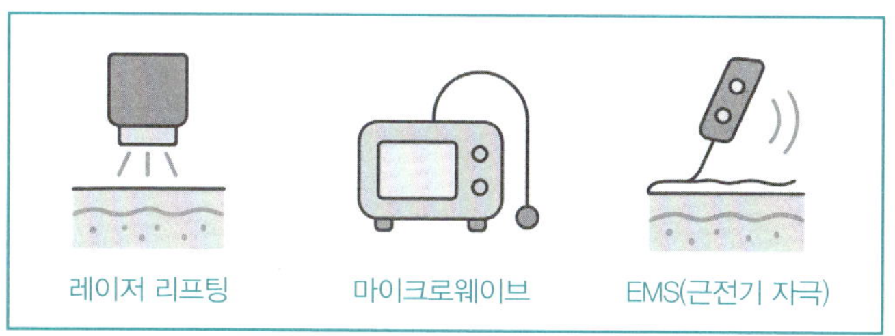


기타 리프팅 기술들

## 1. 레이저 리프팅 – 피부 표면을 정돈하다

레이저 리프팅은 표피부터 진피 상층까지의 얕은 층에 작용해 미세한 열 자극으로 콜라겐 수축을 유도하는 방식입니다. 그 결과 잔주름이 완화되고, 거칠어진 피붓결이 정돈되며, 피부에 자연스러운 광채가 더해져요.

RF보다 더 얕은 깊이에 작용하기 때문에, 피부가 얇거나 미세 주름이 많고 결이 거친 경우에 특히 적합합니다. 특히 눈가나 입가의 잔주름, 거친 피붓결 때문에 화장이 들뜨는 분들에게 도움이 되는 시술이에요.

## 2. 마이크로웨이브 – 지방을 정리하는 고주파 레인지

마이크로웨이브는 피하지방층에 열을 선택적으로 전달해서 지방세포의 크기를 줄이는 데 효과적입니다. 주로 이중 턱이나 턱 밑 볼륨이 고민인 경우에 활용되며, 처짐 개선보다는 볼륨 정리에 특화된 시술입니다.

HIFU와 병행하면 리프팅과 윤곽 정리 효과를 동시에 기대할 수 있는 점이 강점이죠. 얼굴은 당기고 싶은데 이중 턱도 함께 정리하고 싶다면 고려해볼 만한 조합입니다.

## 3. EMS(미세전류) / Magnetic(자기장) -근육층까지 자극해 세포 재생과 활력을 주다

EMS는 미세 전류를 통해 얼굴 표정근을 수축시켜, 근육 톤을 회복시키고 혈류를 개선하는 방식입니다. 이를 통해 턱선이 정리되고, 입꼬리가 자연스럽게 리프팅되며, 혈색 또한 밝아지는 효과를 기대할 수 있어요.

최근에는 EMS 외에도 자기장(Magnetic) 에너지를 이용한 리프팅이 활용되고 있는데, 이는 근육뿐 아니라 피부 재생과 인대(리가멘트) 강화까지 유도하는 기전이 보고되며 주목받고 있습니다.

두 방식 모두 RF나 HIFU 직후 보완 리프팅용으로도 좋은 선택이 되어주며, 특히 근육 톤 저하로 인한 탄력 저하가 있는 경우 효과적입니다. 비침습적이고 사용법이 간단해 EMS 같은 경우 젊은 층의 홈케어 루틴에서도 폭넓게 활용되고 있습니다.

### 4. 언제, 어떻게 조합해야 할까?

이런 보조 기술들은 단독 사용보다는 메인 시술과 함께 받을 때 더 좋은 결과를 얻을 수 있습니다. 예를 들어, HIFU로 구조적 리프팅을 한 후 레이저로 피붓결을 정돈하거나, RF로 전체적인 탄력을 개선한 후 EMS로 근육 톤을 높이는 식으로 조합하는 거죠.

중요한 것은 내 피부 상태와 고민에 맞는 조합을 찾는 것입니다. 무조건 많이 받는다고 좋은 게 아니라, 필요한 부분에 적절한 에너지를 적용하는 것이 핵심이에요.

환자분들에게 'RF와 HIFU가 주방의 메인 화구라면, 이 에너지들은 에어프라이어·스팀기처럼 조합할 때 힘을 발휘하는 장비들'이라고 설명해드려요. 단독보다는 '어디에 곁들이느냐'가 중요하답니다.

### 연령별 맞춤 접근법

### 1. 20~30대 초반 – 윤곽 정리 고민 시기

피부는 아직 탄력이 크게 떨어지지 않지만, 볼살이나 턱선 때문에 윤곽 정리가 필요한 시기입니다. HIFU로 깊은 구조부터 자연스럽게 끌어올리는 방식이 효과적이에요.

## 2. 30대 중반~40대 초반 – 탄력 저하 본격화 시기

콜라겐 감소로 탄력 저하가 시작됩니다. 볼살이 많다면 HIFU와 RF 복합 시술을, 얼굴이 마른 편이라면 RF 중심으로 피부 밀도를 회복하는 접근이 적합합니다.

## 3. 40대 후반~50대 이상 – 구조적 노화 진행 시기

구조적 노화가 본격화되어 복합적 접근이 필요합니다. HIFU로 깊은 구조를 당기고, RF로 표면을 정리하며, 꺼진 부위는 콜라겐 주사나 스킨 부스터로 채우는 입체적 설계가 효과적입니다.

## 나에게 맞는 시술 선택법

"리프팅 시술이 좋다던데… 제 얼굴에는 어떤 게 맞을까요?"

리프팅 장비는 종류도 많고 설명도 복잡해서, 병원에 가도 어떤 시술을 선택해야 할지 막막하게 느껴지는 분들이 많습니다. 하지만 정답은 의외로 단순해요. 광고 문구나 기기 이름이 아니라, '내 얼굴의 구조와 현재 상태'가 기준이 되어야 합니다.

### 1. 피부 상태별 추천

· 얼굴에 볼살이 많고 턱선이 무너져 보인다면 HIFU 중심 또는 HIFU와 RF를 함께 하는 복합 시술을 생각해보세요.

· 얼굴이 마르고 볼륨이 쉽게 꺼져 보인다면 RF 위주 시술에 수분과 볼륨 보충을 병행하는 것이 좋습니다.

· 피부가 얇고 자극에 민감한 편이라면 RF 단독이나 저출력 HIFU를 병
  행하는 것을 권해요. 팔자주름과 턱선 처짐이 동시에 신경 쓰인다면
  HIFU, RF, 스킨 부스터 등을 조합한 복합 설계가 효과적이죠.
· 잔주름과 피붓결 고민에는 RF와 스킨 부스터 조합을 고려해보세요.

이 기준을 참고로 여러 고민이 있다면 복합 시술을, 하나의 고민이 두드
러진다면 그에 특화된 시술을 선택하세요.

## 계단식 복합 시술 접근법

리프팅 시술의 효과를 높이고 지속시키기 위해서는 단일 시술보다 층별
로 순차적으로 접근하는 '계단식 설계'가 도움이 됩니다. 피부의 깊은 층부
터 먼저 자극을 주고, 그 위에 표면 조직을 정돈한 뒤, 마지막으로 수분과
영양을 보충하는 방식입니다.

### 1. 단계별 시술 순서

#### 1) 1단계: HIFU – 구조 기반 만들기

SMAS층 약 4.5mm 깊이에 60~70℃의 고열을 집중시켜 깊은 구조부터
자극합니다. 이 과정에서 진피 온도도 42℃ 이상으로 올라가며 콜라겐 합
성이 활발해질 수 있는 조건이 형성됩니다.

#### 2) 2단계: RF – 진피층 정돈하기

HIFU로 예열된 진피는 RF 적용 시 더 짧은 시간과 낮은 출력으로도 목
표 온도에 도달할 수 있어, 시술 부담은 줄이면서 콜라겐 수축 효과는 향상

시킬 수 있습니다.



열 자극으로 피부가 일시적으로 활성화되면 성분을 받아들이는 능력이 높아집니다. 이때 히알루론산이나 PN(폴리뉴클레오티드)과 같은 스킨부스터를 주입하면, 수분과 영양이 더욱 효율적으로 피부 깊숙이 흡수될 수 있습니다.

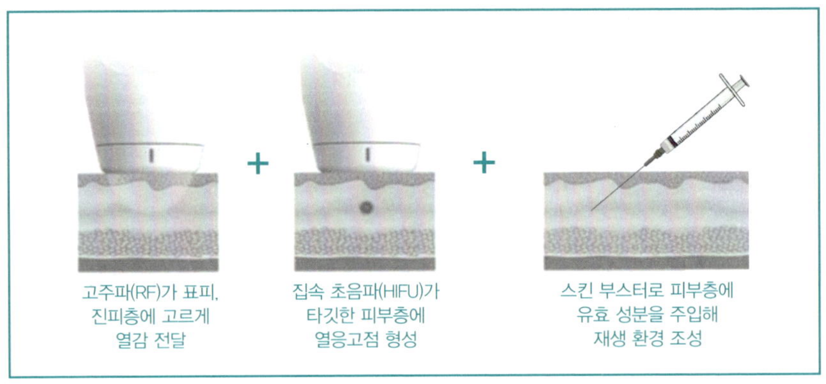


'열에너지 시너지 작용 → 충전' 단계 단면도

## 시술 후 2주, 리프팅이 완성되는 시간

리프팅 시술은 '맞는 순간'보다 '그 후'가 더 중요합니다. RF나 HIFU는 시술 직후에도 약간의 당김이나 리프팅을 느낄 수 있지만, 진짜 변화는 시술 후 1~2주에 걸쳐 서서히 나타납니다. 이 시기를 어떻게 관리하느냐에 따라, 리프팅의 효과 깊이와 지속 시간이 크게 달라질 수 있습니다.

시술 직후에는 피부가 일시적으로 예민해지고 수분 손실이 빨라질 수 있어요. 3일째부터는 탄력감이 올라오기 시작하지만, 수분감은 오히려 떨어질 수 있으니 보습에 더욱더 신경을 써야 합니다. 일주일이 지나면서부터 리프팅 효과가 점점 선명해지고, 2주째가 되면 시술의 최종 결과를 확인할 수 있습니다.

### 리프팅 효과 지키는 세 가지 생활 루틴

시술 후에 효과를 최대화하고 오래 유지하기 위한 일상 관리법을 소개합니다.

#### 1. 보습제 집중 사용

시술 직후 예민하고 뜨거운 피부를 진정시키기 위해 시술 후 48시간 이내, 하루 3회 이상 충분한 보습제를 사용해주세요. 특히 히알루론산이나 세라마이드 성분이 들어간 제품이 도움이 됩니다. 피부가 건조하면 리프팅 효과도 제대로 나타나지 않으니까요.

#### 2. 식단 조절

콜라겐 재생에 필요한 영양소를 보충하는 것이 중요해요. 계란 1개로 매일 단백질을 공급하고, 키위 2개로 비타민C를 통한 콜라겐 합성을 보조하며, 아보카도 1/4개로 지질막을 보완해주세요. 이런 영양소들이 시술 후 피부 재생을 도와줍니다.

#### 3. 자외선 차단

자외선은 리프팅 효과를 무너뜨리는 주요 원인입니다. 외출 30분 전 SPF 50+ 자외선 차단제를 사용하고, 2~3시간마다 반드시 덧발라주는 것을 실천해주세요. 실내에서도 창문을 통해 들어오는 UVA를 차단하는 것이 좋아요.

| 보습제 집중 사용 | 식단 조절 | 자외선 차단 |
|---|---|---|
| · 시술 후 48시간 동안 하루 3회 이상 충분히 보습해 피부를 진정시키기 | · 콜라겐 재생을 위해 단백질· 비타민C 충분히 섭취 (예: 달걀, 키위) | · 자외선은 리프팅 효과를 떨어뜨리므로 SPF50+ 차단제 사용<br>· 외출 30분 전 바르고 2~3시간마다 덧바르기 |

리프팅 효과 지키는 세 가지 생활 루틴

### ※ 주의 사항

시술 후 2주간은 사우나, 찜질방, 격한 운동은 피해주세요. 과도한 열이나 땀은 시술 부위에 자극을 줄 수 있어요. 또한 시술 부위를 손으로 만지거나 마사지하는 것도 금물입니다. 피부가 회복되는 과정을 방해할 수 있거든요.

## 리프팅 Q&A

리프팅 시술에 관심은 있지만, "붓거나 멍이 심하지는 않을까?", "임플란트가 있는데 괜찮을까?"

이런 현실적인 걱정 때문에 망설이는 분들이 많습니다. 진료실에서 자주 받는 질문들을 중심으로, RF와 HIFU 시술의 안전성을 과학적 근거와 함께 정리해드립니다.

Q1: 시술 직후 부기나 멍이 심하게 생기나요?

A1: 손상이 거의 없고, 생겨도 일시적이거나 경미합니다.

대부분의 RF나 HIFU 시술은 비침습적인 방식으로 표피에 손상이 거의 없어, 부기나 멍이 생기더라도 매우 경미하며 보통 1~2일 이내에 자연스럽게 사라집니다. 2024년 RF 시술에 대한 임상 리뷰에 따르면, 부종 발생률은 약 3%, 멍 발생률은 약 1.2%로 모두 '일시적이고 경미한 반응'으로 분류되었어요. 대부분 다음 날 일상생활에 지장이 없을 정도입니다.

Q2: HIFU는 고열이라 더 위험하지 않나요?

A2: 표면 손상 없이 깊은 층만 정밀 자극해서 위험하지 않습니다.

HIFU는 60~70℃의 고온 응고점을 생성하지만, 이는 피부 표면이 아닌 SMAS층(약 4.5mm 깊이)에만 정확하게 형성되므로 표면 화상의 위험은 거의 없습니다. 45편 이상의 논문을 종합한 메타분석에서도, 중등도 이상의 부작용은 보고되지 않았고, 대부분의 반응은 일시적인 당김감에 그치는 수준이었어요. 표면은 손상되지 않으면서도 깊은 층만 정밀하게 자극하는 것이 HIFU의 장점입니다.

Q3: 임플란트나 실 리프팅과 병행해도 되나요?

A3: 병행 가능하지만, 시술 전 의료진과 충분히 상담하세요.

심박조율기나 인공관절 등 전자기기가 삽입된 부위는 시술을 피하거나 주의가 필요하지만, 일반적인 치과 임플란트는 대부분 안전하게 병행할 수 있습니다. 또한, PCL, PLLA, PDO 등 생분해성 리프팅 실은 RF나 HIFU 시술과 병행할 수 있지만, 실을 삽입한 직후에는 고출력 HIFU를 피하고 2주 정도 간격을 두는 것이 권장돼요. 시술 전 의료진과 충분히 상담해 개인 상황에 맞는 계획을 세우는 것이 중요합니다.

Q4: 통증이나 열감이 걱정됩니다. 괜찮을까요?

A4: 충분히 참을 수 있는 정도입니다.

개인차는 있지만, 대부분 통증은 짧고 충분히 참을 수 있는 정도입니다. RF는 따뜻한 느낌 정도이고, HIFU는 순간적으로 찌릿한 느낌이 들 수 있어요. 마취 크림이나 저출력 모드를 사용하면 통증은 크게 완화되며, 시술 직후 진정 관리만으로도 다운타임은 거의 없습니다. "생각보다 별로 아프지 않았다"라고 말씀하시는 분들이 대부분이에요.

Q5: 시술 후 언제부터 일상생활이 가능한가요?

A5: 당일에 가능합니다.

시술 당일부터 일상생활이 가능합니다. 다만 사우나, 찜질방, 격한 운동은 2~3일 정도 피해주시고, 메이크업은 다음 날부터 하실 수 있어요. 세안도 부드럽게 하시면 당일부터 가능합니다.

Q6: 효과는 언제부터 나타나나요?

A6: 1~2주 후부터 나타납니다.

시술 직후에도 약간의 당김을 느낄 수 있지만, 본격적인 효과는 1~2주 후부터 나타납니다. 개인차가 있지만 대부분 2주째에 가장 만족스러운 결과를 경험하시고, 효과는 3~6개월 정도 지속돼요.

# 잡티도 종류별로 다르다!
# 피부 색소 레이저 완전 정리

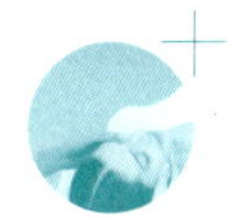

48세 중학교 교사 수진 씨는 최근 거울을 볼 때마다 고민이 깊어지고 있습니다. 볼과 이마에 갈색 점들이 하나둘씩 늘어나고, 파운데이션을 발라도 얼룩처럼 보여 신경 쓰였어요.

학교에서 단체 사진을 찍거나 젊은 동료 교사들과 함께 있을 때면, 자신만 피부 톤이 어둡고 불균일해 보이는 것 같아 더욱 확연한 차이가 느껴졌습니다.

고민 끝에 피부과에서 레이저 토닝을 2주에 한 번씩 성실하게 받았어요. 하지만 10번 가까이 받아도 조금 밝아진 듯한 느낌만 있을 뿐, 근본적으로 잡티가 사라지거나 피부 톤이 크게 개선되지는 않았습니다.

많은 분이 색소 레이저 시술 효과를 느끼지 못하는 이유는 색소의 '정확한 진단' 없이 무작정 반복된 시술 방식에 있습니다.

## 색소마다 사는 '주소'가 다르다

색소는 깊이와 성질이 다릅니다. 주근깨, 기미, 잡티, 오타모반 등 이름은 다르지만, 핵심은 '어디에, 어떤 색으로, 얼마나 깊이 자리 잡았는가?'입니다. 같은 얼룩이라도 옷의 겉면에 묻은 것과 섬유 깊숙이 스며든 것을 똑같이 처리할 수는 없잖아요.

주근깨는 표피 얕은 곳의 밝은 갈색, 오타모반은 진피 깊은 층의 푸른색, 문신은 진피층에 박힌 다양한 색 입자처럼 색소마다 위치와 성질이 달라서 사용해야 할 레이저의 파장, 출력, 횟수가 완전히 달라집니다.

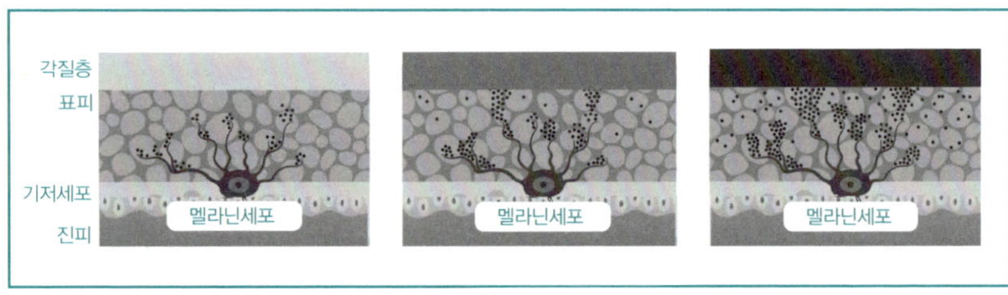


피부에서 멜라닌 생성과 이동 과정

## 1. 표피성 색소 vs 진피성 색소

표피성 색소에는 주근깨, 잡티, 일광성 흑자, 지루각화증(검버섯) 등이 있고, 진피성 색소에는 기미, ABNOM(후천성 양측성 오타모반), 염증 후 색소 침착 등이 있어요.

색소마다 레이저 종류가 다른 이유는 바로 이 깊이와 구조의 차이 때문입니다. 표피에 있는 색소는 비교적 가벼운 레이저로도 제거할 수 있지만, 진피 깊숙이 박힌 색소는 더 강하고 깊이 침투하는 레이저가 필요해요. 그래서 정확한 진단이 치료 성공의 첫걸음입니다.

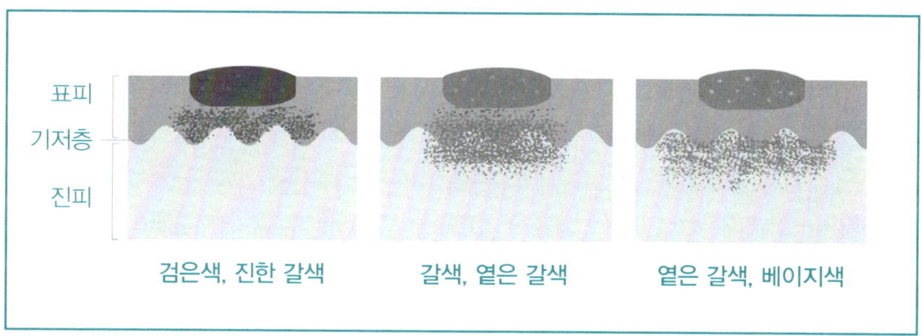



색소 질환의 분포 위치

## 2. 표피성 색소 - 비교적 치료가 쉬운 편

· 주근깨는 표피에 자리한 연한 갈색 색소로, 어릴 때부터 존재하며 햇빛에 특히 민감해요. Q-스위치 532nm나 IPL로 비교적 쉽게 치료할 수 있습니다.

· 잡티(노화반점)는 표피에 있는 진한 갈색 색소로, 자외선 노출과 노화로 발생합니다. Q-스위치나 피코 532nm, 루비 레이저가 효과적이에요.

· 검버섯은 표피에 있는 갈색~검정색 색소로, 딱지처럼 오돌토돌하게 튀어나와 있어요. $CO_2$나 Er:YAG 레이저로 박피하듯 제거합니다.

· 편평사마귀는 표피에 있는 살색~갈색 색소로, 바이러스성이라 주변으로 퍼지는 특징이 있습니다. $CO_2$ 레이저로 태워서 제거합니다.

## 3. 진피성 색소 - 시간과 인내가 필요한 치료

· 기미는 표피와 진피에 걸쳐 있는 회갈색~회색 색소로, 양쪽 대칭으로 나타나며 호르몬의 영향을 받습니다. 피코 토닝과 미백제를 병행하는 것이 좋아요.

· PIH(염증 후 색소 침착)는 여드름이나 자극 후에 생긴 갈색~청회색 색소

로, 표피에서 진피까지 다양한 깊이에 나타날 수 있어요. 저출력 토닝
과 항산화 미백제가 도움이 됩니다.

· 오타모반은 진피 깊이에 있는 푸른빛 색소로, 선천성이며 주로 눈 주변
에 나타납니다. Q-스위치 1,064nm를 반복해서 받아야 해요.

· 문신은 진피에 인공 잉크가 박힌 것으로, 색상에 따라 반응이 달라져
요. 피코 755/1064나 Q-스위치가 사용됩니다.

· 점(모반)은 진피에 있는 갈색~검정색 색소로, 선천적이며 도톰한 경우가
많아요. $CO_2$ 레이저로 절제하거나 병리조직검사가 필요할 수 있어요.

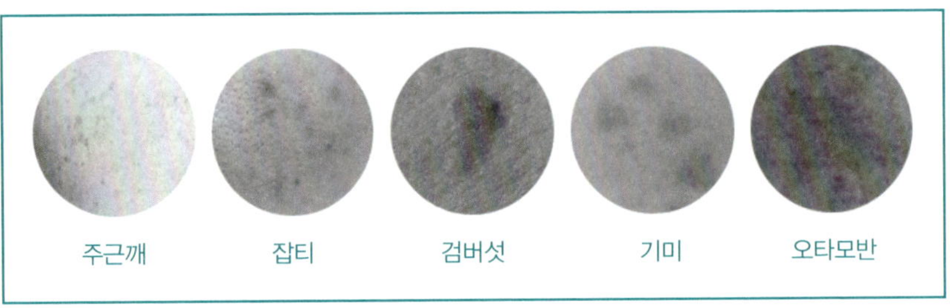



잡티의 종류

## 같은 병변, 다른 레이저를 쓰는 이유

"제 친구는 주근깨를 IPL로 지웠다는데, 저는 왜 Q-스위치인가요?"
"잡티에 루비 레이저를 쓴다던데, 저는 피코 레이저라네요."

진료실에서 자주 받는 질문 중 하나입니다. 실제로 동일한 병변이라도
병원마다 사용하는 레이저가 다른 이유는 여러 요인이 복합적으로 작용하
기 때문이에요.

개인마다 피부 두께, 민감도, 색소 농도와 깊이가 다르고, 병원이 보유한

장비와 의사의 경험도 치료 방향에 영향을 미칩니다. 주근깨의 경우 Q-스위치 532nm가 표준이지만, 피부 타입에 따라 IPL을 부드럽게 적용하기도 해요.

중요한 것은 '이 병변에는 반드시 이 레이저'라는 단일 정답이 아니라, 현재 내 피부 상태에 가장 적합한 방식을 찾는 것입니다.


## 1. 색깔로 보는 깊이의 비밀

흥미로운 사실을 하나 알려드릴게요. 같은 색소라도 피부 어느 층에 위치하느냐에 따라 색깔이 다르게 보여요.

검은색은 피부 표면(각질층 부근)에 색소가 있을 때 나타나고, 갈색은 표피 중간쯤에, 회색은 진피 상부에, 푸른색은 진피 깊은 층에 있을 때 보입니다.

이 현상은 틴달 효과(Tyndall effect)로 설명되는데요. 빛이 깊이 들어갈수록 파장이 긴 색(빨강)이 흡수되고, 파장이 짧은 색(파랑)이 산란해 남기 때문에, 깊은 색소는 푸르게 보이는 것입니다.


## 2. 왜 색소 레이저는 '갈색'만 지울까?

색소 레이저 치료는 말하자면 '색소만 골라서 지우는 정밀 폭격'입니다. 그런데 어떻게 특정 색(예: 갈색, 푸른색 등)만 선택적으로 제거하면서 주변 피부는 손상되지 않을 수 있을까요?

그 원리는 1983년, 미국의 피부과 의사 앤더슨과 패리시가 발표한 선택적 광열분해 이론(Selective Photothermolysis)[19]에 기반합니다. 이 이론은 "특정 파장의 빛을, 정확한 시간 동안 조사하면 원하는 색소만 선택적으로 파괴할 수 있다"라는 개념으로, 오늘날 색소 레이저 치료의 기초가 되고 있습니다.

이 원리를 전자레인지에 달걀을 넣는 상황에 비유하면 더 쉽게 이해할 수 있어요. 만약 노른자만 익히고 싶다면, 두 가지 조건이 필요합니다.

첫째, 주파수(파장)를 노른자만 흡수할 수 있는 값으로 설정하고, 둘째, 시간(펄스폭)을 너무 길지 않게 조절해 열이 흰자까지 퍼지지 않도록 해야 해요.

색소 레이저도 마찬가지입니다. 파장(wavelength)은 색소가 선택적으로 흡수하는 빛의 종류이고, 펄스폭(pulse duration)은 그 색소를 가열하는 시간이에요. 이 두 요소가 정확히 맞아떨어질 때, 표적 색소만 조용히 제거되고 주변 피부는 그대로 보존됩니다.

### 3. 파장별로 담당하는 색소들

파장을 쉽게 이해하려면 '색깔별 전담팀'이라고 생각해보세요. 파장마다 가장 잘 처리할 수 있는 색소가 정해져 있어요.

- 532nm팀은 갈색 표피 색소 전문가예요. 얕은 곳에 있는 주근깨, 잡티, PIH를 깔끔하게 정리해주는 것이 특기죠. Q-스위치나 피코 레이저에서 이 파장을 사용합니다.
- 694nm팀(루비 레이저)은 청회색 진피 색소 전문가로, 깊숙한 곳에 숨어 있는 오타모반이나 점, 청색 문신을 찾아서 제거하는 데 탁월해요.
- 755nm팀(피코 알렉산드라이트)은 검정색과 청색 진피 색소를 담당하는 올라운드 플레이어예요. 문신부터 기미, 깊은 색소까지 다양하게 처리할 수 있답니다.
- 1,064nm팀은 가장 깊은 멜라닌까지 닿는 전문가예요. 진피 깊숙이 자리 잡은 기미나 오타모반, 문신을 처리하는 것이 주특기입니다.

### 4. 파장만 맞추면 끝일까요?

그렇다면 이제 '내 색소에 맞는 파장만 찾으면 완벽하겠네!'라고 생각하실 수도 있어요. 하지만 현실은 그렇게 단순하지 않답니다.

색소 치료를 요리에 비유해보세요. 좋은 재료(올바른 파장)를 찾은 것은 첫 번째 단계일 뿐이에요. 요리를 성공시키려면 불의 세기(레이저 출력), 요리 시간과 간격(시술 횟수와 간격), 그리고 요리 후 보관법(시술 후 관리)까지 모든 게 조화롭게 맞아떨어져야 하거든요.

레이저도 마찬가지예요. 올바른 파장을 선택했다고 해서 끝이 아니라, 내 피부에 맞는 적절한 강도로, 적절한 간격을 두고, 시술 후에는 자외선 차단과 생활 습관 관리까지 꼼꼼히 해야만 원하는 결과를 얻을 수 있어요. 그래야 부작용도 최소화할 수 있고요.

결국 색소 치료는 '파장 선택'이 아니라 '전체적인 설계'가 핵심입니다.

## 색소 레이저 종류와 특징

병원을 찾으면 Q-스위치, 피코, 프랙셔널, 롱펄스, IPL 등 다양한 장비들이 등장합니다. "전부 색소 치료용 아닌가요?", "피코가 제일 좋은 거 아니에요?" 하고 궁금해하시는데, 모든 레이저가 같은 원리로 작동하는 것은 아닙니다.

색소의 위치(표피 vs 진피), 피부 타입, 원하는 개선 속도에 따라 선택과 조합이 달라져야 해요. 중요한 것은 '최신 장비'가 아니라 내 피부에 맞는 전략입니다.

### 1. 색소 레이저별 특징

다음 표는 주로 사용되는 색소 레이저와 그 특징을 요약한 것입니다.

| 색소 레이저 | 특징 |
| --- | --- |
| Q-스위치<br>(나노초) | 강한 에너지를 짧게 조사해 멜라닌을 직접 파괴하는 방식입니다. 532nm는 표피 색소를, 1,064nm는 진피 색소를 담당하며 주근깨, 잡티, 문신에 효과적이에요. 자극이 중간에서 강한 편이고 딱지가 생길 수 있습니다. |
| 피코초 | Q-스위치보다 1,000배 짧은 시간에 작용해 미세 파쇄하면서 열손상을 최소화하는 방식입니다. 기미나 PIH, 문신에 효과적이며, 자극이 낮고 1~3일 정도면 회복됩니다. |
| 프랙셔널<br>(비박피) | 1550/1,927nm 파장으로 표피에서 진피까지 재생을 유도하는 방식이에요. 색소뿐 아니라 잔주름과 칙칙함도 함께 개선할 수 있으며, 자극은 중간 정도로 3~5일 회복 기간이 필요합니다. |
| IPL | 500~1,200nm 넓은 파장대로 부드럽게 색소와 홍조를 완화합니다. 얇은 잡티나 안면홍조에 효과적이며, 일반적으로는 자극이 낮고 회복기가 거의 없어요. 다만 강하게 하는 시술의 경우 딱지가 생길 수도 있습니다. |
| 롱펄스<br>Nd:YAG | 1,064nm로 색소를 직접 파괴하지 않고 대사를 촉진하는 방식입니다. 민감성 기미나 PIH에 좋으며 자극이 매우 낮습니다. |
| PDL<br>(595nm) | 혈관을 수축시켜 혈관성 색소를 완화하는 방식으로, 혈관형 기미나 염증성 PIH에 효과적이에요. 자극이 낮고 1~2일 정도 홍조가 있을 수 있습니다. |

주요 색소 레이저별 특징

## 레이저 토닝이란?

레이저 토닝은 Q-스위치 또는 피코 레이저를 낮은 출력으로 반복 조사해서 피부에 부담을 주지 않고, 표면의 멜라닌을 서서히 제거하는 방식입니다. 기미나 PIH처럼 자극에 민감한 색소 병변에 흔히 사용되며, 시술 후 회복 기간이 짧고 출혈이 없어 초보자에게 적합한 시술로 알려져 있어요.

# 1. 반복될수록 나타나는 문제점들

"기미가 걱정되어 10번 넘게 토닝을 받았는데, 딱히 나아진 것도 없고 오히려 피부가 예민해졌어요."

어디선가 이런 이야기를 들어보신 적 있나요? 레이저 토닝을 오래 반복할수록 몇 가지 문제가 나타날 수 있습니다.

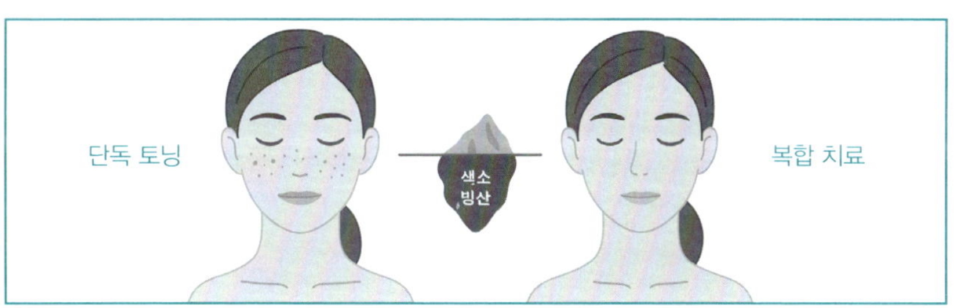


단독 토닝 vs 복합 치료

- 첫째, 불충분한 색소 분해: 출력이 너무 낮아 멜라닌 분해가 불완전할 수 있어요. 색소는 계속 쌓이는데 레이저가 충분히 제거하지 못하면, 피부 속에 '모래알처럼' 누적되죠.
- 둘째, 피부 장벽 약화: 반복 자극으로 피부가 예민해지고, 오히려 염증 후 색소 침착(PIH)이 발생할 위험이 커집니다.
- 셋째, 깊은 색소까지 도달 불가: 표피와 진피에 동시에 존재하는 혼합형 기미는 겉만 치료하면 속에 남은 색소가 다시 떠올라 재발하기 쉬워요. 마치 '빙산의 윗부분만 깎는 것'과 같습니다.

색소는 단순히 한 번의 레이저로 사라지는 얼룩이 아닙니다. 피부 상태와 병변 성격에 맞춘 맞춤형 복합 전략이 필요해요.

## 2. 맞춤형 복합 전략

색소는 단순히 한 번의 레이저로 사라지는 얼룩이 아닙니다. 기계 하나로 해결하려 하면 반드시 한계에 부딪히며, 피부 상태와 병변의 성격에 맞춘 맞춤형 복합 전략이 필요해요.

· 피코 토닝 + 미백제(트라넥삼산): 색소 분해와 멜라닌 생성 억제를 동시에. 기미나 재발성 PIH에 효과적
· Q-스위치 토닝 + 롱펄스/PDL: 색소 정리와 피부 환경 개선. 민감성 기미나 혈관성 홍조에 좋음
· 프랙셔널 레이저 병행: 표피 재생과 잔색소 제거. 잡티나 칙칙한 피부톤 개선
· IPL/PDT 병행: 자외선과 혈관 자극 완화. 안면홍조가 동반된 기미에 효과적

무엇보다 중요한 것은 피부에 휴식을 주는 거예요. 매주 토닝만 반복하기보다는 한 달에 한 번은 다른 방식의 치료를 병행하거나, 아예 레이저 휴식기를 가지면서 미백제나 홈케어로 피부를 정리해주는 시간이 필요합니다.

## 3. 내 피부에 맞는 레이저 찾기

병원에서는 "기미네요", "PIH네요"처럼 간단히 진단을 내려주지만, 막상 시술을 앞두고 서면 '도대체 나는 어떤 레이저를 받아야 하지?' 하는 고민

이 생겨요.

색소 레이저는 종류가 많지만, 피부 상태와 병변의 특성을 고려하지 않으면 아무리 고가의 장비도 기대만큼의 효과를 내지 못할 수 있습니다. 중요한 것은 장비가 아니라 내 피부에 맞는 전략을 찾는 것입니다.

## 4. 셀프 체크리스트로 내 피부 파악하기

다음 항목을 체크해보세요. 해당 항목이 많을수록, 레이저 선택에 더 섬세한 전략이 필요합니다.

| 번호 | 질문 | 체크 |
|---|---|---|
| 1 | 색소가 갈색이 아니라 푸르거나 회색에 가깝다. | ☐ |
| 2 | 양쪽 볼에 대칭으로 넓게 퍼져 있다. | ☐ |
| 3 | 여드름이 있던 부위에 생긴 색소다. | ☐ |
| 4 | 병변이 평평하지 않고 살짝 돌출되어 있다. | ☐ |
| 5 | 햇빛에 닿으면 피부가 쉽게 붉어진다. | ☐ |
| 6 | 자극에 쉽게 따갑거나 간지럽다. | ☐ |
| 7 | 화장품만 바꿔도 트러블이 난다. | ☐ |
| 8 | 상처가 나면 색소가 오래 남는다. | ☐ |
| 9 | 주 2회 이상 야외 활동을 한다. | ☐ |
| 10 | 회복 기간이 길면 일상생활에 지장이 있다. | ☐ |
| 11 | 2주 이내에 중요한 일정(촬영, 행사 등)이 있다. | ☐ |

레이저 선택을 위한 셀프 체크리스트

[결과 해석]

·3개 이하: 비교적 단순한 색소 유형이거나 피부 반응성이 낮아, 표준적인 레이저 치료로도 좋은 반응을 기대할 수 있습니다. Q-스위치, IPL, 피코 단독 치료부터 시작해보세요.

·4~6개: 색소가 진피에 퍼져 있거나 피부가 예민할 가능성이 있으며, 치료에 앞서 정확한 진단과 맞춤 전략이 필요합니다. 피코 토닝, 저출력 IPL, 항염 및 미백 루틴을 병행하는 복합 치료를 고려하세요.

·7개 이상: 색소의 종류가 복합적이거나 피부가 자극에 매우 민감할 수 있으므로, 단일 장비보다는 레이저 조합, 치료 간 간격 조절, 생활 습관 개선이 함께 설계되어야 합니다. 의사 선생님과 충분한 상담 후 진행하는 것이 중요합니다.

내 피부에 맞는 색소 레이저 찾기 - 셀프 체크리스트
https://aabusiness.org/skin/laser_treatment_checklist.html

## 5. 색소 타입별 맞춤 전략

색소 치료는 병변의 위치·색·피부 타입에 따라 접근 방식이 달라집니다.

· 표피 색소형(선명한 갈색 점, 주근깨, 잡티)은 Q-스위치 532nm나 IPL, 피코 532 조합이 효과적입니다.

· 진피+혼합형(회갈색 기미처럼 넓게 퍼진 경우)은 피코 토닝과 미백제 조합이

나 롱펄스 보조가 적합해요.

· 혈관+색소 복합형(붉은 기가 섞인 기미나 PIH)은 Q-스위치나 피코에 PDL이
나 IPL을 병행하는 것이 효과적입니다.

· 예민 피부형은 저출력 토닝이나 저강도 IPL, 롱펄스 단독 관리가 안전
합니다.

· 바쁜 현대인에게는 회복기 없이 일상 복귀가 가능한 IPL이나 피코 토
닝, 롱펄스가 적합해요.

## 시술 후 더 진해졌어요! – PIH 위험도 진단

색소 치료를 받을 때 가장 걱정하는 부작용 중 하나는 바로 PIH(Post-Inflammatory Hyperpigmentation), 즉 시술 후 생기는 갈색 색소 침착입니다. 특히 동양인처럼 멜라닌이 풍부한 피부에서는 이 반응이 비교적 흔하게 나타나며, 레이저 종류나 강도와 상관없이 피부 타입에 따라 발생 위험이 크게 달라질 수 있어요.

이러한 차이를 이해하기 위해 참고할 수 있는 기준이 바로 '피츠패트릭 피부 타입(Fitzpatrick Skin Type)'입니다. 이 분류는 피부의 기본 색과 자외선에 대한 반응 정도를 기준으로 피부 타입을 6단계로 나누며, 색소 침착 발생 가능성을 예측하는 데 유용하게 활용되죠.

### 1. 피부 톤별 치료 전략

#### 1) 피츠패트릭(Fitzpatrick) 피부 타입

피부의 기본 색과 자외선에 대한 반응성을 기준으로 나눈 분류 체계입니다.

| 타입 | 특징 | 예시 피부 톤 |
| --- | --- | --- |
| I형 | 아주 희고, 쉽게 탐 | 백인 북유럽계 |
| II형 | 희고, 조금 탈 수 있음 | 서양 백인 |
| III형 | 보통 피부, 약간 탈 수 있음 | 한국인 다수 |
| IV형 | 살색~연갈색, 자주 타는 피부 | 동남아, 중동계 |
| V형 | 갈색~짙은 갈색 | 인도, 라틴계 |
| VI형 | 매우 어두운 피부 | 아프리카계, 아메리카 흑인 |

피부 타입별 특징

한국인 대부분은 III형 또는 IV형에 속하며, 간혹 V형 경계의 피부도 존재합니다.

## 2. 피부 톤이 어두울수록 위험이 커지는 이유

피부가 어두울수록 멜라닌 색소가 기본적으로 많아서 레이저나 외부 자극이 가해졌을 때 멜라닌 세포가 과도하게 반응해 색소가 사라지기는커녕 오히려 더 진해질 수 있습니다. 따라서 색이 진한 피부일수록 낮은 출력, 긴 간격, 신중한 접근이 필요해요.

· III형 피부는 빠른 개선이 가능하고 고출력도 가능하지만, 딱지나 홍반 등 자극 반응에 주의해야 합니다. 2~3주 간격으로 시술받을 수 있어요.

· III형(한국인 다수)은 중출력으로 반응성을 주시하면서, 60~80% 파워로 3~4주 간격으로 진행하며 미백제를 병행하는 것이 좋습니다.

· IV형(어두운 피부)은 저출력 시작이 필수이며, 50~70% 파워로 4~6주 간

격으로 하면서 자외선 차단을 철저히 하고 진정 위주로 관리해야 해요.

· VVI형은 보존적 접근을 우선해서, 40~60% 이하 파워로 6주 이상 간격을 두고 롱펄스나 IPL 병행을 고려해야 합니다.

## 3. 피부 톤이 어두울수록 필요한 세 가지 전략

### 1) 저출력에서 시작해 천천히 높이기

처음부터 강하게 쏘지 않고, 피부 반응을 보면서 단계적으로 강도를 올리는 것이 안전해요. 급하게 변화를 원한다고 해서 고출력으로 시작하면 오히려 역효과가 날 수 있습니다.

### 2) 충분한 간격 유지

회복 시간을 충분히 주면 멜라닌 반응이 감소해요. 2주마다 받던 시술을 4~6주 간격으로 늘리는 것만으로도 PIH 위험을 크게 줄일 수 있습니다.

### 3) 미백제 + 항산화제 병행

트라넥삼산, 알부틴, 비타민C 등을 통해 염증을 억제하고 멜라닌 합성을 차단하는 것이 중요해요. 레이저만으로는 한계가 있으니 홈케어와 병행하는 것이 필수입니다.

특히 한국인처럼 III–IV형 피부 타입이 많은 경우, '친구는 괜찮았는데 나는 왜 이렇지?'라는 상황이 생길 수 있어요. 같은 레이저라도 개인의 피부 타입에 따라 반응이 달라질 수 있으니, 내 피부 상태에 맞는 신중한 접근이 필요합니다.

피부는 하얀 캔버스일수록 색을 지우기 쉽습니다. 어두운 피부일수록 더 진해지기 쉬워서 더욱 조심스럽게 설계하고 접근해야 진짜 안전하게 맑아질 수 있습니다. 출력보다 간격, 속도보다 안정감이 먼저입니다.

### 색소 치료, 시술실 밖에서 완성된다

레이저 시술을 받을 때 의료진이 가장 자주 하는 말이 있습니다.

"자외선을 꼭 차단하세요."
"시술 후 일시적으로 더 진해질 수 있어요."
"시술도 중요하지만, 생활 관리가 더 중요합니다."

이 말들은 단순한 주의 사항이 아닙니다. 색소 치료의 절반은 시술실 안에서 이루어지지만, 진짜 완성은 시술실 밖에서 만들어집니다.

색소는 '없애는 것'보다 '돌아오지 않게 하는 것'이 더 어렵습니다. 레이저로 멜라닌을 깨뜨리는 것은 기술이지만, 그 멜라닌이 다시 생기지 않게 하는 것은 생활의 영역입니다. 특히 기미, PIH, 잡티처럼 자극에 민감한 색소는 레이저로 한 번 없앤다고 끝나는 것이 아닙니다. 생활 속 자극을 관리하지 않으면 얼마든지 다시 올라올 수 있습니다.

1. 색소 재발을 막는 생활 3원칙

색소 치료 후 가장 중요한 것은 '재발 방지'입니다. 치료가 아무리 잘되어도 생활 습관이 잘못되면 색소는 다시 올라와요.

· 첫 번째 원칙은 자외선 차단입니다. 햇빛은 멜라닌 생성을 촉진해 치료

부위 재발을 유도해요. SPF 50+ 무기자차를 매일 사용하고, 오전 10시
~오후 3시 외출 시에는 모자와 선글라스를 착용하세요.

· 두 번째 원칙은 마찰 최소화예요. 반복 자극은 미세 염증을 일으켜 색
소를 악화시킵니다. 세안은 미온수로 30초 이내, 풍성한 거품으로 살살
누르듯이 하고, 손톱이나 수건, 면도 자극을 줄이며, 스크럽이나 강한
각질 제거는 피하세요.

· 세 번째 원칙은 피부 온도와 염증 조절입니다. 열과 염증은 멜라닌 세포
를 다시 자극해요. 사우나나 뜨거운 찜질, 고온 세안을 자제하고, 시술 직
후 격한 운동을 피하며, 항산화 식단(비타민C, 녹황색 채소 등)을 유지하세요.

## 2. 미백 관리의 핵심

즉각적인 효과를 내는 강한 제품보다는 저자극 성분을 꾸준히 사용할 수
있는 제품이 더 안전하고 효과적입니다. 트라넥삼산, 나이아신아마이드, 알
부틴 등이 대표적이며, 장기적으로 안정적인 색소 억제 효과를 기대할 수
있어요.

또한 실내 습도는 40~60% 수준으로 유지하고, 미지근한 물을 자주 섭
취해 피부 속 열과 건조함을 줄여주는 습관이 필요합니다.

결국 색소 치료는 시술받는 순간보다 그 이후의 관리가 더 중요해요. 아
무리 좋은 레이저로 치료를 받아도 생활 습관이 따라주지 않으면 원점으로
돌아갈 수 있습니다. 반대로 꾸준한 생활 관리만으로도 시술 효과를 몇 배
로 늘릴 수 있어요.

## 홈케어 기기, 색소 치료에 진짜 효과 있나?

색소 고민은 있지만 레이저 시술이 망설여지거나, 시술을 받은 후에도 '집에서 더 할 수 있는 것은 없을까?'를 고민하는 분들이 많습니다. 요즘은 가정용 IPL, LED, 미백 디바이스부터 레티놀, 나이아신아마이드, 비타민C 세럼 등 셀프 관리 제품이 넘쳐나는데요. 과연 이런 홈케어가 실제로 도움이 될까요?

### 1. 홈케어 기기의 현실적인 효과

집에서 사용하는 홈케어 기기는 시술과 병행하면 피부 회복과 유지 관리에 도움을 줄 수 있습니다. 다만, 가정용 기기는 병원 장비보다 출력이 낮아 색소를 직접 제거하는 효과는 제한적이므로, 용도와 시점을 잘 구분해 사용하는 것이 중요해요.

#### 1) 가정용 LED 디바이스

안정적인 파장으로 피부 진정과 염증 완화에 도움이 되며, 기미나 PIH 등 민감 색소 병변에 유용해요. 시술 후 회복기(3~7일)에 진정용으로 사용하면 좋습니다. 다만 색소를 직접 제거할 강도는 없고, 즉각적 개선 효과는 제한적이에요.

#### 2) 가정용 IPL/RF/미백 기기

피붓결 개선과 일시적 톤업 효과를 기대할 수 있어요. 하지만 출력이 낮아 멜라닌 제거 효과는 미흡하고, 사용 중 열감이나 따가움이 있다면 즉시 중단해야 합니다.

## 2. 홈케어 기기 사용 시 주의 사항

시술 직후에는 사용을 피하고 최소 1~2주 정도 간격을 둔 후 사용하세요. 사용 빈도는 매일보다는 주 2~3회 정도가 적당하며, 과도한 기대는 금물입니다. 홈케어 기기는 보조적 역할일 뿐 전문 시술을 완전히 대체할 수는 없어요.

## 미백 화장품, 기대해도 될까?

미백 기능성 화장품은 효과는 분명히 있지만, 핵심은 성분보다 '순서와 꾸준함'에 있습니다.

### 1. 주요 미백 성분별 특징

· 레티놀은 표피 턴오버를 촉진하고 멜라닌 생성을 억제해서 색소와 잔주름이 동반된 피부에 좋지만, 자극에 주의해야 해요.
· 나이아신아마이드는 멜라닌 운반을 차단해서 민감성 피부도 비교적 안전하게 사용할 수 있습니다.
· 비타민C는 항산화 작용과 색소 완화 효과가 있어서 아침 사용 시 자외선 대응력을 높여줘요.
· 트라넥삼산은 염증 매개 색소 생성을 억제해서 기미나 홍조가 동반된 PIH에 유용합니다.

하이드로퀴논, 고농도 레티놀, 각질제거제는 시술 직후 사용 시 자극 우려가 있으므로 반드시 피부 회복 상태를 고려해 사용해야 해요.

## 2. 성분별 사용 순서가 왜 중요할까요?

미백 성분들은 각각 작용하는 시간과 방식이 달라서, 올바른 순서로 사용해야 서로 방해하지 않고 효과를 극대화할 수 있어요. 생각해보세요. 요리할 때도 재료 넣는 순서가 중요하잖아요?

아침 루틴은 세안 → 비타민C 세럼 → 나이아신아마이드 → 보습제 → 자외선 차단제 순서로 하시고, 저녁 루틴은 세안 → 트라넥삼산 → 레티놀(격일 또는 주 2~3회) → 보습제 순서로 하시면 됩니다.


## 3. 성분 조합할 때 꼭 알아두세요

비타민C와 레티놀을 함께 쓰면 자극이 생길 가능성이 있어요. 아침에는 비타민C, 저녁에는 레티놀로 분리해서 사용하세요. 트라넥삼산과 나이아신아마이드는 궁합이 좋아서 함께 사용하면 시너지 효과를 기대할 수 있습니다. 레티놀을 사용하는 날에는 다른 활성 성분은 최소화하고 보습에 집중하는 것이 좋아요.

미백 화장품의 효과는 하루아침에 나타나지 않아요. 최소 4~6주는 꾸준히 사용해야 '어? 조금 밝아진 것 같은데?'라는 변화를 느낄 수 있고, 3개월 정도 지속해야 '확실히 달라졌다!'라는 개선 효과를 기대할 수 있어요.

진료실에서 만나는 환자분들을 보면, 효과가 없다고 하시는 분들 대부분이 2~3주 만에 포기하시는 경우가 많아요. 색소는 서두르면 오히려 자극만 받을 뿐, 천천히 설득해야 사라지는 까다로운 존재랍니다.


## 4. 시술 후 단계별 홈케어 루틴

색소 시술 후 홈케어는 피부 회복 단계에 맞춰 점진적으로 강화하는 것이 중요해요. 너무 성급하게 강한 성분을 사용하면 오히려 역효과가 날 수 있거든요.

### 1) 시술 직후~7일: 진정과 회복이 최우선

시술 직후 피부는 예민한 상태입니다. 무향, 무알코올 보습제를 하루 3~4회 충분히 바르고, SPF 30 이상 무기자차를 실내에서도 사용하세요. 차가운 팩이나 냉장 보관한 알로에 젤로 열감을 달래주시고, 이 시기에는 모든 활성 성분과 기기 사용을 금지해야 해요.

### 2) 7일 이후~피부 안정기: 조심스럽게 케어 시작

딱지가 자연스럽게 떨어지고 붉은 기가 가라앉았다면 가벼운 케어를 시작할 수 있어요. 저자극 나이아신아마이드나 센텔라 추출물부터 시작하고, 트라넥삼산이나 알부틴 같은 진정 중심 미백 성분을 사용하세요.

### 3) 3~4주 후 회복기: 본격적인 색소 관리 시작

피부가 완전히 안정된 시점입니다. 홈 LED 기기를 주 2~3회, 10~15분씩 사용하고, 비타민C 세럼을 10~15% 농도부터 아침에 사용하세요. 나이아신아마이드는 5~10%까지 농도를 높이고, 필요시 저농도 레티놀을 주 1~2회부터 천천히 시작합니다.

| 시술 직후 | 피부 안정기 | 회복기 |
| --- | --- | --- |
| 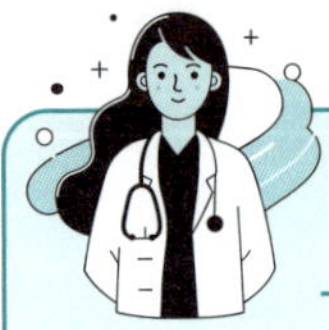 | | |
| 보습, 자외선 차단, 쿨링 | 저자극 항산화 성분과<br>진정 중심 미백 성분 | 홈 LED 기기, 비타민C와<br>나이아신아마이드 농도 추가 |

시술 후 단계별 케어

## 의사 선생님의 한마디

새로운 성분은 일주일에 하나씩만 추가하시고, 피부 반응을 잘 관찰해서 이상이 있으면 즉시 이전 단계로 돌아가세요. 무엇보다 자외선 차단은 절대 빼먹지 마시길 바랍니다.

## 색소 치료 Q&A

색소 치료를 받기로 결정했지만, 막상 예약 직전이나 첫 시술 후에는 이런 걱정들이 따라오기 마련입니다.

"한 번에 없어질까요?"

"더 진해지면 어쩌죠?"

"회사 출근은 언제부터 가능해요?"

"딱지가 생겼는데, 떼도 될까요?"

실제 환자들이 가장 많이 말씀하신 질문들을 정리해 드리며, 걱정은 줄이고 결과는 지킬 수 있도록 도와드리겠습니다.

Q1: 한 번만 받아도 없어질 수 있나요?

A1: 잡티는 가능할 수 있지만, 기미나 진피 색소는 반복 치료가 필요합니다.

주근깨나 얕은 잡티는 1~2회만으로도 효과가 나타날 수 있지만, 기미, 오타모반, 진피 깊은 색소 등은 기본적으로 반복 치료가 필요해요. 처음 몇 회는 색소가 얼마나 반응하는지를 확인하는 '테스트 세션'이라고 이해하시면 좋습니다. 색소의 깊이와 종류에 따라 3~10회 정도의 치료가 필요할 수 있어요.

Q2: 시술 후 오히려 더 진해졌는데 잘못된 것인가요?

A2: 일시적 반응일 수도 있고, 자극성 색소 침착(PIH)일 수도 있어요.

일부 색소 병변은 시술 후 일시적으로 재분포되어 더 진해 보일 수 있습니다. 딱지가 생겼다가 떨어지고, 피부가 재생되면서 서서히 옅어지는 것이 일반적인 과정이에요. 최소 2~3주 정도는 경과를 지켜봐야 정확한 판단이 가능합니다.

다만, 점점 더 어두워지거나 넓어지는 경우에는 자외선 노출, 피부염, 생활 자극 등의 2차 요인을 점검해야 해요. 이런 경우 시술한 병원에 연락해서 상담받는 것이 좋습니다.

Q3: 시술 직후 딱지가 생겼어요. 떼도 되나요?

A3: 절대 손대지 마세요.

딱지는 피부가 스스로 회복 중이라는 신호입니다. 억지로 떼어내면 색소 침착이나 흉터가 남을 수 있으므로, 자연스럽게 탈락할 때까지 기다리는 것이 안전해요. 필요시 물에 적신 면봉으로 가볍게 닦는 정도만 허용됩니다. 가려워도 참으시고, 보습제를 충분히 발라주세요.

Q4: 시술 후 화장은 언제부터 가능한가요?

A4: 피부 타입과 시술 종류에 따라 다르지만, 보통 2~3일 후부터 가능합니다.

Q-스위치 레이저처럼 딱지가 생기는 시술은 딱지 탈락 이후부터 화장할 수 있으며, 피코 토닝처럼 자극이 적은 시술은 48시간 후부터 무기자차나 가벼운 베이스 메이크업을 시작할 수 있어요. 프랙셔널 레이저처럼 회복 기간이 필요한 시술은 최소 3~5일 정도는 화장을 피하는 것이 좋습니다.

중요한 일정이 있다면 시술 전에 미리 상의해서 일정을 조율하는 것이 현명해요.

Q5: 부작용이 생겼을 때 병원에 꼭 연락해야 할 상황은?

A5: 다음 증상에 따라 대응하세요.

| 증상 | 대응 방안 |
| --- | --- |
| 물집, 진물, 통증 지속 | 즉시 병원 연락(2차 감염 위험) |
| 붉은 기 1주 이상 지속 | 스테로이드 연고 또는 진정 치료 여부 확인 |
| 색소가 점점 넓어짐 | 자외선·생활 습관 점검 필요 |
| 딱지 탈락 후 흰 자국 또는 붉은 자국 | 과색소·저색소 여부 감별 후 경과 관찰 |

부작용 증상에 따른 대응 방안

색소 치료는 수술보다 예민한 시술입니다. 불편함이 느껴질 경우, 주저하지 말고 병원과 소통하세요. 빠르게 대처할수록 회복 속도도 빨라집니다.


Q6: 시술 후 운동이나 사우나는 언제부터 가능한가요?

A6: 최소 일주일, 가능하면 2주 정도는 피해주세요.

땀이나 열은 색소 재활성화를 유도할 수 있어 시술 효과를 떨어뜨릴 수 있어요. 가벼운 산책 정도는 괜찮지만, 격한 운동이나 사우나, 찜질방은 피부가 완전히 안정된 후에 시작하는 것이 안전합니다.

읽을 수록 어려지는 피부과 비밀 노트

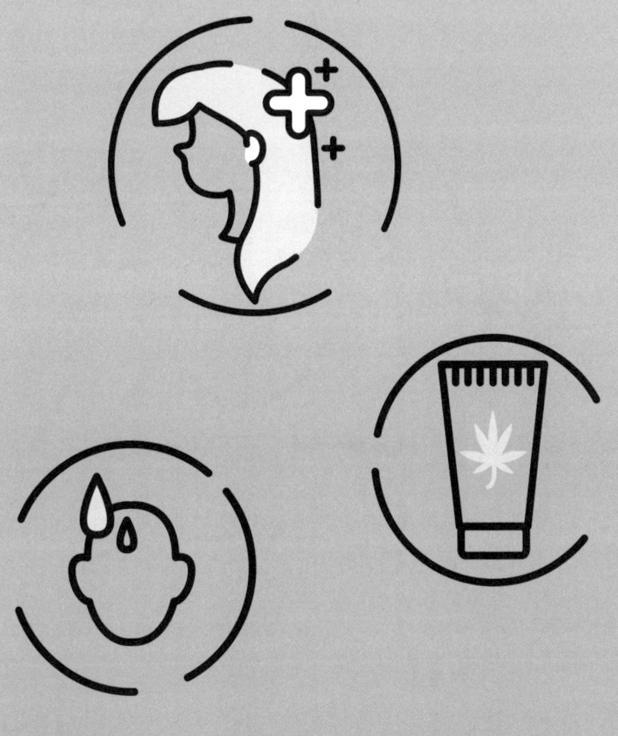

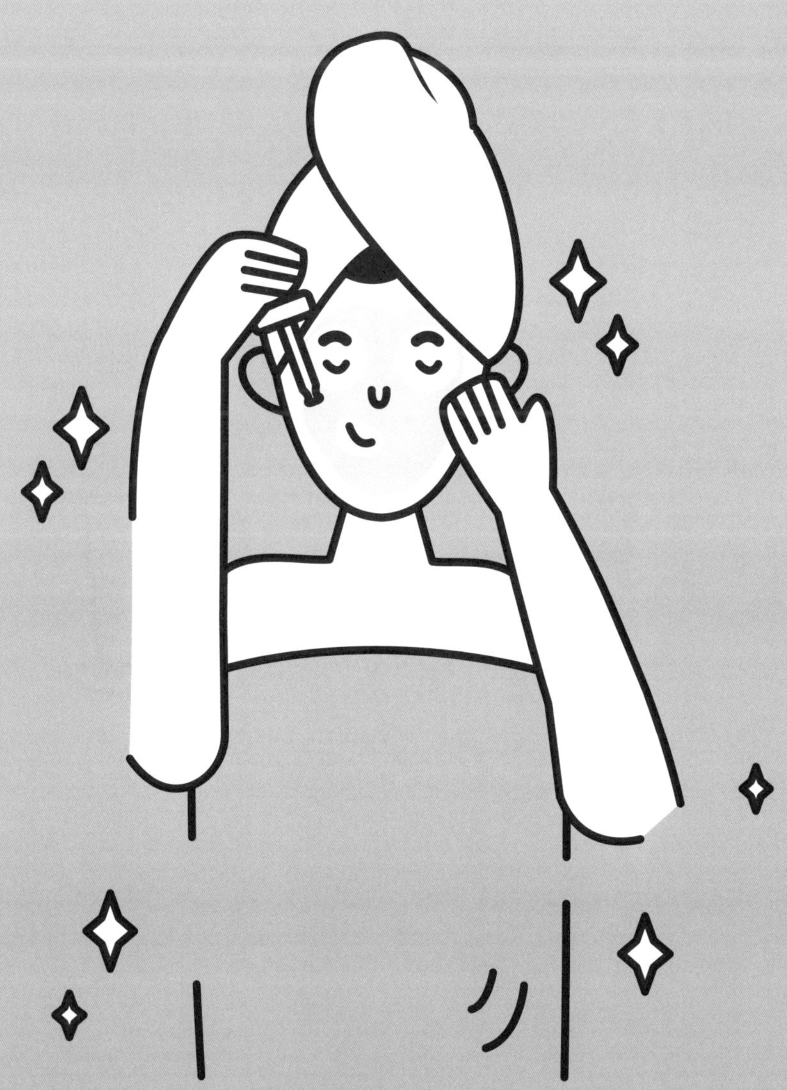

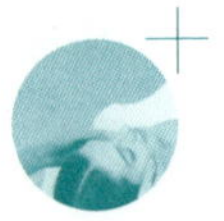

# 피부 처짐, 그 해부학적 진실

45세 플로리스트 수진 씨는 요즘 거울을 볼 때마다 묘한 낯섦을 느낍니다. 예전에는 턱선이 뚜렷했는데, 지금은 어디까지가 얼굴이고 목인지 모르겠습니다. 입꼬리도 자꾸 내려가고, 인상이 피곤해 보인다는 말도 주변에서 자주 듣고요.

한동안은 살이 빠져서 그런 줄 알았지만, 체중은 그대로였습니다. 화장법을 바꿔보고 마사지를 받아봐도 여전히 만족스럽지 않아 '혹시 이게 피부가 처진 것인가?' 하는 생각이 들기 시작했어요.

수진 씨처럼 많은 분이 거울을 보며 얼굴이 '뭔가 달라졌다'라는 변화를 느끼지만, 그 정확한 원인을 설명하기는 어렵습니다. 하지만 우리가 흔히 말하는 '처짐'은 단지 피부 한 겹의 문제가 아닙니다. 피부, 피하지방, 근막, 근육, 뼈까지 얼굴을 구성하는 여러 층이 동시에 변화하며 생기는 복합적인 결과입니다.

## 겉으로 보이는 '처짐', 속에서는 무슨 일이 벌어질까?

'처짐'이라는 말은 익숙하면서도 구체적으로 설명하기 어려운 단어입니다. 진료실에서 "처졌어요"라는 말을 들을 때, 정확히 어느 부위를 의미하는지 여쭤보면 사람마다 지목하는 부위가 달라요. 어떤 분은 볼을, 어떤 분은 턱선을, 또 어떤 분은 입꼬리나 팔자주름을 가리키죠. 하지만 공통으로 느껴지는 인상은 '예전 같지 않다', '조금 더 피곤해 보인다', '얼굴이 무너진 것 같다'라는 변화입니다.

### 1. '피부가 늘어졌다'라고 느끼는 진짜 이유

많은 분이 이런 변화를 단순히 '피부'의 문제로 생각하시지만, 실제로는 피부 아래 여러 구조가 함께 영향을 미칩니다.

우리 얼굴은 여러 층으로 이루어진 입체적인 구조물입니다. 가장 안쪽의 뼈를 시작으로 그 위에 근육, 지방, 근막(SMAS), 진피, 그리고 표피가 차례로 겹겹이 쌓여 있어요. 이 중 어느 한 층이라도 탄력을 잃거나 위치가 달라지기 시작하면, 얼굴 전체의 윤곽과 인상이 변하게 됩니다.

### 2. 젊음의 삼각형에서 노화의 피라미드로

젊은 얼굴은 위쪽이 넓고, 아래쪽이 좁은 역삼각형 구조입니다. 눈가에서 광대를 지나 턱선으로 이어지는 윤곽이 자연스럽게 V자 형태를 이루며, 이를 '젊음의 삼각형(Triangle of Youth)'이라고 부릅니다.

하지만 시간이 흐르면서 이마와 광대의 볼륨은 줄어들고, 볼은 아래로 처지며, 턱선은 흐려지고, 턱 밑에는 지방이 쌓이기 시작해요. 결국 얼굴의 볼륨 중심이 아래로 내려가면서 전체적인 윤곽이 정삼각형 또는 사각형처럼 보이게 됩니다. 이를 '노화의 피라미드(Pyramid of Aging)'라고 설명합니다.

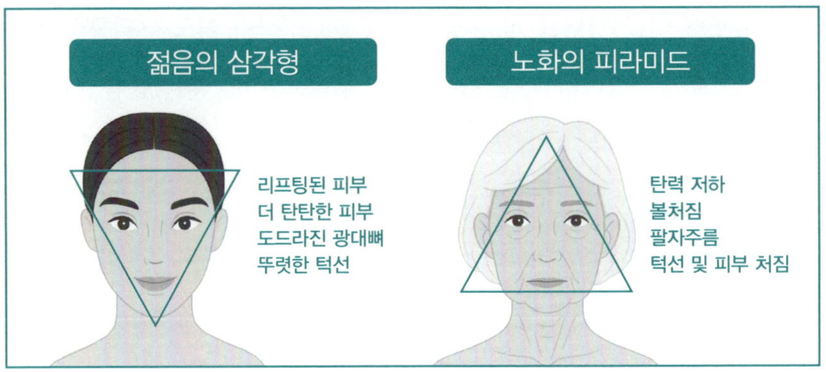



젊음의 삼각형 VS 노화의 피라미드

## 3. 노화에 따른 얼굴 구조 변화와 외형적 징후

처짐, 꺼짐, 탄력 저하는 단순히 피부 표면의 문제가 아닙니다. 골격부터 진피까지 여러 층의 구조 변화가 동시에 일어나며, 이에 따라 눈에 보이는 외형적 노화가 나타납니다. 다음은 주요 얼굴 구조의 노화 반응과 그에 따른 외형 변화를 정리한 표입니다.

| 구조 | 노화 시 변화 | 외형적 변화 예시 |
| --- | --- | --- |
| 골격 | 흡수 및 축소 | 광대 함몰, 턱선 무너짐 |
| 지방 패드 | 위치 변화, 위축 또는 증가 | 볼 꺼짐, 팔자주름, 턱 밑 늘어짐 |
| SMAS(근막) | 지지력 약화 | 얼굴 윤곽이 흐려짐, 볼과 턱 경계 사라짐 |
| 진피/표피 | 콜라겐 감소, 탄력 저하 | 잔주름, 피부 탄력 저하, 피부 늘어짐 |

노화에 따른 외형 변화

이처럼 '처짐'이라는 현상은 단순히 표면의 문제가 아니라, 안에서부터 무너지는 얼굴의 구조적 피로입니다. 이 구조의 연쇄 반응을 정확히 이해하는 것이야말로, 효과적인 안티에이징의 첫걸음이 됩니다.

## 얼굴은 여러 층으로 늙는다

우리가 흔히 '피부가 처졌다', '얼굴이 무너졌다'라고 표현할 때, 실제로 얼굴 내부에서는 다양한 층들이 저마다의 방식으로 노화되고 있습니다. 정확한 안티에이징 전략을 세우기 위해서는 피부 아래 뼈, 근육, 지방, 근막(SMAS), 진피까지 각각의 층이 어떻게 노화되는지를 이해하는 것이 중요합니다.

### 1. 골격: 얼굴의 틀부터 무너진다

많은 분이 뼈는 나이가 들어도 변하지 않는다고 생각하시지만, 실제로는 골격 역시 시간이 지나며 점차 작아지고 흡수됩니다. 어린 시절에는 얼굴이 짧고 평평하며 두개골에 비해 안면부가 작지만, 성인기에는 안면 구조가 확장되고 입체감이 뚜렷해집니다.

하지만 노년기에는 눈구멍은 넓어지고, 비강은 커지며, 턱뼈는 작아지고 뒤로 후퇴하게 됩니다. 특히 눈 주변 뼈가 뒤로 꺼지고, 턱이 좁아지며, 광대 아래 구조가 줄어들어 그 위에 있던 연조직이 지지를 잃게 되어요. 이에 따라 눈 밑 꺼짐, 팔자주름 심화, 입가 늘어짐, 턱선 붕괴 같은 변화가 나타납니다.[20]

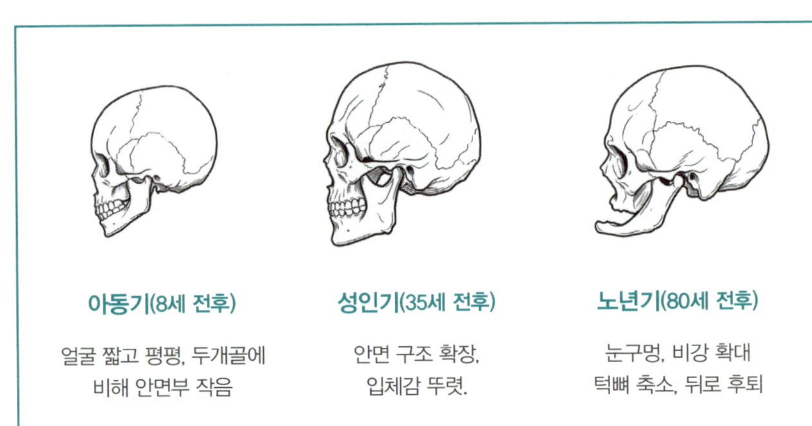



연령에 따른 두개골 변화

## 2. 지방: 재배치되는 볼륨

안면 지방 패드는 얼굴의 입체감과 부드러운 윤곽을 형성하는 핵심 요소입니다. 젊은 얼굴은 적절한 위치에 충분한 지방이 자리하고 있어 윤곽이 자연스럽게 연결되지만, 나이가 들면서 지방은 부피가 줄거나 느슨해지고 위치 또한 아래로 이동하게 됩니다.

35세에는 지방 패드가 적절한 위치와 부피를 유지하지만, 45세가 되면 광대 주변 지방이 위축되며 팔자주름 주변으로 하강하기 시작해요. 55세에는 지방의 꺼짐과 늘어짐이 동시에 진행되면서 하안면에 부피가 집중되어 얼굴이 무겁고 퍼진 듯한 인상을 주게 됩니다.

이러한 변화로 얼굴 상부는 꺼지고 하부는 무거워지는 구조로 바뀌며, 젊음의 삼각형이 점차 뒤집힌 '노화의 피라미드' 형태로 변하게 됩니다.

· 35세: 지방 패드가 적절한 위치와 부피를 유지
· 45세: 광대 주변 지방이 위축되며 팔자주름 주변으로 하강

· 55세: 지방의 꺼짐과 늘어짐이 동시에 진행, 하안면에 부피 집중 → 얼굴
  이 무겁고 퍼진 듯한 인상

## 3. SMAS와 지지 인대: 얼굴의 지지망이 느슨해지다

안면에서 '처짐'을 가장 직접적으로 유발하는 층은 피부 바로 아래 위치한
SMAS(Superficial Musculo-Aponeurotic System)입니다. SMAS는 피부, 피하지방,
근육을 연결하는 얇은 근막으로, 얼굴의 윤곽과 표정을 지지하는 중요한 역
할을 하지만, 나이가 들면 점차 탄력을 잃고 느슨해지며 중력에 저항하는 힘
도 약해져요.

SMAS와 함께 얼굴을 지지하는 핵심 요소가 바로 지지 인대(retaining
ligament)입니다. 이 인대들은 뼈에서 시작해 SMAS와 피부를 고정시켜주는 구
조로, 얼굴 각 부위가 제자리에 위치하도록 유지시킵니다. 눈가의 ORL, 광대
의 ZRL, 턱선의 MSL 등이 대표적이에요.

나이가 들면 이런 인대들이 늘어나고 탄력을 잃어, 원래 위치에 고정되
어 있던 지방 패드와 연조직이 아래로 이동합니다. 이에 따라 볼이 꺼지고,
입가 주름이 깊어지며, 턱선이 무너져 얼굴 윤곽과 입체감이 사라집니다.

## 4. 진피와 표피: 탄력의 마지막 방어선

가장 바깥층인 표피와 진피는 우리가 매일 거울로 확인하는 얼굴의 표면
을 구성합니다. 이 층은 피부의 질감, 탄력, 주름, 보습력, 광택 등 '피부가 좋
아 보인다'라는 인상을 결정짓는 중요한 역할을 해요.

하지만 나이가 들수록 표피는 점차 얇아지고 세포 재생 속도가 느려지며,
진피에서는 콜라겐, 엘라스틴, 히알루론산의 양이 급격히 감소하고 섬유 배열

도 무질서하게 변합니다. 또한 섬유아세포(fibroblast)의 활동성도 떨어지며 새로운 세포외기질을 생성하는 능력이 현저히 줄어들어요.

젊은 피부는 진피층이 두껍고 콜라겐 섬유가 조밀하게 배열되어 탄탄한 구조를 유지하지만, 노화된 피부는 진피층이 얇아지고 콜라겐 배열이 느슨해지면서 구조적 밀도가 낮아집니다. 이러한 변화는 자외선, 흡연, 스트레스 등 다양한 외부 요인과 복합적으로 작용하면서 피부 노화를 가속화시킵니다.

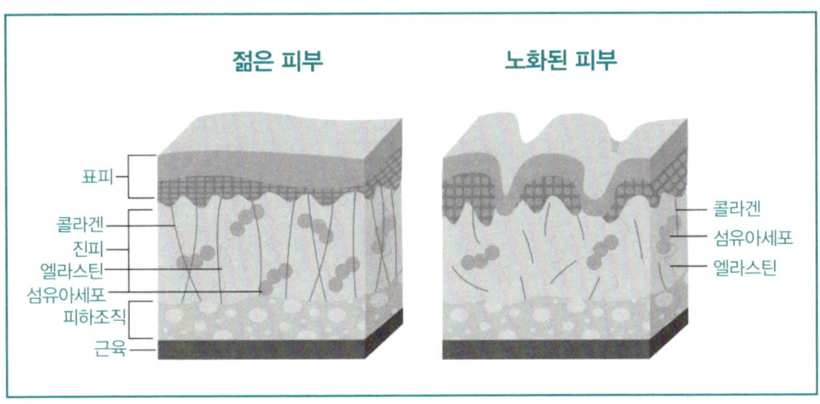


젊은 피부와 노화된 피부의 구조적 차이

## 5. 층별 노화는 연쇄 반응이다

얼굴의 각 층은 독립적으로 노화되는 것이 아니라 서로 밀접하게 연결되어 있어 한 층의 변화가 다른 층의 연쇄 반응을 유발합니다. 골격이 작아지면 지방이 흘러내리고, 그로 인해 SMAS가 탄력을 잃고, 진피와 표피는 늘어지며 결국 겉으로는 주름과 처짐으로 나타나는 식이에요.

결국 우리가 거울에서 보는 변화는 단일 원인으로 설명되지 않으며, 하나의 해결책만으로 만족스러운 결과를 얻기 어렵다는 것을 의미합니다. 이처럼 '처짐'이라는 현상은 단순히 표면의 문제가 아니라, 안에서부터 무너지는 얼굴의 구조적 피로입니다. 얼굴은 연결된 하나의 구조물이므로, 한 부위의 문제는 다른 부위와 밀접한 관련이 있습니다. 이 구조의 연쇄 반응을 정확히 이해하는 것이야말로 효과적인 안티에이징의 첫걸음입니다.

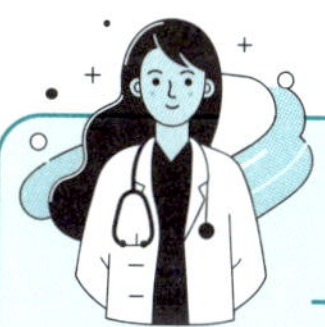

## 의사 선생님의 한마디

환자분들이 "여기만 고쳐주세요"라고 말씀하실 때, 저는 항상 '그 부위가 왜 그렇게 보이는지'부터 설명드립니다. 얼굴은 연결된 하나의 구조물이기 때문에, 한 부위의 문제는 다른 부위와 밀접한 관련이 있거든요.

## 변화별 맞춤 시술 매칭표

지금까지 살펴본 바와 같이, 얼굴은 단일한 구조가 아니라 골격부터 표피까지 여러 층이 겹겹이 쌓인 다층 구조로 이루어져 있으며, 이 모든 층이 각각의 방식으로 노화 과정을 겪습니다. 따라서 단순히 '피부가 처졌으니 피부만 당기자'라는 접근은 근본적인 해결책이 아닙니다. 어느 층에서 변화가 시작되었는지를 정확히 진단하고, 각 층의 특성과 변화 양상에 맞춘 치료 전략을 세워야 자연스럽고, 지속력 있는 결과를 볼 수 있습니다.

### 1. 층별 노화와 그에 대응하는 시술 전략

노화는 골격·지방층 → SMAS·인대 → 진피·표피 순으로 변화가 나타납니다. 각 층에 맞는 시술을 조합해야 하며, 기초 구조가 약한 상태에서 표면만 치료하면 효과가 오래가지 않습니다. 반대로 구조가 탄탄하면 가벼운 표면 치료만으로도 좋은 결과를 얻을 수 있습니다.

| 노화되는 구조 | 주요 변화 | 대표적인 대응 시술 |
| --- | --- | --- |
| 골격 / 지방층 | 뼈 흡수, 지방 위축·이동 | 필러, 자가 지방이식, 콜라겐 스티뮬레이터 |
| SMAS / 인대 | 지지 약화, 탄성 감소 | 고주파, 초음파(HIFU), 실 리프팅 |
| 진피 / 표피 | 콜라겐 감소, 주름, 탄력 저하 | 스킨 부스터, 레이저, 고주파, 줄기세포 치료 |

노화에 대응하는 시술 전략

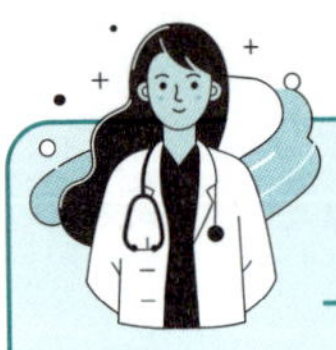

## 의사 선생님의 한마디

가장 효과적인 안티에이징은 '어떤 시술을 할까?'가 아니라 '어떤 층부터 해결할까?'에서 시작됩니다. 내 얼굴의 변화가 어느 층에서 시작되었는지를 이해하면, 더 정확하고 지속 가능한 결과를 만들 수 있습니다.

## 생활 습관 & 홈케어로 처짐 늦추기

시술만이 해답은 아닙니다. 진료실에서 많은 환자분이 "시술 없이 해결할 방법은 없을까요?"라고 물어보십니다. 이미 구조적으로 진행된 처짐은 시술 없이 되돌리기 어렵지만, 노화의 속도를 늦추는 데 있어서는 생활 습관과 홈케어가 생각보다 훨씬 큰 영향력을 발휘해요. '피부는 타고나는 것이 아니라, 관리하는 것'의 진짜 의미가 바로 여기에 있습니다.

### 1. 얼굴을 무너뜨리는 습관부터 없애자

일상에서 노화를 촉진하는 습관을 체크해보세요.

| 번호 | 항목 | 체크 |
|:---:|:---:|:---:|
| 1 | 엎드려 자는 습관 | ☐ |
| 2 | 구부정한 자세(거북목) | ☐ |
| 3 | 눈을 자주 비비기, 입술을 자주 깨물기 | ☐ |
| 4 | 무표정한 생활 | ☐ |
| 5 | 자외선 차단 소홀 | ☐ |

노화를 촉진하는 습관 체크

엎드려 자는 습관은 얼굴 한쪽에 지속적인 압박을 가해 비대칭과 처짐을 유발합니다. 구부정한 자세(거북목)는 턱선을 무너뜨리고 턱 밑 피부를 늘어지게 만들어요. 눈을 자주 비비거나 입술을 자주 깨무는 행동을 하면, 반복 자극에 따라 주름이 생기죠. 무표정한 생활은 근육 사용 부족으로 이어져 혈류가 감소하고, 피부 생기가 저하됩니다. 자외선 차단을 소홀히 하면 광노화와 진피 손상이 가속화돼요.

피부는 우리가 하는 작은 행동을 조용히 기억하고, 차곡차곡 반응합니다. '습관이 얼굴을 만든다'라는 말은 결코 과장이 아닙니다.

## 2. 안티에이징의 3대 기본기

이 세 가지는 시술 효과를 받쳐주는 기초공사와도 같습니다.

- 수면: 하루 6~8시간 깊은 수면으로 성장호르몬 분비와 세포 재생을 촉진합니다.
- 식습관: 단백질, 항산화 성분, 오메가3 중심의 식단이 콜라겐 생성을 돕고, 산화 스트레스를 감소시켜요.

· 자외선 차단: 실내외에서 SPF 30 이상 제품을 사용해 광노화를 예방하고
색소 침착과 탄력 저하를 차단합니다.

## 3. 집에서 실천하는 홈케어 루틴

홈케어는 '기본 → 집중 → 회복'의 3단계로 나누어 접근하면 더욱 체계적
이고, 효과적입니다.

| 단계 | 케어 종류 | 루틴 |
|---|---|---|
| 1단계 | 기본 케어 | · 순한 클렌저(자외선 차단제 사용 시 이중 세안)<br>· pH 밸런스를 맞춰주는 토너<br>· 수분과 지질이 균형 잡힌 보습제 |
| 2단계 | 집중 케어 | · 주 1~2회 저자극 각질 제거(PHA, LHA, 효소 기반)<br>· 기능성 앰플 활용(EGF, 레티놀, 나이아신아마이드 등)<br>· 마스크팩은 고농축보다는 진정·보습 위주로 선택 |
| 3단계 | 회복 케어 | · 실내 가습으로 수분 유지<br>· 주 1회는 보습제를 제외하고 아무것도 바르지 않는 '리셋 데이'<br>· LED 마스크, 홈 초음파 기기는 과도한 사용 금지 |

단계별 홈케어 루틴

### 홈케어 Q&A

집에서 하는 관리들은 부담 없이 시도할 수 있지만, 효과의 범위와 한계
를 정확히 아는 것이 중요합니다. 많이들 궁금해하는 홈케어에 대한 오해와
진실을 Q&A 형식으로 정리했습니다.

Q1: 마사지나 괄사로 리프팅 되나요?

A1: 일시적으로는 효과가 있지만, 구조적으로는 효과가 거의 없습니다.

결론부터 말씀드리면, 일시적인 부기 완화에는 도움이 될 수 있지만 구

조적 리프팅 효과는 거의 없습니다. 오히려 반복적인 강한 자극은 지지 인대를 약화시키거나 피부를 늘어뜨릴 위험도 있어요.

만약 마사지만으로 구조적 리프팅이 가능하다면, 성형외과나 피부과에서 복잡한 시술을 할 이유가 있을까요? 마사지는 혈액순환 개선과 일시적인 부기 완화에는 도움이 되지만, 이미 늘어진 인대나 처진 지방을 다시 제자리로 돌려놓을 수는 없습니다.

Q2: 홈케어 기기들, 정말 효과 있나요?

A2: 적당히 사용하면 도움되지만, 권장 사용법을 지켜주세요.

LED 마스크나 홈 초음파 기기 등은 적당히 사용하면 도움이 될 수 있지만, 과도한 기대는 금물입니다. 특히 매일 사용하거나 너무 강한 세팅으로 사용하면 오히려 피부에 부담을 줄 수 있어요. 제품 설명서를 꼼꼼히 읽고, 권장 사용법을 지키는 것이 중요합니다.

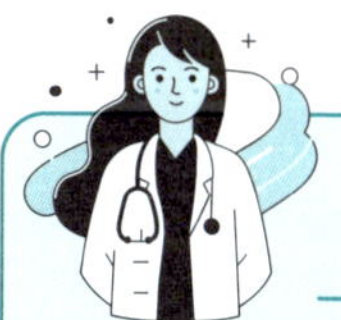


시술은 얼굴을 되돌리는 작업이라면, 생활 습관과 홈케어는 무너지는 속도를 늦추는 브레이크입니다. 두 가지는 서로 대체되지 않고, 반드시 병행되어야 합니다

## '자연스러움'과 '방치'의 차이

"시술을 너무 많이 하면 인위적으로 보일까 봐 걱정돼요."

"저는 그냥 자연스럽게 나이 들고 싶어요."

자연스러움을 바라는 마음은 누구에게나 있는 건강한 감정입니다. 하지만 이 말 속에는 종종 아무것도 하지 않겠다는 '방치의 선언'이 숨어 있기도 해요. 많은 분이 시술은 인위적인 것이고, 자연스러움은 아무런 개입도 하지 않는 상태라고 생각하시지만, 실제로 가장 자연스럽고 건강한 얼굴은 적절한 관리와 세심한 조율 속에서 완성됩니다.

오늘날 많은 이들이 보톡스나 필러 같은 소규모 시술을 '과도한 변화'가 아닌 자연스럽고 미묘한 개선으로 받아들이고 있습니다. 이는 단순한 미용을 넘어, 자기 얼굴에 맞는 균형과 조화를 찾으려는 흐름으로 이해할 수 있습니다.


## 1. 자연스러운 얼굴 뒤의 숨겨진 관리

젊고 생기 있어 보이는 얼굴 뒤에는 보이지 않는 정성이 숨어 있습니다. 가볍게 탄력 관리를 받거나, 필러로 볼륨 밸런스를 맞추고, 주기적으로 피부 톤을 다듬는 과정들이죠. 중요한 것은 이 모든 과정이 '티 나지 않게, 나에게 어울리게' 설계된다는 점입니다.

따라서 진정한 자연스러움은 아무것도 하지 않아서 얻어지는 것이 아니라, 꾸준한 관리와 균형 잡힌 선택의 결과입니다.


## 2. 전 세계적 트렌드가 증명하는 자연스러운 관리

국제미용성형학회(International Society of Aesthetic Plastic Surgery, ISAPS)의 글로벌 설문 조사(Global Survey) 2023에 따르면, 필러·보톡스와 같은 비수술 시술의 비중은 해마다 증가하고 있으며, '자연스럽고 부담 없는 방식'이 이미 전 세계적인 트렌드로 자리 잡고 있습니다.[21]

누군가는 40대 초반부터 탄력 관리를 시작하고, 또 다른 누군가는 50대에 들어서야 피부에 관심을 두기 시작합니다. 정답은 없습니다. 중요한 것은 자기 얼굴을 이해하고, 지금 무엇이 필요한지, 무엇은 아직 이른지, 어떤 방식이 가장 자연스럽게 어울리는지를 스스로 판단하는 능력입니다. 그것이 바로 '자연스러움을 설계하는 안티에이징'의 본질입니다.

# 실 리프팅, 왜 사람마다 결과가 다를까?

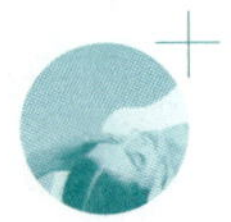

45세 도서관 사서 경희 씨는 2년 전, 처음으로 실 리프팅 시술을 받았습니다. 직장 동료가 같은 시술을 받고 얼굴 윤곽이 또렷하게 살아난 모습을 보고, '나도 한번 해볼까?' 하는 마음에 큰 기대를 안고 병원을 찾았던 것이죠.

시술 후 처음 몇 주는 뭔가 달라진 것 같았지만, 거울 속 자기 모습에서 기대했던 극적인 변화를 찾기란 쉽지 않았습니다. 시간이 지날수록 아쉬움은 더 커졌고, '왜 나만 효과가 없는 것일까?' 하는 의문도 들었습니다.

사실 경희 씨처럼 비슷한 나이, 비슷한 실을 사용했음에도 결과가 전혀 다르게 나타나는 경우는 생각보다 흔합니다. 많은 분이 이런 차이를 체질이나 실의 재료 문제로 생각하지만, 실제로 결과를 결정짓는 핵심은 바로 '실의 배치 설계'에 있습니다.

## 같은 실, 같은 얼굴 구조, 하지만 다른 설계

"친구는 실 리프팅을 받고 얼굴이 확 달라졌는데, 저는 거울을 봐도 뭐가 바뀐 것인지 잘 모르겠어요."

진료실에서 자주 듣는 이야기입니다. 같은 시기, 같은 실을 사용한 시술임에도 어떤 사람은 또렷한 윤곽을 얻고, 어떤 사람은 울퉁불퉁하거나 효과를 거의 느끼지 못하는 이유는 무엇일까요? 그 차이는 체질도, 실의 재료도 아닙니다. 핵심은 그 실이 어떤 방식으로 설계되고 삽입되었는가에 있습니다. 예를 들어, 비슷한 연령대의 두 환자가 실 리프팅을 받았고, 사용된 실의 종류와 시술 시기도 유사했습니다.

하지만 한 명은 부채꼴(Fan-shaped) 구조로 실을 배치해 처음에는 좋은 효과를 보였지만, 8개월 후부터 효과가 점점 줄어들어 2년 후에는 거의 원상복구 되었습니다. 반면 다른 한 명은 교차형(Criss-cross) 구조로 실을 설계해 2년이 지나도 윤곽선이 안정적으로 유지되었어요.

이렇듯 실 리프팅의 결과는 단순히 실 때문이 아니라, 그 실이 어떤 전략으로 배치되었는지에 따라 달라집니다.

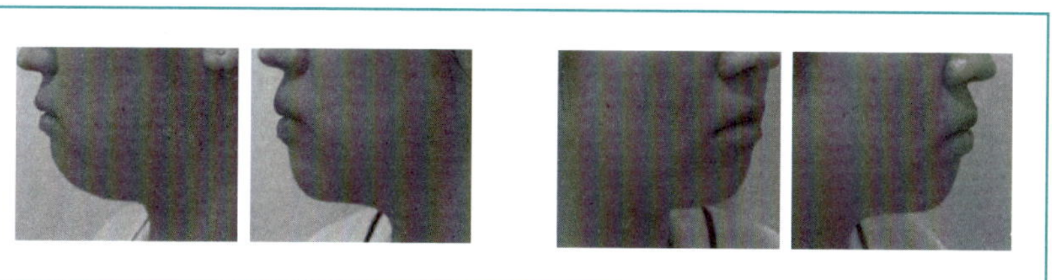

리프팅 시술 전후 사진

## 실 리프팅의 진짜 차이는 '전략'에서 시작된다

실 리프팅에도 매우 다양한 방식과 목적의 시술이 존재합니다. 하지만 환자 입장에서는 '실을 몇 줄 넣었다'라는 정보 외에는 시술의 설계나 전략의 차이를 파악하기 어려운 경우가 많아서 원하는 만큼의 변화가 보이지 않을 때 '내가 실이 안 맞는 체질인가?', '실이 약한 것은 아닐까?'와 같은 오해로 이어지기 쉽습니다.

오랜 임상 경험을 통해 보면, 실 리프팅의 결과는 체질이나 실의 종류만으로 결정되지 않습니다. 가장 중요한 것은 그 실이 어떤 역할을 하도록 설계되었는가, 즉 기능과 구조에 대한 전략적 접근입니다. 아래 그림은 이를 이해하기 쉽게, 실리프팅에서 사용되는 대표적인 두 가지 패턴인 부채형 패턴과 교차형 패턴을 예시로 보여줍니다. 같은 실이라도 방향과 구조에 따라 지지력과 결과가 달라질 수 있다는 점을 시각적으로 설명하고 있습니다.

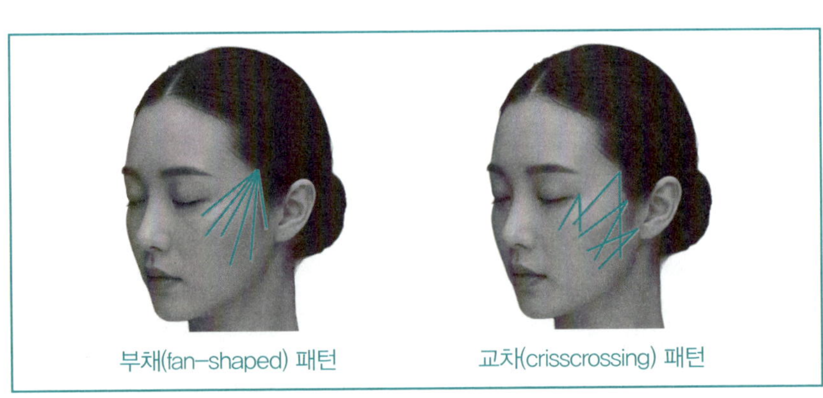


실 리프팅의 차이

## 실 리프팅, 단순히 실을 '몇 줄 넣는 것'이 아니다

실은 기능에 따라 다음과 같이 크게 세 가지로 분류됩니다.

## 1. 당기는 실(리프팅 실)

견인과 고정 기능을 담당합니다. 코그 실이나 몰딩 실처럼 돌기가 있는 실로, 조직을 물리적으로 위로 끌어올려 SMAS층이나 지지 인대에 고정해요. 즉각적인 윤곽 개선이 필요한 턱선, 팔자 부위에 주로 사용됩니다.

## 2. 채우는 실(볼륨 실)

지지와 재형성 기능을 합니다. 볼이 꺼지거나 납작해 보이는 경우, 단순히 끌어올리는 것만으로는 해결되지 않아요. 스캐폴드 실을 이용해 꺼진 부위를 안에서부터 지지하고, 콜라겐 생성을 유도해 입체감을 회복시킵니다. 광대 아래, 측두부, 심부볼 등에서 효과적입니다.

## 3. 바꾸는 실(콜라겐 실)

재생 유도 기능을 담당합니다. 얇고 민감한 부위에는 물리적 리프팅보다 피부의 질 자체를 개선하는 방식이 필요해요. 모노실, 트위스트 실은 진피층을 두텁게 만들고, 세포외기질을 재구성해 피부 탄력을 높입니다. 눈가, 입가, 잔주름 부위에 적합합니다.

| 당기는 실<br>(리프팅 실) | 채우는 실<br>(볼륨 실) | 바꾸는 실<br>(콜라겐 실) |
|---|---|---|
| 코그 실, 몰딩 실 등<br>(돌기 있는 실) | 스캐폴드 실 | 모노실, 트위스트 실 |

실 리프팅 실의 종류

## 해부학적 구조를 고려한 맞춤 설계

얼굴은 부위마다 구조가 다릅니다. 하나의 실로는 부족합니다. 어떤 부위는 당겨야 하고, 어떤 부위는 채워야 하며, 또 어떤 부위는 피부의 질을 개선해야 합니다. 이 모든 조건을 고려하지 않고 코그 실 몇 줄만 넣는다면, 오히려 울퉁불퉁한 표면, 부자연스러운 표정, 실 비침 등의 문제가 발생할 수 있습니다.

## 얼굴 구조를 세우는 건축 설계

실 리프팅은 '얼굴 구조를 세우는 건축 설계'와 같습니다. 건물을 지을 때 기둥을 어디에 세우고, 어떤 구조로 하중을 분산시킬지 계획하듯, 실 리프팅도 얼굴의 지지 구조, 지방 분포, 탄력 정도, 처짐 방향 등을 정밀하게 분석한 뒤 적절한 실을 적절한 깊이와 방향으로 배치해야 합니다.

같은 제품을 사용하더라도 시술자의 해부학적 이해도, 3차원적 공간 감각, 그리고 실의 배치 전략에 따라 결과는 완전히 달라집니다. 특히 실의 삽입 각도, 깊이, 장력 조절은 밀리미터 단위의 정밀함을 요구하는 고난도 기술입니다.

결국 실 리프팅에서 중요한 것은 '몇 개를 넣느냐?'가 아니라, '지금 내 얼굴에 필요한 기능이 무엇이며, 그것을 어떤 실로 어떻게 설계할 것인가?'에 있습니다. 실 리프팅은 단순한 미용 시술이 아니라, 얼굴을 입체적으로 설계하고 구조적으로 재조립하는 정밀한 디자인 시술입니다. 그래서 환자마다 결과가 다르게 나타나는 것은 당연한 일이며, '체질 탓'이 아닌 '설계의 차이'로 이해하는 것이 정확합니다.

# 줄기세포와 재생의학, 피부과의 현재와 미래

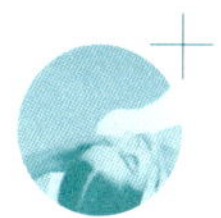

53세 요식업 사장 미경 씨는 요즘 거울 속 자기 얼굴을 보면 한숨이 나옵니다. 아픈 것은 아닌데 피부에 생기도 없어 푸석하고, 예전보다 탄력도 확 줄었습니다. 시술을 고민해봤지만 필러나 실 리프팅처럼 형태를 바꾸는 것은 인위적으로 보일까 봐 부담됩니다.

그러던 중 지인에게 '자가혈 주사', '줄기세포 치료', '엑소좀' 이야기를 들었습니다. '내 몸에서 나온 것을 쓰면 자연스럽고 안전하지 않을까?' 하는 기대가 생겼지만, PRP·SVF·엑소좀·줄기세포 같은 낯선 용어에 오히려 혼란스러웠죠.

최근 진료실에서도 미경 씨처럼 '자연스러운 회복'을 원하는 사람들이 재생 치료에 큰 관심을 보입니다. "줄기세포 시술이 정말 효과가 있나요?", "PRP를 맞으면 피부가 탱탱해진다던데 사실인가요?" 같은 질문이 늘어나면서, 이제 '줄기세포', '재생의학', '엑소좀'은 피부과에서 흔히 오가는 단어가 되었습니다.

## 자가혈 재생 치료: PRP vs PRF

"내 피를 뽑아서 다시 피부에 넣는다고요?"

"주사만 맞았는데 피부가 매끈해졌어요. 그게 PRP인가요?"

요즘 피부과에서 많이 시행되는 자가혈 재생 치료는 내 혈액 속에 들어 있는 혈소판이라는 성분을 활용해 피부 회복과 재생을 촉진하는 시술입니다. 그중에서도 가장 많이 쓰이는 방식이 PRP(고농도 혈소판 혈장)와 PRF(혈소판 섬유 응집체)입니다.

두 시술 모두 내 혈액을 원심분리해서 재생에 도움이 되는 성분만 골라내는 것이 핵심입니다. 하지만 그 작용 방식과 피부에 미치는 반응에는 조금씩 차이가 있습니다.


### 1. PRP vs PRF

#### 1) PRP란 무엇일까요?

PRP는 혈액 속 혈소판이 풍부하게 농축된 투명한 혈장을 말합니다. 혈소판에는 피부 재생을 도와주는 성장인자들이 들어 있으며, 이것이 피부 속으로 들어가면 섬유아세포를 자극해 콜라겐 생성을 유도하게 됩니다.

시술은 간단합니다. 팔에서 채혈한 혈액을 고속 원심분리기로 돌려 상층의 PRP만 뽑아낸 뒤, 주사나 MTS(미세침), 혹은 레이저 시술과 병행해 피부 속에 넣습니다.

피부가 민감한 분들도 PRP를 자기 성분으로 인식하기 때문에 부작용이 적고 회복이 빠른 편입니다. 여드름 흉터, 잔주름, 눈가 탄력 개선 등에 자주 사용됩니다.

## 2) PRF는 PRP보다 더 진화된 방식일까요?

PRF는 PRP보다 조금 더 천천히, 낮은 속도로 혈액을 분리해 혈소판뿐만 아니라 백혈구, 피브린(섬유질), 성장인자를 함께 농축한 응집체입니다.

간단히 말하면, PRP가 '액체'라면, PRF는 '젤리' 같은 응고 형태로 피부에 들어가며 성장인자가 천천히 방출되어 더 오랜 시간에 걸쳐 피부 재생 반응을 유도합니다.

PRF는 특히 눈 밑 꺼짐과 다크서클 개선, 탄력이 많이 떨어진 피부층 깊이 개선에서 좋은 반응을 보이는 것으로 알려져 있습니다.

## 3) 실제 연구에서는 어떤 결과가 있었을까요?

한 논문에서는 PRP를 4주 간격으로 3회 시행한 45세 여성군에서 눈가 주름이 평균 32% 감소했고, 피부 두께가 평균 19% 증가한 결과를 보고했습니다. 피부 밝기도 개선되었으며, 환자가 '피부가 덜 건조하고 더 부드럽다'라고 느꼈다는 주관적 평가도 있었습니다.

또 다른 연구에서는 PRF를 이용한 눈 밑 주름 치료에서 PRP보다 더 오랜 기간 주름 개선 효과가 지속되었다고 보고되었습니다. 이 연구에서는 PRF 시술 후 3개월 시점에서 피부 탄성 지표가 PRP군보다 유의미하게 높았다고도 명시되어 있습니다.

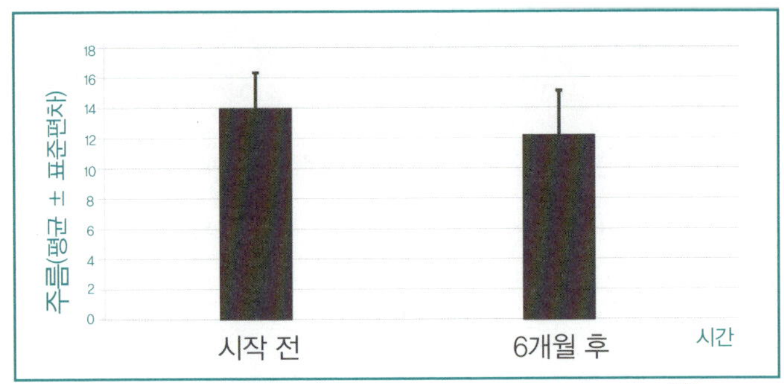



피부 스캔으로 측정한 치료 전 & 6개월 후 피부 주름[22]

## 2. PRP와 PRF, 어느 것이 더 좋을까요?

환자분들이 "PRP와 PRF 중에 뭐가 더 좋은가요?"라고 자주 물어보시는데요. 사실 어느 쪽이 더 '좋다'기보다는 피부 상태와 시술 목적에 따라 선택이 달라진다고 보시면 됩니다.

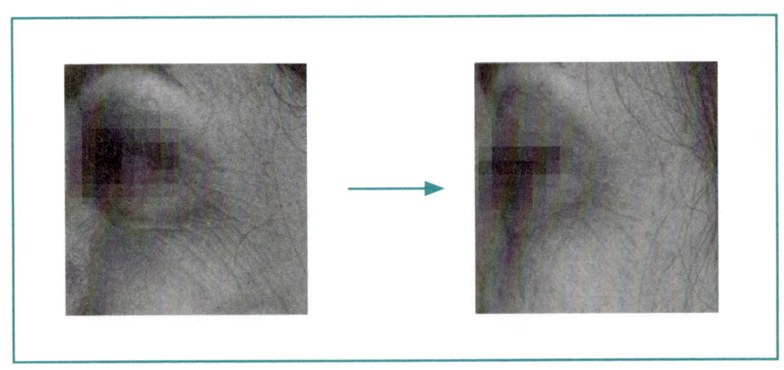

눈가 주름에 PRF 시술 전후

### 1) 빠른 피부 개선이 필요하다면 PRP

PRP는 액상 형태로 되어 있어서 성장인자가 빠르게 방출되면서 즉시 작용하는 특징이 있어요. 그래서 피붓결이나 톤 개선, 잔주름 치료에 특히 효과적입니다. 주사로 직접 시술하거나 MTS, 레이저와 함께 사용할 수 있어서 활용도가 높은 편이에요. 여드름 흉터나 잔주름 개선이 목표라면 PRP가 적합하죠.

### 2) 지속적인 볼륨이나 깊은 탄력 회복이 목표라면 PRF

PRF는 반고체, 젤리 같은 형태라서 성장인자가 천천히 지속해서 방출됩니다. 그래서 꺼진 부위나 깊은 탄력 회복에 더 효과적이에요. 특히 눈 밑 다크서클이나 볼륨이 필요한 부위에 주사하거나 패치 형태로 응용할 수도 있어서 다양하게 활용할 수 있습니다.

간단히 정리하면, 빠른 피부 개선이 필요하다면 PRP, 지속적인 볼륨이나 깊은 탄력 회복이 목표라면 PRF를 선택하시면 됩니다.

### 3) 부위별로 나누어 함께 사용

환자분들 중에 "둘 다 받으면 더 좋을까요?"라고 물어보시는 분들이 있어요. 실제로 부위별로 나누어서 PRP와 PRF를 함께 사용하는 경우도 있습니다. 예를 들어 잔주름 부위는 PRP로, 꺼진 볼 부위는 PRF로 시술하는 식이죠.

PRP나 PRF 모두 줄기세포 자체를 주입하는 건 아니지만, 우리 몸속에서 재생을 일으키는 촉진제 역할을 한다는 점에서 재생의학의 중요한 한 축이라고 볼 수 있어요. 내 혈액에서 뽑은 성분이니까 부작용 걱정도 적고, 자연스러운 회복을 도와준다는 것이 제일 큰 장점입니다.

## PRP/PRF Q&A

처음 시술을 고민하는 분들이 자주 묻는 질문을 중심으로 PRP·PRF의 핵심을 정리했습니다. 부담은 적고 자연스러운 재생치료가 어떤 분들께 맞는

지 Q&A로 안내해드립니다.


**Q1: 레이저는 무섭고, 보톡스나 필러는 아직 부담스러워요. PRP/PRF를 처음 시술받는 사람도 괜찮을까요?**

**A1: 피부가 서서히 좋아져서 자연스럽게 개선되고 좋습니다.**

재생 치료는 시술이 비교적 부드럽고 자연스러워 시술 초심자분들에게도 부담이 적은 선택지입니다. 급격한 변화보다는 피부가 서서히 좋아지는 방식이라서 자연스러운 개선을 원하시는 분들에게 적합합니다.

**Q2: 피부가 예민한데, 다른 시술은 부작용이 걱정돼요.**

**A2: 민감한 피부여도 안심하고 시술하실 수 있습니다.**

PRP/PRF는 자가 성분을 사용하는 치료이기 때문에 알레르기나 면역 반응이 드물다는 장점이 있습니다. 내 혈액에서 나온 성분이므로 민감한 피부를 가진 분들도 안심하고 받으실 수 있어요.

**Q3: 얼굴 전체보다는 눈가나 입가 같은 부분적인 개선만 원해요.**

**A3: 세밀한 부위 개선에 효과적이어서 PRF를 하시면 좋을 것 같습니다.**

PRF가 좁은 부위에도 집중적으로 적용할 수 있어 미세한 탄력 개선에 유리합니다. 특히 눈가의 잔주름이나 입가 처짐 같은 세밀한 부위 개선에 효과적이죠.

## 엑소좀 기반 치료

"엑소좀이 대체 뭔가요?"

"줄기세포 주사는 부담스럽고, 엑소좀은 더 안전하다던데 사실인가요?"

"제가 여드름 흉터가 심한데, 엑소좀으로 개선될 수 있을까요?"

이제 피부과에서도 '엑소좀' 치료가 입소문을 타고 있습니다. 엑소좀이란 세포가 분비하는 작은 소포체로, 그 안에 성장인자, 사이토카인, mRNA, microRNA 등의 재생 신호 전달 물질이 담겨 있습니다. 마치 세포들 간에 '이제 회복할 시간이야!'라는 편지를 전달하는 배달부 같은 역할을 합니다.

엑소좀이 피부에 들어가면 염증을 가라앉히고(M1→M2 대식세포 전환), 새로운 혈관을 만들어주고, 섬유아세포를 깨워서 콜라겐을 만들게 하고, 세포외 기질을 재구성하는 등 복합적인 재생 효과를 기대할 수 있어요.

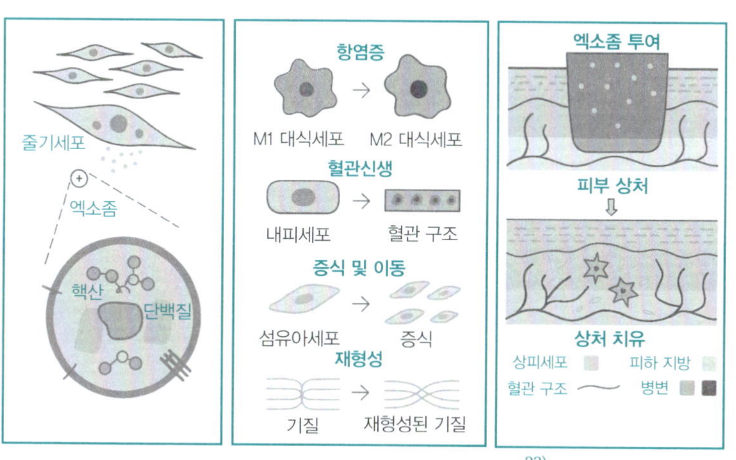


엑소좀이 피부에 주입되었을 때 반응[23]

## 1. 엑소좀은 어떻게 추출되나요?

엑소좀은 어떻게 만드는지 궁금해하는 분들이 많은데요. 엑소좀의 추출 방식은 크게 두 가지로 나뉩니다.

첫 번째는 줄기세포 유래 엑소좀입니다.

중간엽 줄기세포를 배양한 후 그 배양액에서 초원심분리 같은 방법으로 엑소좀을 분리해내는 방식입니다. 현재 병원에서 많이 쓰는 상용화된 제품들이 대부분 이런 방식으로 만들어져요. 정제된 고농도의 엑소좀을 얻을 수 있다는 것이 장점입니다.

두 번째는 자가혈 유래 엑소좀입니다.

앞서 말한 PRP나 PRF에서 혈소판을 활성화시킨 후 엑소좀을 분리하는 방식이에요. 내 혈액에서 나온 것이라서 거부 반응 걱정이 적고, 성장인자와 엑소좀을 동시에 얻을 수 있어서 시너지 효과를 기대할 수 있습니다.

즉, 자가혈에서 시작된 PRP와 PRF 치료가 엑소좀을 기반으로 한 '재생 플랫폼'으로 진화하고 있다고 보시면 됩니다. 단순히 성장인자만 활용하던 것에서 더 나아가 엑소좀의 세포 간 소통 능력까지 활용하게 된 거죠.

## 2. 시술은 어떻게 받나요?

엑소좀은 다양한 방식으로 피부에 적용할 수 있습니다. 미세침을 이용해 피부에 미세한 통로를 만든 후 엑소좀 흡수를 유도하거나, 레이저 시술 후 도포해 침투율을 향상시키는 방법이 있습니다. 또한 진피층에 직접 주사하는 방식이나 수액 치료처럼 전신으로 공급하는 방법, 그리고 앰플 형태로 일상적인 토피컬 관리에 병행하는 방식도 가능합니다.

이처럼 엑소좀은 '단독 시술'로도 충분하지만, 다양한 레이저, MTS, 고주파 등과 함께 사용해 복합 시너지 치료로 활용하면 더 효과적입니다. 생각해보세요. 레이저로 피부에 적절한 자극을 준 상태에서 엑소좀을 도포하면 흡수율이 훨씬 높아지겠죠?

## 3. 엑소좀 실제 사례

엑소좀 치료는 아직 비교적 새로운 시술이지만, 최근에는 해외 임상 연구에서도 그 효과가 구체적으로 확인되고 있습니다. 단순히 이론적인 가능성이 아니라, 실제 환자분들에게서 나타난 변화들이 객관적인 수치로 입증되고 있다는 점에서 더욱 의미가 있습니다.

### 1) 첫 번째 사례, 기미와 예민해진 피부(60세 여성)

기미·잡티로 오래 고통받던 60세 여성은 미백 레이저와 연고 치료를 반복했지만, 색소가 계속 다시 올라오고, 피부는 점점 얇아지면서 예민해졌습니다. 어떤 치료를 받아도 소용없을 것 같은 마음도 들었다고 합니다.

그런데 이분이 엑소좀을 이용한 치료를 3주 간격으로 3회 받으셨는데, 결과가 어땠을까요? 12주가 지난 후 표면 기미는 약 13%, 피부 속 깊은 색소는 약 16% 감소했고, 눈가 주름도 함께 개선되는 반응을 보이셨습니다.

무엇보다 놀라운 점은 피부가 탄탄하고 촉촉해졌으며, 기존 치료와 달리 색소가 다시 올라오지 않았다는 것이었습니다. "피부가 이렇게 튼튼해진 느낌은 처음이에요"라고 만족하셨습니다.

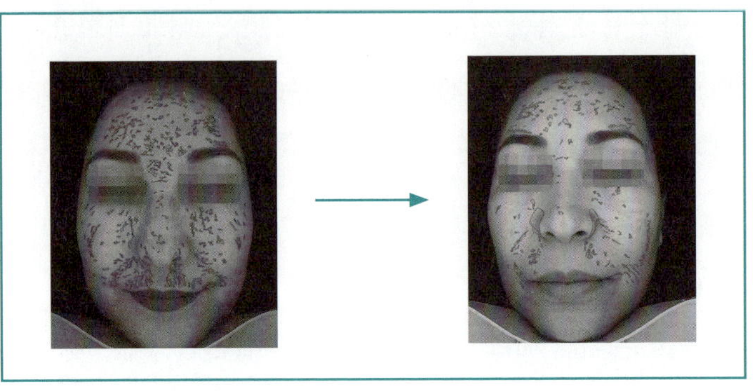

엑소좀 치료 후 색소가 점점 개선되는 모습

### 2) 두 번째 사례, 임신 후 기미와 레이저 색소 침착(30대 후반 여성)

또 다른 분은 30대 후반 여성으로, 임신 후 생긴 멜라스마와 과거 레이저 후 생긴 반응성 색소 침착이 복합되어 있었습니다. "한 가지 문제도 아니고 여러 종류의 색소가 섞여 있어서 어떤 치료를 받아야 할지 모르겠다"라고 하셨습니다.

이분도 같은 엑소좀 치료 프로토콜을 3회 진행했는데, 놀랍게도 6주 만에 기미 부위가 눈에 띄게 옅어졌습니다. 눈으로 보기에도 피부가 한층 맑아지고, 레이저 후에 생긴 색소 부위도 빠르게 흡수되었습니다. "복잡하게 섞여 있던 색소들이 한꺼번에 좋아지는 게 신기하다"라고 말씀하셨습니다.

### 3) 세 번째 사례, 햇볕 손상으로 복합적 문제(50대 여성)

자외선에 많이 노출된 50대 여성은 잡티와 붉은 기, 잔주름이 복합적으로 있는 상태였습니다. "하나하나 따로 치료하려면 얼마나 많은 시술을 받아야 할지 막막하다"라고 하셨습니다.

그런데 엑소좀 치료를 받은 후 결과가 어땠을까요? 주름은 약 30% 이상 줄었고, 색소와 붉은 기도 함께 완화되었습니다.

하지만 이분이 가장 만족해하신 부분은 따로 있었습니다. "피부가 화장 안 해도 반짝이는 느낌이에요. 만질 때 촉감이 완전히 달라졌어요"라고 하셨습니다. 특히 일상생활에 지장이 전혀 없었고, 회복 기간도 거의 필요가 없었다고 합니다.


이 세 분의 환자분들은 모두 엑소좀을 3회 시술받으셨고, 색소 침착 완화, 피붓결과 광택 회복, 잔주름 감소 등에서 효과를 경험하셨습니다. 또한 모든 시술이 비절개, 회복 기간 거의 없음, 부작용 없음으로 마무리되었고, 12주 시점까지 반등 없이 개선이 유지되었습니다.

진료실에서 이런 사례들을 보면서 느끼는 것은, 엑소좀이 피부 깊숙이 '회복하라'는 신호를 보내는 작용을 한다는 점입니다. 즉, 단순히 무언가를 넣는 것이 아니라, 내 피부 스스로가 다시 회복할 수 있도록 도와주는 치료라는 점을 이 사례들을 통해 더 잘 이해하셨길 바랍니다.

### 지방 유래 SVF & 미세지방이식

"지방이식을 받았는데, 볼륨만 생긴 줄 알았더니 피부도 탱탱해졌어요."
"줄기세포 치료라고 들었는데, 그냥 지방을 주입한 것 아닌가요?"
"피부도 같이 좋아진다는 게 진짜예요?"


최근 몇 년 사이 피부과와 안티에이징 클리닉에서는 지방이식이 단순히 볼륨을 채우는 것을 넘어 피붓결과 탄력을 개선하는 재생 치료로 확장되고 있습니다. 그 중심에 있는 것이 바로 SVF(지방유래 기질혈관분획)입니다.

1. SVF란 무엇일까요?

SVF는 말 그대로 지방조직에서 분리해낸 줄기세포, 혈관내피세포, 면역세포, 섬유아세포, 주변 지지세포 등이 섞여 있는 세포군입니다. 이 중 일부는 줄기세포 특성을 가진 세포로, 조직 재생·항염·콜라겐 합성을 유도하는 능력이 있습니다.

즉, 지방흡입으로 채취한 지방에서 SVF를 분리해 다시 피부에 주입하면 그 속에 포함된 세포들이 콜라겐을 생성하고, 손상된 조직을 회복시키며, 혈류를 개선하고, 염증을 완화하는 작용을 한다는 것입니다.

2. 미세지방이식: 단순한 '볼륨 보충'을 넘어서

기존의 지방이식은 깊은 부피 회복을 목표로 한 '볼륨 시술'이었지만, 최근에는 더 얇고 부드럽게 처리된 미세지방을 피부 겉층 가까이에 주입해 피부 자체의 질을 회복하는 방식으로 사용되고 있습니다.

이 미세지방 속에는 SVF 세포가 자연스럽게 포함되어 있으며, 따로 줄기세포를 분리하거나 배양하지 않아도 지방 자체가 줄기세포+지지세포 복합체로 작용하게 됩니다.

미세한 지방을 얇게 분쇄한 나노지방은 볼륨 효과가 거의 없지만 주름 개선, 피붓결 정돈, 색소·홍조 개선 같은 피부 질 개선 효과를 중심으로 사용되고 있습니다.

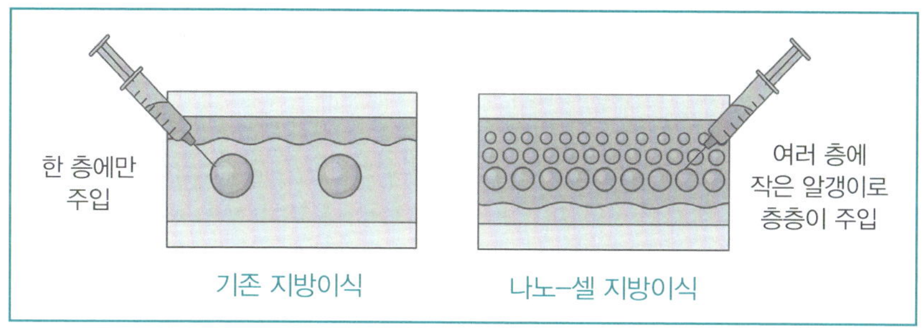



미세 지방이식

## 3. 미세지방이식 실제 사례

"단순히 볼륨이 차서 얼굴이 젊어 보이는 느낌이 아니라 피부 자체가 더 촘촘하고 윤기 있게 달라졌어요."

SVF나 미세지방이식을 받으신 분들이 가장 많이 하시는 말입니다. 이런 변화는 기분 탓이 아닙니다. 실제 임상 연구에서도 피부 재생 효과가 객관적으로 관찰되었습니다.

### 1) 첫 번째 사례, 피붓결, 탄력, 주름이 모두 좋아졌어요

흥미로운 연구 결과가 있습니다. 중년 여성 45명이 참여한 한 연구에서는 광노화(햇빛에 오래 노출된 피부 노화) 증상이 있는 얼굴에 세 가지 종류의 자가 지방을 시술했습니다.

일반 지방, 나노 지방, 그리고 SVF가 풍부하게 포함된 지방을 각각 다른 그룹에 적용해서 비교해본 것이죠. 결과가 어땠을까요? 단순히 볼륨만 보강된 것은 아니었습니다.

SVF-gel을 받은 그룹에서는 정말 놀라운 변화가 일어났습니다. 피부 두께가 눈에 띄게 두꺼워졌고, 피부 속 콜라겐 구조가 탄탄하게 재배치되면서 주름과 피붓결이 함께 개선되었습니다.

환자분들의 반응도 인상적이었어요. 10명 중 8명이 "거울을 봤을 때 훨씬 좋아진 게 느껴진다"라고 답했습니다. 단순한 주관적인 느낌이 아니라 의학적인 초음파 촬영에서도 피부 진피층이 더 두꺼워지고, 균질해진 모습이 객관적으로 확인되었습니다.

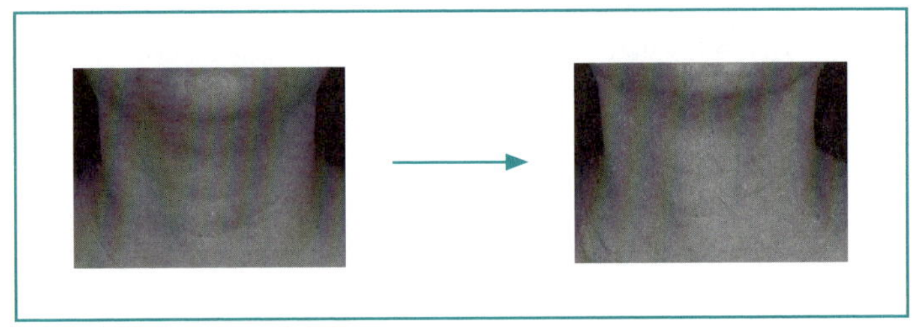

미세지방이식 치료 후 목주름 개선 사례

### 2) 두 번째 사례, 여드름 흉터가 개선되고, 피부도 부드러워졌어요

또 다른 흥미로운 연구가 있습니다. 여드름 흉터가 깊게 남아 있는 환자들을 대상으로 한 연구인데, 이번에는 SVF만을 따로 추출해 주사한 사례였습니다.

연구진은 한 사람의 얼굴을 좌우로 나누어, 한쪽에는 나노지방만 주입하고(대조군), 반대쪽에는 나노지방과 함께 SVF를 추가로 주입했습니다. 같은 얼굴에서 조건만 다르게 준 셈이죠. 과연 어느 쪽의 흉터가 더 빨리, 더 많이 좋아졌을까요?

SVF를 함께 주입한 얼굴면(case)은 나노지방만 주입한 면(control)에 비해 흉터가 더 빠르게 완화되었습니다. 시술 1개월째에는 흉터의 부피·면적·깊이가 유의하게 감소했고, 초음파에서도 진피층과 피부 전체 두께가 더 크게 증가한 것이 확인되었습니다.

3개월이 지나면서 양쪽 모두 개선이 나타났지만, 초기 1개월 동안의 변화 폭은 SVF를 병합한 쪽이 훨씬 뚜렷했습니다. 환자분들의 반응도 놀라웠습니다. 대부분이 "흉터가 줄어든 것뿐 아니라 피부가 환해지고 부드러워졌다"라고 표현했어요. 단순히 흉터만 개선된 게 아니라 피부 전체의 질이 좋아진 것이죠.

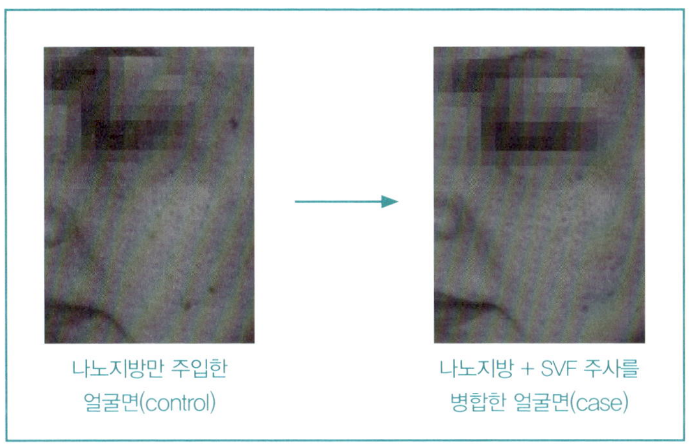


SVF 시술 후 피부 개선 증례

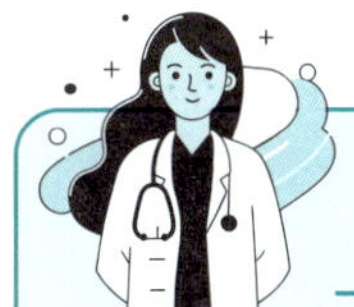

## 의사 선생님의 경험담

이처럼 SVF나 미세지방이식은 단지 볼륨을 채우는 것에 그치지 않습니다. 그 안에 포함된 줄기세포를 비롯한 여러 세포가 피부 재생을 도우며, 콜라겐을 늘리고, 손상된 조직을 회복시키는 반응을 유도하는 것입니다. 특히 얼굴의 꺼진 부위나 얇아진 피부, 흉터처럼 단순 시술로 개선이 어려웠던 영역에서도 SVF는 '자연스러운 회복'이라는 방식으로 치료의 실마리를 열어줍니다.

## 자가 기반 재생 치료 한눈에 비교

지금까지 소개해드린 PRP/PRF, 엑소좀, SVF는 모두 내 몸에서 나온 성분으로 피부를 되살리는 치료입니다. 하지만 사용하는 재료도, 작용 방식도, 효과도 조금씩 달라요. "어떤 것을 받아야 하는지 모르겠어요"라고 말씀하시는 분들을 위해 각각의 특징을 정리해드릴게요.

· **PRP**: 재생 치료의 기본기로, 내 혈액에서 분리한 혈소판 혈장으로 성장인자를 자극하는 방식이에요. 피붓결, 탄력, 잔주름 개선에 효과적이고, 민감한 피부를 가지신 분들이나 재생 시술이 처음이신 분들에게 특히 좋습니다. 내 혈액을 사용하니까 부작용 걱정도 적어요.

· **PRF**: PRP의 업그레이드 버전으로, PRP보다 응집된 형태로 서서히 작용하면서 더 깊숙이 효과를 발휘합니다. 눈가 꺼짐, 다크서클, 미세주름 같은 섬세한 부위에 특히 효과적이죠. 피부가 얇으신 분들이나 국소 부위에 집중 케어가 필요한 분들에게 적합해요.

· **엑소좀**: 최신 세포 소통 기술로, 줄기세포나 자가혈에서 추출한 정보전달 소포를 이용해서 섬유아세포를 직접 자극하고 항염 작용까지 함께 합니다. 색소 침착, 여드름 흉터, 피붓결 개선에 뛰어난 효과를 보여줘서 전체적인 피부 리쥬비네이션(Rejuvenation)을 원하시는 분들에게 인기가 높아요.

· **SVF/미세지방이식**: 가장 강력한 복합 재생으로, 지방 속에 들어 있는

줄기세포군과 지지세포를 함께 이용하는 방식이라서 콜라겐 생성과 혈관 재형성까지 동시에 가능합니다. 볼륨과 피붓결을 함께 개선할 수 있어서 꺼진 부위, 흉터, 중안면 탄력 저하가 심하신 분들에게 적합해요.

## 1. 내게 맞는 치료는?

· 재생 치료 초심자 + 민감피부: PRP부터 시작
· 눈가, 입가 등 섬세한 부위 집중: PRF
· 색소, 흉터, 전체적 피부질 개선: 엑소좀
· 볼륨 + 피부질 동시 개선: SVF/미세지방이식

치료법마다 장단점과 적합한 상황이 다르니, 현재 피부 상태와 원하는 결과를 정확히 파악한 후 의사 선생님과 상담해서 결정하시는 것이 가장 좋은 방법입니다.

### 줄기세포와 재생 치료 Q&A

줄기세포·재생 치료는 피부가 스스로 회복하고 복원하는 힘을 끌어올리는 방식입니다. 줄기세포에 대해 궁금해하시는 질문을 모았습니다.

Q1: 이 치료는 한 번만 하면 되나요?

A1: 한 번만 하기보다는 두세 번 시술받는 것이 좋습니다.

대부분의 재생 치료는 2~3회 시술이 권장됩니다. 콜라겐은 서서히 만들어지고, 시간이 지날수록 효과가 더 선명해지거든요. 한 번에 극적인 변화를 기대하기보다는, 피부가 천천히 좋아지는 과정이라고 생각하시면 됩니다.

Q2: 어떤 치료가 가장 강력한가요?

A2: 강력한 치료보다는 피부에 맞는 치료가 중요합니다.

피부 상태에 따라 달라집니다. 피붓결이나 잔주름이 고민이라면 엑소좀이나 PRP가 적합하고, 꺼진 볼륨과 탄력이 고민이라면 SVF 기반 미세지방이식이 더 효과적입니다. '강력함'보다는 '내 피부에 맞는 치료'가 중요해요.

Q3: 안 아픈가요? 붓지는 않나요?

A3: 치료마다 조금씩 다르지만, 생각보다 불편하지 않습니다.

PRP/엑소좀은 멍, 부기가 거의 없고 일상생활을 바로 시작하실 수 있습니다. 반면 SVF는 지방채취 과정이 있어서 회복 기간이 1~3일 정도 필요할 수 있어요. 하지만 대부분 "생각보다 훨씬 편했다"라고 말씀하세요.

Q4: 부작용은 없나요?

A4: 일시적인 불편감은 있을 수 있으나 며칠 내에 사라집니다.

자가 기반 치료이기 때문에 알레르기나 면역 반응은 거의 없습니다. 내 몸에서 나온 성분을 쓰는 거니까요. 다만, 위생이나 시술 숙련도에 따라 멍이나 주사 부위 불편감이 일시적으로 생길 수 있지만, 이것도 며칠 내에 사라집니다.

Q5: 효과는 얼마나 유지돼요?

A5: 일반적으로 3개월입니다.

PRP나 엑소좀은 보통 3개월 정도, PRF나 SVF는 12개월 이상 유지된 사례도 있습니다. 시술 후 콜라겐이 남아 있어서 '효과가 사라진다'기보다는

'서서히 줄어든다'라는 표현이 더 정확해요. 완전히 원점으로 돌아가는 것은 아닙니다. 또한 반복 시술을 하면 효과가 누적되는 경향이 있어, 회차를 거듭할수록 피부가 더 건강해지고 유지 기간도 점점 길어집니다.

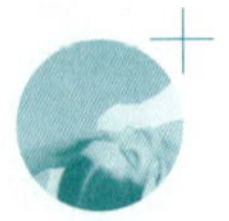

# 젊음을 되찾기 위한 복합 시술 가이드

46세 약사 미애 씨는 눈가 주름 때문에 보톡스를 맞고 피붓결 개선을 위해 레이저 토닝도 받았습니다. 그러나 몇 달 뒤에도 여전히 지쳐 보였어요. 피부는 좋아졌는데, 전체적으로 어려진 느낌이 없었습니다.

시술이 잘못된 것은 아니었습니다. 문제는 한 가지만 바꿔서는 전체 인상이 달라지지 않는다는 점이었죠. 노화는 표피·진피·피하지방·근막·골격까지 여러 층에서 동시에 진행돼요. 따라서 한 층만 개선하면 피부는 맑아져도 윤곽이 무너져 보일 수 있습니다. 또한, 탄력은 살아나도 피붓결이 거칠게 보일 수 있습니다.

이제 시술을 하나하나 따로 보던 시대는 지났습니다. 이 장에서는 지금까지 소개한 다양한 시술들을 어떻게 조합해야 자연스럽고, 균형 잡힌 인상을 회복할 수 있는지 복합 시술 전략을 알려드리겠습니다.

# 왜 하나의 시술로는 부족한가?

노화는 단층이 아닌, 입체적으로 일어납니다. 어느 날 갑자기 거울 속 내 얼굴이 낯설게 느껴질 때, 대부분의 사람들은 '팔자주름 때문인가?', '턱선이 무너져서 그런가?' 같은 단일 원인을 떠올립니다. 그리고 이에 맞춰 보톡스, 필러, 실 리프팅 등 하나의 시술을 선택하죠.

하지만 시술 후 거울을 보면, 어딘가 만족스럽지 못한 경우가 생깁니다. 전보다 좋아지기는 했지만, 전체적인 인상은 여전히 피곤하거나 나이 들어 보이기 때문입니다.

이유는 간단합니다. 노화는 특정 구조 하나에서만 일어나는 것이 아니라 피붓결, 탄력, 주름, 볼륨, 윤곽선, 표정근의 작용이 함께 얽혀 있는 복합적인 구조 변화이기 때문입니다.


## 1. 피부는 피부대로, 지방은 지방대로, 근막은 근막대로 늙는다

표피층에서는 세포 재생이 느려지면서 피붓결이 거칠어지고, 진피층에서는 콜라겐과 엘라스틴이 줄어들면서 탄력이 떨어집니다. 피하지방층은 위축되거나 아래로 이동하면서 얼굴의 입체감이 무너지고, SMAS와 지지인대는 늘어나면서 턱선이 무너지고 볼이 처지기 시작해요.

그런데도 여전히 많은 분이 레이저만 반복해서 받거나, 보톡스와 필러만 꾸준히 맞으면 된다고 생각합니다. 하지만 그 결과 피부는 밝고 맑아졌지만 턱선이 처져 있다거나, 주름은 줄었지만 얼굴이 비정상적으로 딱딱해 보인다거나, 윤곽은 정리되었지만 입체감이 사라지는 경우가 생기죠.

## 2. 단일 시술의 한계는 기능의 한계다

예를 들어 보톡스는 표정근을 이완해 주름을 줄이는 데는 탁월하지만, 볼륨이 꺼진 부위를 복원하거나 피붓결을 개선할 수는 없습니다. 스킨 부스터는 피붓결을 맑게 만들고 보습력을 높여주지만, 윤곽선 붕괴나 처짐을 해결해주지는 못하죠.

즉, 각각의 시술은 자신의 '담당 영역'은 잘 해결하지만, 전체 얼굴의 균형을 회복시키는 데는 한계가 있는 것입니다. 그래서 요즘은 '하나의 시술을 반복'하는 전략보다는 시술 간의 역할 분담을 이해하고, 필요한 만큼 조합하는 복합 전략이 필요하다는 흐름으로 바뀌고 있습니다.

결국 진짜 변화는 하나하나의 시술이 아니라, 그것들이 어우러지는 방식에서 나옵니다. 눈에 띄는 변화보다는 "요즘 얼굴 좋아졌다", "자연스럽게 어려 보인다"라는 반응이 바로 이런 복합 시술 설계의 결과입니다.

### 각 시술의 핵심 역할

각각의 시술은 자신의 '담당 영역'은 잘 해결하지만, 전체 얼굴의 균형을 회복시키는 데는 한계가 있습니다. 그래서 시술 간의 역할 분담을 이해하고 필요한 만큼 조합하는 복합 전략이 필요해요.

#### 1. 피붓결·광채·미세 탄력: 피부에 물과 빛을 채우는 시술

피붓결, 잔주름, 보습력을 회복시키는 표면 레벨 시술입니다.

- 스킨 부스터: 히알루론산, DNA 유래 물질을 직접 주입해 수분 유지력과 미세 탄력을 개선 —

· PRP/PRF: 내 혈액에서 추출한 성장인자로 피부 재생력과 탄력, 혈색을
  회복

· 엑소좀: 세포 간 정보전달을 통해 피붓결을 정돈하고 잔주름과 색소를
  완화


피부가 푸석하고 잔잔한 주름이 많은 분에게 효과적이지만, 윤곽선이나
꺼짐 문제에는 다른 시술과 병행이 필요합니다.


## 2. 주름·근육 긴장: 표정에 여유를 주는 시술

근육의 과도한 수축을 완화해 표정 주름을 줄이고 인상을 부드럽게 만드
는 시술입니다.


· 보톡스: 눈가, 미간, 이마, 턱선 등에서 반복적으로 움직이는 근육을 일
  시적으로 이완시켜 표정 주름을 완화하고 인상을 부드럽게 개선


피부 속 구조를 바꾸는 시술은 아니므로 윤곽, 볼륨, 피붓결 개선에는 한
계가 있어 다른 시술과의 병행이 필요합니다.


## 3. 볼륨·입체감: 꺼진 곳을 채워 자연스러운 형태를 만드는 시술


· 필러: 꺼진 볼, 턱끝, 관자, 팔자주름 주변에 직접 볼륨을 주입해 입체감
  과 윤곽선을 회복

· 콜라겐 스티뮬레이터: 피부 속에서 콜라겐을 생성시켜 지속적인 볼륨

유지와 피부질 개선

자연스러운 정도로 채우는 것이 핵심이며, 과하면 오히려 나이 들어 보일 수 있습니다.

**4. 처짐·윤곽 무너짐: 지지 구조를 다시 걸어주는 시술**

· 실 리프팅: 처진 조직을 위로 당겨 SMAS층에 고정하는 물리적인 견인 방식
· 에너지 기반 리프팅(HIFU, RF): 피부 속 탄성 조직에 열 자극을 주어 콜라겐 생성을 유도

실 리프팅은 즉각적 효과를, 에너지 장비는 장기적 탄력 회복을 목적으로 해서 서로 보완적으로 작용합니다.

**5. 근본 재생 : 기초 체력을 되찾는 시술**

· SVF/미세지방이식: 자가 지방 속 줄기세포와 지지세포로 피부 자체 회복력을 유도
· 재생 치료(엑소좀/PRP/PRF): 세포 간 신호 전달과 성장인자 공급으로 깊은 층 재생 지원

탄력이 많이 저하되었거나 예민하고 손상된 피부에는 이런 재생 치료부

터 시작하는 것이 효과적입니다.

| 구조/기능 | 주요 시술 |
| --- | --- |
| 피붓결·광 | 스킨 부스터, 엑소좀, PRP |
| 표정 주름 | 보톡스 |
| 꺼짐·입체감 | 필러, 콜라겐 스티뮬레이터 |
| 처짐·윤곽 | 실 리프팅, HIFU, RF |
| 근본 재생 | PRF, SVF, 엑소좀 |

구조 및 기능별 주요 시술

각 시술은 서로 다른 층과 구조에 작용하기 때문에, 복합적인 노화 문제를 여러 시술의 조합으로 효과적으로 개선할 수 있습니다. "피부는 괜찮은데 윤곽이 문제예요", "주름은 적지만 피부가 푸석해요" 같은 개인별 고민에 따라 필요한 조합이 달라지는 이유도 바로 여기에 있어요.

## 6. 내 피부 고민에 딱 맞는 선택법

각 시술이 작용하는 피부층과 기능을 이해하면, 내 얼굴에 정말 필요한 시술을 정확히 선택할 수 있습니다. 하나의 시술로는 해결할 수 없는 복합적인 노화 문제를 여러 시술의 조합으로 효과적으로 개선할 수 있어요.

| 시술군 | 작용 타깃 | 주요 역할 | 대표 적응 |
| --- | --- | --- | --- |
| 에너지 기반 장비 | 진피, SMAS | 탄력 강화, 콜라겐 리모델링 | 전반적 피부 탄력 저하 |
| 보톡스 | 표정근 | 근육 이완, 표정 주름 개선 | 미간·이마·눈가 주름 |
| 필러 | 피하지방, 골격 | 꺼진 부위 볼륨 보강 | 중안면 함몰, 턱끝 |
| 실 리프팅 | SMAS, 리가먼트 | 윤곽 정리, 조직 견인 | 턱선 붕괴, 볼 처짐 |
| 스킨 부스터 | 표피, 진피 | 수분, 미세 탄력 회복 | 칙칙함, 잔주름 |
| 콜라겐 스티뮬레이터 | 진피, SMAS | 서서히 콜라겐 생성 | 팔자주름, 볼 꺼짐 |
| PRP/엑소좀/SVF | 진피·표피·<br>미세혈관 | 전반적 피부 재생 | 흉터, 잔주름, 피부질감 |

시술별 주요 역할

## 복합 시술의 올바른 이해

"여러 시술을 한 번에 해야 한다는 말인가요?"

"복합 시술이면 무조건 많이 해야 하는 것인가요?"

복합 시술을 이야기하면 종종 오해받습니다. 하지만 복합 시술의 핵심은 '많이'가 아니라 '맞게'입니다. 시술을 병행한다는 것은 얼굴 전체를 한꺼번에 바꾸자는 뜻이 아니라, 내가 가진 문제를 여러 방향에서 균형 있게 접근하겠다는 설계의 의미입니다.

### 1. 부위별 맞춤 접근법

얼굴의 각 부위는 노화 양상도, 필요한 시술도 다릅니다. 같은 '처짐'이라도 볼의 처짐과 턱선의 무너짐은 원인과 구조가 완전히 다르거든요.

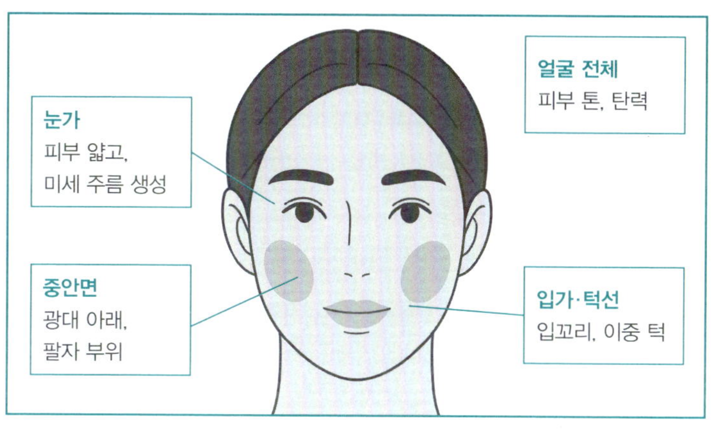



부위별 맞춤 접근법

## 1) 눈가(피부 얇고, 미세 주름 생성)

· 주요 증상: 잔주름, 다크서클, 푸석함

· 추천 조합: PRP 또는 PRF(자가 재생 자극), 보톡스 소량(눈가 근육 완화), 리쥬란 아이 또는 저분자 HA 스킨 부스터(수분·탄력 보강), 필요시 나노지방 또는 콜라겐 실 병행

얇은 부위이므로 '당기기'보다 '채우고 정돈'하는 전략이 좀 더 효과적입니다.

## 2) 중안면(광대 아래, 팔자 부위)

· 주요 증상: 볼 꺼짐, 팔자주름, 광대 아래 음영

· 추천 조합: 필러 또는 콜라겐 스티뮬레이터(볼륨 보강), 실 리프팅(광대 아래부터 입꼬리까지 당김 구조 설계), 엑소좀 또는 PRF(조직 재생과 흉터 완화), 스킨 부스터(결·윤기 개선)

볼륨 + 탄력 + 윤곽을 입체적으로 해결해야 가장 자연스러운 회복이 가능합니다.

### 3) 입가·턱선(입꼬리, 이중 턱)

· 주요 증상: 입꼬리 처짐, 턱선 무너짐, 이중 턱
· 추천 조합: 실 리프팅(조직 견인 및 고정), 턱선 필러 또는 CaHA(뼈대 보강), HIFU 또는 고주파(SMAS 타깃 탄력 강화), 보톡스(턱 밑 긴장 이완)

윤곽선은 단기적 효과보다는 '지속 가능한 구조 변화' 중심의 설계가 중요합니다.

### 4) 얼굴 전체(피부 톤, 탄력)

· 주요 증상: 전반적으로 피부가 처지고 생기 없어 보임
· 추천 조합: 스킨 부스터(수분, 결 개선), 엑소좀(피부 재생 신호 강화), HIFU 또는 RF(탄력 중심 리프팅), PRP / PRF 추가 시 진피층 깊이 자극

전체적인 안색과 분위기를 바꾸고 싶을 때 가장 적합한 '재생 중심 조합'입니다.

## 시술 설계의 기준

복합 시술이 중요하다는 것은 이해했지만, 시술을 고려하는 많은 분이 가장 막막해하는 부분은 '시작점'과 '순서'입니다. 정답은 없지만 나이, 피부 상태, 그리고 본인의 성향을 기준으로 하면 어느 정도 방향을 잡을 수 있어요.

### 1. 연령대에 따라 다른 설계 포인트

| 연령대 | 주요 변화 | 시술 전략 | 추천 조합 |
| --- | --- | --- | --- |
| 30대 | 탄력 저하 시작, 피붓결 변화, 표정 주름·모공·윤곽선 흐려짐 | 예방·관리 중심 | PRP·엑소좀(재생), 스킨 부스터(수분·탄력), 소량 보톡스(표정 관리), 필요시 미세 실 리프팅 |
| 40대 | 중안면 볼륨 감소, 팔자주름, 턱선 흐려짐 | 회복 + 정리 병행 | 엑소좀·PRF, 필러 또는 콜라겐 스티뮬레이터(볼륨 보강), 실 리프팅(윤곽 정돈), 고주파·레이저(탄력 강화) |
| 50대 | 골격·피부 지지력 약화, 윤곽 무너짐 | 복원 중심, 복합 시술 | SVF·나노지방이식, 콜라겐 스티뮬레이터 + 실 리프팅, HIFU·RF(근막층 자극), 스킨 부스터(유지 치료) |

연령대에 따른 시술 추천 조합

### 2. 피부 상태가 기준이 되는 경우

피부가 얇고 예민한 타입은 과도한 에너지, 강한 실보다는 재생 중심 시술로 시작합니다. PRF, 엑소좀, 스킨 부스터 + 보톡스 소량이 안정적입니다.

피부가 두껍고 지방이 많은 타입은 강한 탄력 시술(HIFU, RF)과 윤곽 시술(실 리프팅, 보톡스) 반응이 좋습니다. 필요시 지방분해 주사, 리프팅 필러 등 병행이 가능합니다.

색소와 결이 주된 고민일 때는 PRP, 엑소좀, 저출력 레이저 병행 설계로 탄력 시술보다 피붓결 정돈에 집중한 1차 설계가 적합합니다.

### 3. 미용에 대한 '성향'도 전략에 영향을 줍니다

자연스러움 추구형은 "시술한 티가 안 났으면 좋겠어요"라고 하시는 분들입니다. 점진적으로 재생 중심 설계(엑소좀, 스킨 부스터, PRP)를 하고, 필러·보톡스는 최소량, 실은 얇은 것 위주로, 변화보다는 유지와 건강한 느낌을 목표로 합니다.

그에 비해 확실한 변화 추구형은 "확실히 달라졌다는 말을 듣고 싶어요"라고 하시는 분들입니다. 복합 시술을 적극 설계(필러, 실, 콜라겐 스티뮬레이터)하고, 단기·장기 효과를 동시에 고려하며, 변화가 커도 자연스럽게 이어질 수 있도록 설계 간격을 조정합니다.

### 4. 나에게 맞는 설계는 어떻게 고를 수 있을까요?

복잡해 보이지만, 간단한 질문 몇 개만 던져보면 방향이 잡힙니다.

| 번호 | 질문 | 답변 |
|---|---|---|
| 1 | 내 얼굴에서 지금 가장 먼저 손대고 싶은 부위는? | |
| 2 | 내 피부는 민감한가, 잘 견디는가? | |
| 3 | 내가 원하는 것은 미세한 개선인가, 눈에 띄는 변화인가? | |
| 4 | 얼마나 자주 병원에 방문할 수 있고, 다운타임은 괜찮은가? | |

나에게 맞는 설계 체크하기

이 네 가지 질문에 답을 하면, 그에 맞는 시술 조합과 간격을 의료진과 함께 결정하기 훨씬 쉬워집니다. 복합 시술은 단순히 여러 가지를 '섞는 것'이 아니라 당신의 얼굴이 가진 '이야기'를 읽고, 각 부위가 필요한 만큼만 정리해주는 설계입니다.

복합 시술의 진짜 목적은 '티 나는 변화'가 아니라 조화로운 회복입니다. 그리고 "요즘 뭔가 얼굴 좋아졌다"라는 반응을 만드는 것입니다.

다음의 세 가지 사례는 서로 다른 고민과 조건을 가진 환자분들이 어떻게 시술을 조합해 자연스럽고 만족스러운 결과를 얻었는지를 보여주는 예시입니다.


## 1. 첫 번째 사례, 피부는 괜찮은데 인상이 무너져 보여요(38세 여성)

최근 들어 입꼬리와 턱선이 흐려졌다는 말을 듣기 시작하신 분이었습니다. 피붓결은 나쁘지 않지만, 전체 인상이 피곤해 보이고 살 빠진 것도 아닌데 볼이 꺼져 보인다고 느끼는 분이었습니다.


### 1) 설계 포인트

볼륨 복원 + 윤곽 정리 + 표정 개선을 하고, 피부는 유지 상태가 좋아서 피붓결 시술은 최소화했습니다.

- 1주 차: 콜라겐 스티뮬레이터(볼 + 광대 아래)
- 3주 차: 실 리프팅(입꼬리~턱선, 4줄)
- 5주 차: 보톡스(미간 + 입꼬리 + 저작근 소량)

6주 후, 입꼬리와 턱선이 자연스럽게 리프팅되었고, 볼륨이 과하지 않게 채워져 전체적인 인상이 부드러우면서 생기 있게 회복되었습니다. "무리하지 않은 것 같은데 확실히 달라졌다"라는 말을 자주 들으신다고 하시더군요.

**2. 두 번째 사례, 피부가 푸석푸석하고 칙칙해요**(43세 여성)

출산 이후 피부에 생기와 윤기가 없어졌다는 느낌이 드신다고 하셨습니다. 색소 침착, 잔주름, 모공 늘어짐이 복합적으로 있으셨고, 윤곽보다 피붓결 개선을 1순위로 희망하셨습니다.

### 1) 설계 포인트

재생 치료 기반으로 피부 바탕을 정비하고, 이후 필요 최소한의 윤곽 정리로 마무리하는 것이었습니다.

· 1주 차: PRF + 엑소좀(미세침 병행)

· 4주 차: 스킨 부스터(저분자 HA + PN 복합)

· 6주 차: 실 리프팅(볼+팔자 2줄), 보톡스(눈가 소량)

4주 후 피부 톤이 밝아지고 화장이 잘 먹는 느낌이 드셨고, 6~8주 사이 잔주름·모공 개선을 체감하셨습니다. 피붓결+탄력+윤곽이 모두 자연스럽게 정리되면서 "애를 키우면서도 이렇게 유지된다는 게 신기하다"라는 반응을 보이셨습니다.

**3. 세 번째 사례, 피부가 전부 처진 것 같아요**(52세 여성)

얼굴 전체적인 볼륨 손실 + 턱선 무너짐 + 피붓결 저하가 있으셨습니다. 그동안 꾸준히 보톡스·필러는 받아오셨지만, 최근에는 예전처럼 회복되는 느낌이 들지 않으신다고 하셨어요.

단순 유지가 아닌 기초부터 리셋하는 설계가 필요했습니다. 재생 → 골격 보강 → 윤곽 정리 → 마무리 보톡스 순서로 구성했습니다.

· 1주 차: 나노지방이식 + SVF(중안면)
· 4주 차: 콜라겐 스티뮬레이터(측면 + 팔자)
· 8주 차: 실 리프팅(페이스라인 고정 + 광대 아래 견인)
· 10주 차: 보톡스(턱선 + 미간)

볼륨감은 회복되었지만 전혀 부자연스럽지 않았고, 피붓결·광택 개선도 함께 일어나 얼굴이 건강해 보이는 인상으로 변화했습니다. "예전 필러 느낌이 아니라 내 얼굴 같아서 좋다"라는 후기를 주셨습니다.

이 세 가지 사례의 공통점은 시술을 한꺼번에 몰아넣지 않았고, 각 문제에 맞는 시술을 조합했고, 결과적으로 '자연스럽고 건강한 변화'를 만들어 냈다는 점입니다.

복합 시술은 얼굴 전체를 바꾸는 것이 아니라, '지금의 나를 조금 더 좋은 상태로 되돌리는 것'입니다. 그 목적이 명확할 때, 시술은 부담이 아니라 회복이 됩니다.

## 나에게 맞는 복합 시술 선택법

복합 시술은 의사만 설계하는 것이 아닙니다. 환자의 피부 상태, 생활 패턴, 변화를 원하는 정도에 따라 스스로 방향을 미리 정해볼 수 있습니다.

다음은 환자분들이 가장 자주 고민하는 세 가지 기준에 따라 추천 조합

예시를 정리한 가이드입니다.


### 1. 첫 번째 스텝: 내 '주된 고민'은 무엇인가요?

| 고민 | 추천 시술 조합 |
| --- | --- |
| 잔주름·건조·피붓결 | PRP 또는 엑소좀 + 스킨 부스터 + 보톡스 소량 |
| 볼륨 꺼짐·광대 아래 음영 | 콜라겐 스티뮬레이터 + 필러 또는 SVF |
| 팔자·입가·턱선 처짐 | 실 리프팅 + 필러 + RF 또는 HIFU |
| 칙칙함·색소·기미 | 엑소좀 + PRP 또는 레이저 토닝 |
| 눈가 탄력 저하 | PRF + 리쥬란아이 + 보톡스(눈가) |

고민별 추천 시술 조합


### 2. 두 번째 스텝: 나는 어느 정도 '시간과 예산'을 쓸 수 있나요?

| 유형 | 회복 시간 | 시술 방향 |
| --- | --- | --- |
| 간편하게 | 당일~1일 | 보톡스, PRP, 스킨 부스터 |
| 중간 정도 | 2~3일 | 엑소좀, 필러, 고주파 |
| 여유 있게 | 3~5일 | 실 리프팅, SVF, 콜라겐 스티뮬레이터 |

시간 및 예산별 시술 방향


### 3. 세 번째 스텝: 나는 어떤 스타일(성향)에 가깝나요?

| 스타일 | 주요 특징 | 추천 조합 |
| --- | --- | --- |
| 자연파 | 시술 티 없이, 조용한 회복 | 엑소좀 + 보톡스 소량 + 스킨 부스터 |
| 균형파 | 전반적인 균형 회복 | 필러 + 보톡스 + PRF 또는 콜라겐 스티뮬레이터 |
| 확실파 | 또렷한 윤곽·입체감 강조 | 실 리프팅 + 필러 + RF 또는 HIFU |

스타일별 추천 시술


이 표는 어디까지나 출발점입니다. 정확한 진단과 개인 맞춤 설계는 전문가와의 상담을 통해 조율해야 하지만, 이런 기준을 갖고 진료실에 들어서면 더 똑똑하게, 더 편안하게 시술을 계획하실 수 있습니다.

## 4. 부록: 시술 순서와 간격, 병행 가능한 조합 정리

| 시술 조합 | 병행 여부 | 간격 추천 | 메모 |
| --- | --- | --- | --- |
| PRP + 스킨 부스터 | 가능(같은 날) | 0주 | 시너지 효과 있음 |
| 엑소좀 + MTS | 가능(같은 날) | 0주 | 침투력 향상 목적 |
| PRP/엑소좀 → 실 리프팅 | 병행 가능 | 3~4주 후 | 실 고정 안정성 고려 |
| 필러 → 실 리프팅 | 가능(주의) | 2주 후 권장 | 필러 위치·양 고려 필요 |
| 보톡스 + 실 리프팅 | 가능(같은 날 또는 1주 간격) | 부위별 병행 가능 | 실 유지 기간 증가 |
| 콜라겐 스티뮬레이터 → 실 | 가능 | 4주 후 이상 | 염증·부기 반응 후 안정기 필요 |

시술별 병행 여부와 간격 추천

복합 시술의 진정한 가치는 여러 가지를 많이 하는 것이 아니라, 내 얼굴이 원래 가지고 있던 균형과 아름다움을 되찾아주는 데 있습니다. 가장 아름다운 변화는 '자연스러운 회복'이며, 이는 개인의 상태와 목표에 맞는 신중한 설계를 통해 달성할 수 있습니다.

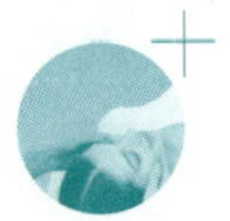

# 시술 후 얼굴 변화와 인지심리학

"예전에는 자연스럽게 웃으며 강의했는데, 어느 순간부터 제 표정이 더 지쳐 보이고 눈가에 그림자도 짙어져서 괜히 자신감이 떨어지더라고요."

48세 대학교수 지영 씨는 최근 몇 년 사이 자신도 모르게 학생들과 눈을 마주치는 것을 꺼리게 되었습니다. 그러던 중 지인의 권유로 눈 밑 지방 재배치 시술을 받았습니다. 의외로 큰 변화는 아니었지만, 강의할 때 다시 학생들과 눈을 마주 보게 되었습니다. 거울을 볼 때도 예전처럼 피곤한 얼굴이 아니라, 조금은 생기 있는 얼굴이 보여서 기분도 한결 가벼워졌습니다.

이처럼 외모의 작은 변화가 자기 인식과 심리에까지 영향을 미치는 사례는 생각보다 많습니다. 최근 연구에 따르면 미용 시술은 외형뿐 아니라 감정 표현, 사회적 행동, 심리적 안정감에도 긍정적인 변화를 유도할 수 있어요. 이 장에서는 '왜 얼굴을 바꾸면, 마음도 바뀌는가?'에 대해 뇌과학과 심리학을 바탕으로 살펴보려고 합니다.

## 우리는 얼굴로 나를 인식한다

거울 속 내 얼굴은 단순한 외형이 아니라, 뇌가 나 자신을 인식하고 받아들이는 핵심적인 시각 정보입니다. 사람의 얼굴은 자아 정체감, 감정, 사회적 태도를 구성하는 데 중추적인 역할을 하는데, 이는 단순한 감각 경험이 아닌 신경학적 반응으로도 입증됩니다.

fMRI(기능적 자기공명영상) 연구에 따르면, 사람이 자기 얼굴을 인식할 때 뇌의 자기 관련 네트워크, 특히 내측 전전두엽, 전측 대상피질 같은 감정·자아·동기와 관련된 영역이 활성화된다고 보고됩니다. 즉, 얼굴을 본다는 것은 단순한 '보기'가 아니라 '자기를 받아들이는 행위'입니다. 이런 이유로, 거울 속 내 얼굴이 '달라졌다'라는 느낌은 단순히 외모의 변화로 끝나지 않습니다. 그 변화는 뇌 안에서 '내가 바뀌었다'라는 감정적 반응까지도 일으킵니다.

진료실에서 환자분들이 "턱선을 정리하고 나서 이상하게 거울 앞에 서는 시간이 늘었어요", "이마 주름이 펴지고 나니 표정이 부드러워 보여서 저도 모르게 웃게 되더라고요"라고 말씀하시는 것도 이런 뇌의 반응과 관련이 있습니다.

이는 뇌가 내 얼굴의 변화 → 내 감정 → 내 태도로 연결되는 회로를 통해 심리적으로도 서서히 새로운 자아 상태를 받아들이고 있다는 뜻입니다. 즉, 시술은 단지 겉을 다듬는 작업이 아니라, 자기 인식을 다시 정리하고, 감정 회로를 조율하는 뇌의 작용을 자극하는 경험이 될 수 있습니다.

## 외모의 변화가 감정에 미치는 영향

감정이 얼굴을 만든다면, 얼굴 표정이 다시 감정을 만들어낼 수도 있다는 가설이 있습니다. 표정 피드백 가설(Facial Feedback Hypothesis)은 얼굴 근육의 움직임이 감정 경험에 영향을 줄 수 있다는 개념을 제시합니다.[24]

한편, 미간 부위에 보톡스를 주사했을 때 우울증 증상이 완화되었다는 임상 연구들이 존재합니다. 예를 들어, 크로울리(Crowley) 등은 미간 부위에 보툴리눔 톡신을 주사한 무작위 대조시험들을 분석한 결과, 시술 후 우울감이 유의하게 감소하는 경향을 확인했습니다. 단 1회의 시술만으로도 정서적 안정감이 개선되는 효과가 나타났으며, 이러한 개선은 몇 주간 지속되는 것으로 보고되었습니다.[25]

다만 이는 보톡스가 우울증의 근본적 치료법이라는 의미가 아닙니다. 표정근의 변화가 감정에 일부 영향을 줄 수 있다는 연구 결과일 뿐, 심리적 문제의 해결은 전문적인 상담과 치료가 우선되어야 합니다.

## 자기효능감의 회복

"시술이 잘된 것보다 더 좋은 것은 이제는 내가 다시 나를 돌보기 시작했다는 것입니다."

"예전에는 그냥 '포기'했던 얼굴이었는데, 지금은 내가 다시 뭔가를 해볼 수 있다는 생각이 들어요."

이런 말을 진료실에서 종종 듣습니다. 눈에 보이는 변화도 중요하지만, 그보다 더 중요한 것은 '자기 자신에 대한 태도'가 달라졌다는 것입니다.

심리학에서 말하는 자기효능감은 '나는 지금 내 삶에 영향을 줄 수 있다'

라는 믿음을 말합니다. 즉, 자기 통제력, 결정력, 내 인생의 방향을 내가 조절하고 있다는 감각입니다. 이 효능감은 정신 건강, 우울감, 대인관계 자신감, 직업 만족도 등 삶의 여러 영역과 깊이 연결되어 있습니다. 그리고 놀랍게도, 외모를 돌보는 경험이 이 자기효능감을 되살리는 데 영향을 줍니다.

실제로 맥큐언(McKeown) 등의 연구[26]에서는 보톡스·필러와 같은 최소침습 미용 시술을 받은 사람들이 자기체형 인식과 삶의 질이 개선되고, 심리적·사회적 웰빙 지표 전반에서 긍정적인 변화를 경험했다고 보고했습니다. 이는 외모의 변화가 단순히 겉모습만 바꾸는 것이 아니라, 자기효능감 회복에도 중요한 역할을 할 수 있음을 보여줍니다.

이 연구는 외모가 좋아져서 기분이 좋아진다는 단순한 논리가 아니라, 자신이 의식적으로 무언가를 선택하고 변화시켰다는 감각, 즉 '나는 내 삶에 관여할 수 있는 사람이다'라는 감정을 되찾게 해준다는 점에서 시술의 심리적 의미를 잘 보여줍니다.

### '내가 더 나다워지는' 경험

"예뻐졌다는 말보다 더 좋은 것은 '너 원래 이런 분위기였지'라는 말을 들었을 때예요."

"화려해진 느낌이 아니라, 원래 나였던 모습으로 돌아간 느낌이에요."

복합 미용 시술의 목적은 결코 '전혀 다른 사람이 되는 것'이 아닙니다. 오히려 그 반대입니다. 잊고 있었던 나를 다시 닮아가는 과정입니다.

심리학에서 말하는 자기 일치감은 '내가 느끼는 나'와 '남들이 보는 내 모습', 그리고 '내가 기대하는 내 이미지'가 서로 잘 겹칠 때 느끼는 심리적 편안함을 의미합니다.

다얀(Dayan)등의 연구[27]에 따르면, 미간 주름을 대상으로 한 보톡스(OnabotulinumtoxinA) 시술은 외형적 개선뿐 아니라 자기 인식된 자연스러움, 감정적 안정감, 사회적 자신감까지 향상시키는 것으로 나타났습니다. 또 다른 연구[28]에서는 필러·보톡스를 포함한 복합 안면 시술 후에 심리적 웰빙과 사회적 자신감, 자기 이미지에 대한 만족도가 모두 유의하게 개선되는 결과가 보고되었습니다.

## 실제 사례

### 1. 첫 번째 사례(63세 여성)

이 환자분은 광대·팔자·입가의 볼륨 부족, 눈가 주름, 전체적인 피로 인상을 개선하고자 필러, 보톡스, PRP 조합 시술을 받으셨습니다. 4개월 후, '나이 들어 보이는 외모'에 대한 평가 점수가 11점 개선되었고, 심리적 웰빙 점수는 +6점, 사회적 자신감 점수도 +3점 향상되었습니다. 환자 스스로도 "실제 나이보다 5년은 더 젊어 보인다"라고 평가하셨습니다.

### 2. 두 번째 사례(50세 여성)

중안면 볼륨 저하, 팔자·입주변 주름, 입꼬리·눈가 주름 등 복합 문제를 가지고 계셨으며, 복합 필러와 보톡스 치료를 병행하셨습니다. 4개월 후, 노화 외모 인식 점수가 15점 개선되었고, 심리적 웰빙 점수는 +12점 향상되었습니다. 환자 스스로 "6년 더 젊어 보인다"라고 자가 평가하셨습니다.

이 두 사례는 단순히 외모가 좋아졌다는 정도를 넘어서, 자기 자신을 바라보는 시선이 어떻게 달라졌는지를 수치로 보여준 연구 결과입니다. 복합 시술은 단순히 하나의 기능만 고치는 시술이 아닙니다. 잘 설계된 조합은 전체 인상, 자아 인식, 사회적 자신감까지 회복시키는 과정이 될 수 있습니다.

이처럼 잘 설계된 시술은 단지 '예뻐졌다', '주름이 없어졌다'의 수준이 아니라, 내가 생각하는 나와 거울 속의 나, 그리고 사람들이 바라보는 나 사이의 간극을 줄여줍니다. 그 간극이 줄어들수록 우리는 타인의 시선에 흔들리지 않고 좀 더 편안하게 나 자신을 대할 수 있게 됩니다.

## 균형 잡힌 관점의 중요성

"뭔가 바뀐 것 같긴 한데… 낯설어요."

시술이 과해지거나 나의 얼굴 구조나 표정과 어울리지 않으면 시각적 효과는 있을지 몰라도 정서적 만족감은 오히려 떨어질 수 있습니다.

과한 변화는 일시적인 자극을 줄 뿐이지만, 조화로운 변화는 장기적인 안정감을 가져다줍니다. 진짜 좋은 시술이란 눈에 띄는 것보다 '느껴지는 변화'를 남기는 시술, 즉 '나 같으면서 더 나은 나'를 만드는 시술입니다.

다만 외모의 변화가 심리적 웰빙에 긍정적 영향을 줄 수 있다는 연구 결과들이 있지만, 이것이 모든 심리적 문제의 해결책은 아닙니다. 건강한 자아상은 외모뿐 아니라 다양한 요소들의 균형에서 나오며, 지속적인 자기 돌봄과 현실적인 기대치 설정이 더욱 중요합니다.

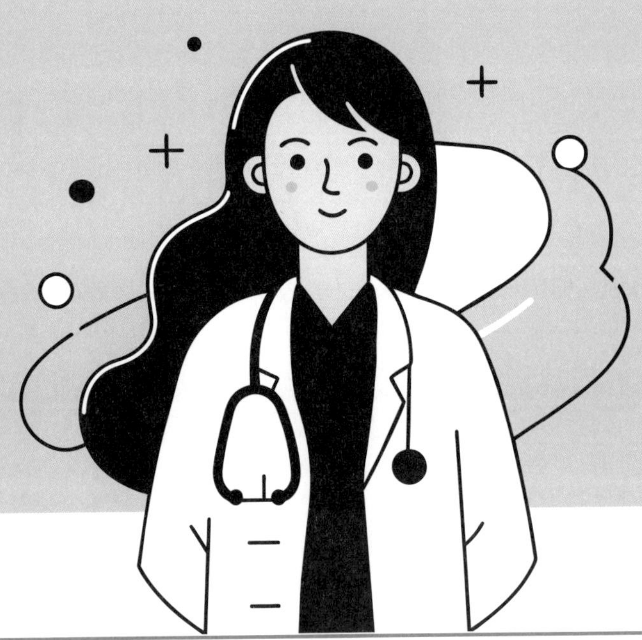

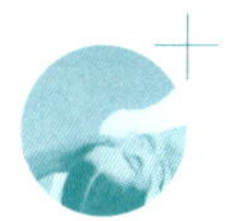

# 상담실 실장과의 대화가 중요한 이유

### 실장은 어떤 일을 하나요?

상담실 실장은 다양한 역할을 합니다. 나의 피부 고민과 기대하는 효과를 듣고, 의사와의 상담 전 기초 정보를 정리해 전달합니다. 또한 시술 옵션, 가격, 스케줄 등을 안내하며, 시술 후 주의 사항이나 후속 관리 방법까지 설명하죠.

이 과정에서 실장은 환자의 말을 '병원어'로, 병원의 말을 '일상어'로 번역하는 통역자가 됩니다. 병원의 방침상 상담과 예약, 결제까지 실장이 전담하는 경우도 많아서 의사보다 실장과 더 오랜 시간 대화하게 되는 경우도 흔합니다.

하지만 실장은 의료인이 아닙니다. 따라서 시술을 결정할 권한도 없고, 진단을 내릴 수도 없습니다. 이 점을 이해하는 것이 효과적인 상담의 출발점입니다.

## 주의해야 할 상담 패턴

"이거 다들 해요."

"요즘 가장 인기 많은 시술이에요."

"오늘만 할인가가 적용돼요."


상담 중에 듣는 이런 말은 병원 입장에서는 권유일 수 있지만, 환자 입장에서는 압박처럼 느껴질 수 있습니다. 정확히 어떤 장비로, 어느 부위에, 어떤 용량으로 진행하는지 궁금한데 막상 물어보면 "그것은 원장님이 상담해주실 거예요"라는 말로 넘어가는 경우도 있죠. 실장과의 대화를 부드럽게 리드하면서도 필요한 정보는 빠짐없이 얻는 것이 중요합니다.

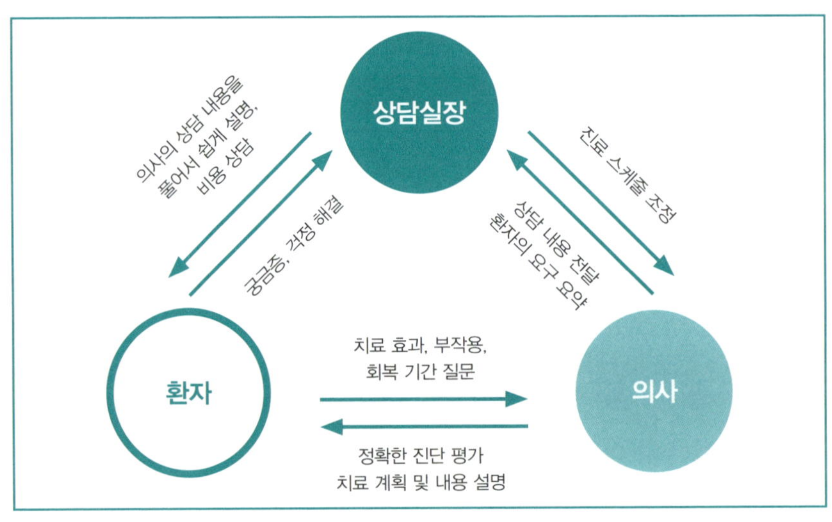


환자, 상담실장, 의사의 역할

## 1. 실장에게 물어볼 수 있는 것들

실장님께는 시술의 기본 정보를 편하게 여쭤보셔도 됩니다. 예를 들어 시술의 진행 과정과 소요 시간, 대략적인 비용, 패키지 구성, 그리고 예약 가능 일정 같은 부분은 실장님이 가장 잘 안내해 주실 거예요. 또 시술 후 필요한 기본적인 관리 방법이나 병원의 일반적인 운영 방식도 실장님께 확인하셔도 충분합니다.


## 2. 의사에게 직접 확인해야 할 것들

환자분의 피부 상태를 정확히 판단해야 하는 내용들은 반드시 의사에게 직접 질문하셔야 합니다. 현재 피부 상태에 대한 정확한 진단, 환자분께 맞는 치료 계획, 그리고 시술의 의학적 근거와 예상 효과는 의사가 설명드리는 것이 맞습니다. 또한 부작용 가능성, 현실적인 기대치, 시술이 환자분께 왜 필요한지에 대한 개인 맞춤형 판단은 의사가 직접 말씀드려야 하는 부분입니다.

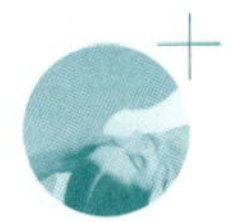

# 내 피부 정보를 한눈에 정리하는 법

"제가 어떤 시술을 받아야 할지 잘 모르겠어요. 요즘 그냥 피부가 전체적으로 좀 처진 것 같고… 잡티도 많은 것 같고요."

피부과 상담을 처음 받는다고 하면 많은 분이 이렇게 말합니다. 하지만 막상 상담이 시작되면 본인이 어떤 점을 더 신경 쓰는지, 어떤 효과를 기대하는지를 말로 정리하기 어렵습니다. 그러다 보면 실장이나 의사의 추천에만 의존하게 되고, 정작 '내가 원한 것은 이게 아닌데…' 하는 상황이 생길 수 있죠.

상담 전에 나의 피부 상태와 우선순위를 스스로 정리해보는 것이 중요합니다. 간단한 준비만으로도 상담실에서 오가는 대화가 훨씬 구체적이고 효율적으로 바뀝니다.

# 피부과 가기 전에 준비할 것

## 1. 첫 번째 스텝: 셀카 3종 세트 찍기

가장 쉬운 방법은 스마트폰 셀카를 세 가지 각도로 찍어두는 것입니다. 이렇게 찍은 사진은 상담에서 고민 부위를 정확히 전달하고, 시술 전후 변화를 비교하는 기준점이 됩니다.


· 정면: 전체적인 대칭과 이마, 눈가, 코 옆 주름 확인

· 측면(45°): 팔자주름, 턱선, 광대의 볼륨과 그늘 확인

· 웃는 얼굴: 표정을 지을 때 주름이 생기는 부위와 탄력 확인


어두운 조명이나 필터는 사용하지 말고, 자연광에서 무표정으로 찍는 것이 좋습니다. 상담실에서 보여드리면 훨씬 구체적인 대화가 가능해집니다.

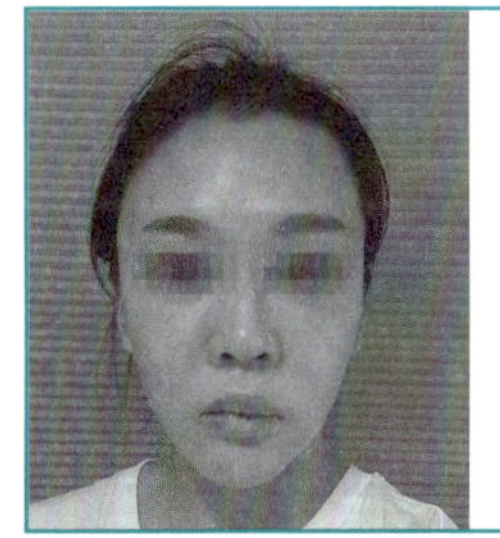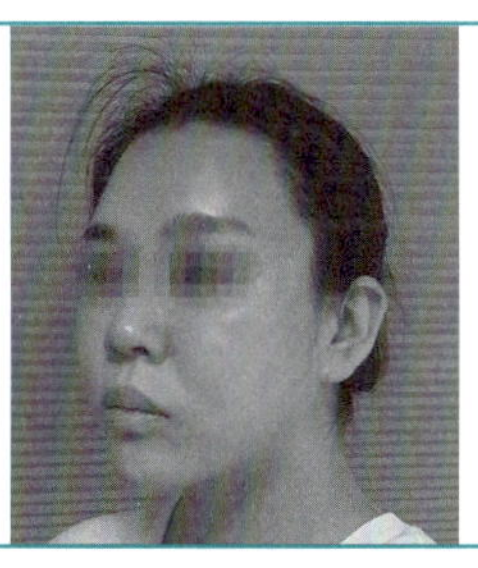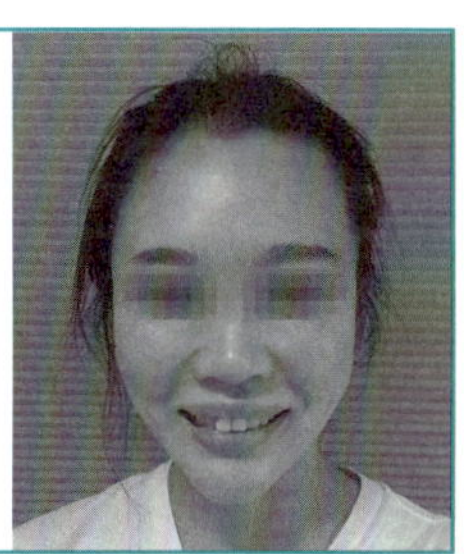

셀카 3종 찍기


## 2. 두 번째 스텝: 내 피부 상태 간단 정리

피부 상태는 계절, 생리 주기, 수면, 스트레스에 따라 계속 달라지기 때문에 최근 상황을 요약해두는 것이 좋습니다.

· 트러블이 주로 나는 부위와 시기

· 최근 받은 시술과 사용 중인 제품

· 복용 중인 약(피임약, 여드름약, 영양제 등)


이런 정보를 메모 앱에 간단히 정리해두기만 해도 불필요한 시술을 피하고 내게 맞는 선택을 하기 쉬워집니다.


## 3. 세 번째 스텝: '내가 진짜 원하는 것' 정하기

피부과에 가는 이유는 사실 아주 복잡해 보이지만, 대부분 핵심은 몇 가지로 정리됩니다.


· 사진 찍을 때 얼굴선이 뚱뚱해 보여서

· 화장해도 피부가 칙칙해서

· 중요한 일정이 있는데 빨리 개선하고 싶어서


## 4. 상담 전 간단 체크리스트

| 번호 | 구분 | 준비사항 | 체크 |
|---|---|---|---|
| 1 | 사진 | 정면, 측면, 웃는 얼굴(자연광, 노필터) | ☐ |
| 2 | 피부 상태 | 주요 고민 부위, 피부 타입, 최근 트러블 | ☐ |
| 3 | 사용 제품 | 화장품, 약, 최근 시술 이력 | ☐ |
| 4 | 목표 | 개선 희망 부위, 기대 효과 | ☐ |
| 5 | 일정 | 중요 행사, 재방문 가능일 | ☐ |
| 6 | 예산 | 대략적인 월 예산 또는 1회 가능 금액 | ☐ |

상담 전에 체크해야 할 항목

이런 핵심 기대를 하나로 정리해놓는 것만으로도 상담 중 우선순위를 분명하게 잡고, 시술 조합을 결정하는 데 큰 도움이 됩니다. '예뻐지고 싶다'라는 막연한 바람보다는 '턱선을 깔끔하게 만들고 싶다'처럼 구체적인 목표가 있으면 훨씬 만족스러운 결과를 얻을 수 있어요.

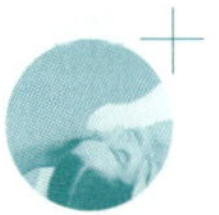

# 상담할 때 꼭 해야 할 질문

피부과 상담은 대부분 한정된 시간 안에 빠르게 진행됩니다. 실장이 친절하게 설명해줘도, 막상 듣고 나면 머릿속이 복잡해지고 '이게 뭐였지?', '아까 그게 리프팅이었나? 토닝이었나?' 헷갈리기 마련이죠. 상담을 주도적으로 이끌기 위한 가장 좋은 방법은 질문을 준비하는 것입니다. 특히 나의 목적과 우선순위에 맞는 질문은 의사나 실장이 내가 진짜 원하는 것을 정확히 파악하게 도와줍니다.

## 카테고리별 핵심 질문들

다음 질문들을 카테고리별로 나누어 정리했어요. 처음부터 모두 묻지 않아도 괜찮지만, 중요한 포인트는 체크해가며 묻는 습관을 들이면 상담 효율이 크게 달라집니다.

### 1. 내 피부 상태를 정확히 알고 싶을 때

· 제 피부는 지금 어떤 상태로 보이나요?

· 현재 문제의 원인은 무엇으로 추정되나요?

· 진단 기계(마크뷰, 수분측정기 등)로 확인해볼 수 있나요?

· 지금처럼 관리하면 앞으로 상태가 더 나빠질 가능성이 있나요?


## 2. 치료 방법을 비교하고 싶을 때

· 이 문제에는 어떤 시술들이 도움이 될 수 있나요?

· 각각의 시술은 어떤 작용기전이고, 효과는 어느 정도인가요?

· 레이저/주사/관리 중에서 어떤 방법이 저에게 가장 잘 맞을까요?

· 혹시 지금 상태로는 피해야 할 시술이 있나요?


## 3. 안전성과 부작용이 궁금할 때

· 이 시술은 통증이 있나요? 마취는 어떻게 하나요?

· 멍, 부기, 트러블 등은 얼마나 갈 수 있나요?

· 어떤 성분이 들어가고, 부작용 가능성은 얼마나 되나요?

· 임신 준비나 모유 수유 중인데 시술 가능한가요?


## 4. 유지 기간과 재시술 계획이 궁금할 때

· 이 시술의 효과는 얼마나 유지되나요?

· 언제 다시 받아야 하나요? 주기적으로 관리해야 하나요?

· 한 번만 받아도 효과가 있나요? 누적이 중요한가요?

· 다른 시술과 병행하면 어떤 시너지나 주의점이 있나요?


## 5. 비용과 스케줄을 정할 때

· 이 시술은 1회 기준으로 얼마인가요?

· 패키지로 구성하면 더 저렴한가요?

· 시술 직후 외출/화장은 가능한가요?

· 중요한 일정이 있는데, 며칠 전까지 시술받아야 안전할까요?

## 질문은 선택이 아닌 '권리'

상담실에서는 말이 많은 사람이 유리합니다. 모른다고, 처음이라고, 그냥 맡긴다고 하면 실장 입장에서는 무난한 패키지나 인기 시술을 추천할 수밖에 없습니다. 하지만 앞에서와 같은 질문을 통해 내가 궁금한 것, 중요하게 여기는 것, 걱정되는 것을 명확히 전달하면 실장도, 의사도 더 좋은 선택지를 제안해줄 수 있습니다.

## 효과적인 질문 요령

① 단계별로 질문하기: 모든 질문을 한꺼번에 쏟아내지 말고, 상담 흐름에 맞춰 적절히 배치하기

② 구체적으로 묻기: "괜찮나요?" 대신 "며칠 정도 부기가 있나요?"처럼 구체적으로 질문하기

③ 메모하기: 중요한 답변은 바로 메모하거나 녹음 허가를 받아 기록하기

④ 이해할 때까지 재질문: 애매하거나 이해되지 않는 부분은 주저하지 말고 다시 물어보기

질문하는 것을 부끄러워하지 마세요. 내 얼굴에 하는 시술인데, 궁금한 것은 당연히 물어봐야 합니다. 충분히 이해하고 납득한 후 결정하는 것이 안전하고 만족스러운 결과로 이어집니다.

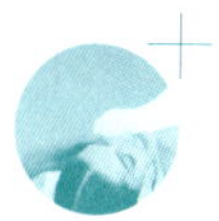

# 프로처럼 묻고, 확실히 이해하는 대화 기술

"아까 들을 때는 이해한 것 같았는데, 나와 보니 기억이 하나도 안 나요."

"분명히 '부기가 거의 없다'라고 했는데, 멍이 너무 심해서 놀랐어요."

"이게 뭐였는지 정확히 몰라서, 다음 병원에 가서 설명도 못 했어요…."

실장과의 상담은 친절하고 자세할수록 고마운 일이지만, 문제는 내가 그 내용을 정확히 이해했는가입니다. 아는 척 끄덕였지만, 사실은 잘 모르고 나온 상담은 시술 후 후회로 이어질 수 있죠.

그래서 꼭 필요한 것은 바로 '확실하게 이해하고 나오는 기술'입니다. 다음은 실제 상담 현장에서 바로 써먹을 수 있는 팁이에요.

### 요약 반복 – 내 말로 다시 말하기

실장이 설명한 내용을 듣고 이렇게 되물어보세요.

"그러니까 오늘은 토닝 레이저로 색소 잡고, 다음에는 리프팅 레이저 받는 게 좋다는 거죠?"

"이것은 2주에 한 번씩, 총 3회 받는 것을 추천하신 거고요?"

이렇게 '내 말로 다시 말하기'를 하면 실장도 내 이해도를 파악하고, 잘못된 정보나 오해를 즉시 바로잡아 줄 수 있습니다. 부끄러워하지 마세요. 이해한 것을 확인하는 것은 당연한 권리입니다.

### 숫자, 기간, 부작용은 꼭 구체적으로 물어보기

막연한 질문보다는 구체적인 수치로 물어보는 것이 훨씬 정확한 답을 얻을 수 있습니다.

· 이 시술 효과는 얼마 가나요? → 한 번 받고 나면 몇 주 뒤에 다시 받아야 해요?
· 매우 아픈가요? → 마취 없이도 견딜 수 있는 정도인가요? 평균 몇 분 걸리죠?
· 멍들 수도 있나요? → 멍이 생기면 보통 며칠 지나서 사라지나요? 컨실러로 가릴 수 있나요?

'어느 정도, 얼마나 자주, 며칠 후' 등 시간과 강도를 수치로 묻는 습관을 들이면, 훨씬 더 명확하게 상담을 이해할 수 있습니다.

### 감정과 사실을 분리해 말하기

"피부가 안 좋아진 것 같아서 스트레스예요"라고 하면 감정은 이해되지만, 시술 추천으로 연결되기 어렵습니다. 대신 이렇게 말해보세요.

"최근에 광대 쪽이 꺼진 느낌이라 화장이 잘 안 먹고, 거울 볼 때마다 얼굴이 축 처져 보이는 게 스트레스예요."

이렇게 표현하면 실장이 피부 상태와 원인을 파악하기 쉬워지고, 의사에게도 효과적인 시술 전략을 전달할 수 있는 정보가 됩니다. 감정보다는 현상과 원인을 구체적으로 설명하는 것이 훨씬 도움이 됩니다.

### 실용적인 상담 팁

· 메모하기: 중요한 내용은 바로 적거나 스마트폰에 기록
· 재질문하기: 이해되지 않는 부분은 주저하지 말고 다시 물어보기
· 용어 확인: 전문 용어가 나오면 쉬운 말로 다시 설명해달라고 요청
· 시간 여유: 급하게 결정하지 말고 충분히 고민할 시간 요청

기억하세요. 궁금한 것은 계속 물어봐도 괜찮고, 이해 안 되는 것은 다시 설명해달라고 해도 됩니다. 내 얼굴에 하는 시술인 만큼 충분히 이해하고 납득한 후 결정하는 것이 가장 안전합니다.

이 세 가지 기술만 익혀도 상담실에서 훨씬 주도적이고 효과적인 대화를 할 수 있습니다.

# 선택 전 꼭 체크해야 할 포인트

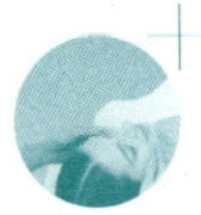

상담이 끝났습니다. 실장의 설명도 자세했고, 추천받은 시술도 꽤 괜찮아 보입니다. "그럼 이것으로 할까요?"라는 말이 나오면, 뭔가 바로 결정을 내려야 할 것 같죠. 하지만 진짜 똑똑한 선택은 '지금 결제할지, 다시 돌아올지' 판단할 수 있을 정도로 정보를 정리하는 것입니다. 상담 직후 가장 중요한 것은 '기억'이 아니라 '정리'입니다.

## 시술 내용 명확히 정리하기

다음 질문을 잘 답할 수 있다면, 상담을 충분히 이해한 것입니다.

· 어떤 시술을 추천받았나요?(이름, 방식)

· 몇 회 받는 게 좋다고 했나요?

· 사용하는 장비나 주사제 이름은 무엇인가요?

· 누가 시술하고, 어떤 과정으로 진행되나요?

이 내용을 간단히 메모해두면 나중에 다른 병원과 비교하거나, 같은 병원에서 재상담받을 때도 큰 도움이 됩니다.

## 일정과 타이밍 확인하기

추천받은 시술은 지금 해도 되는 시술인가요? 혹시 중요한 일(촬영, 모임, 출장, 결혼식 등)이 있다면, 부기나 회복 기간을 고려한 타이밍을 잡는 것이 필요합니다.


· 시술 후 며칠 정도는 붓거나 메이크업이 어렵다고 하던가요?

· 다음 시술은 언제쯤 받아야 하나요?

· 중요한 일정 전에 최소 며칠 간격을 두는 게 좋을까요?


일정을 무시하고 시술받았다가 중요한 순간에 부기나 멍이 남아 있으면 후회만 커집니다.

## 비용과 예산 정리하기

'생각보다 괜찮은 금액이네?' 싶어도, 세부 내역을 분리해서 보면 생각보다 과한 경우도 많습니다.


· 1회 기준 금액 vs 패키지 구성 차이

· 부가적인 재생 관리·크림·진정 관리 등 추가 항목은?

· 할인은 언제까지 적용되나요?


정가 vs 제안가를 분리해서 메모해두면, 다음 방문 시 혜택이 사라졌더라도 협상의 근거로 활용할 수 있습니다.

### 위험 요소와 대안 점검하기

이 시술에 대해 부작용 가능성과 대체 옵션을 들었는지 점검해보세요.


· 효과가 없거나, 부작용이 생기면 어떻게 하나요?
· 대체 가능한 시술은 무엇이었나요?
· 병행하면 안 되는 시술은 어떤 것이었나요?


좋은 면만 기억하지 말고, 위험 요소도 함께 정리해두는 것이 현명한 방법입니다.


### 지금 바로 결정을 내려야 하나요?

마지막으로 가장 중요한 질문입니다.


"지금 바로 결제하지 않으면 안 되는 이유가 있나요?"


없으면, 한 걸음 물러서서 정리하고 돌아오는 것이 훨씬 현명한 선택입니다. 정리만 잘되어 있다면, 다시 방문해도 상담 없이 바로 결정할 수 있습니다.

좋은 병원이라면 당신이 충분히 고민하고 돌아오는 것을 이해할 거예요. 오히려 신중한 환자를 더 신뢰할 수도 있습니다. 급하게 결정해서 후회하는 것보다는, 확신을 가지고 시작하는 것이 훨씬 좋은 결과로 이어집니다.

# 1. 시술 전 결정 워크리스트

## 1) 상담 내용 요약

받은 상담 내용을 스스로 설명할 수 있나요?

| 번호 | 질문 | 메모 |
|---|---|---|
| 1 | 어떤 시술을 추천받았나요?(이름과 방식) | |
| 2 | 총 몇 회를 권유받았나요? | |
| 3 | 사용 장비나 주사제 이름은 무엇이었나요? | |
| 4 | 누가 시술하고 어떤 순서로 진행되나요? | |
| 5 | 추가로 기억해두고 싶은 점은? | |

상담 내용 체크

## 2) 나의 일정과 시술 타이밍

중요한 일정과 겹치지 않도록 조율했나요?

| 번호 | 질문 | 메모 |
|---|---|---|
| 1 | 시술 후 부기나 멍이 얼마나 간다고 했나요? | |
| 2 | 메이크업은 며칠 후부터 가능하다고 했나요? | |
| 3 | 다음 시술은 언제쯤 받아야 하나요? | |
| 4 | 다가오는 중요한 일정은 무엇인가요? | |
| 5 | 일정과 시술 간 최소 며칠 간격이 필요한가요? | |

일정 체크

## 3) 비용 및 혜택 정리

정가 vs 할인가, 꼼꼼히 따졌나요?

| 번호 | 질문 | 메모 |
|---|---|---|
| 1 | 1회 시술 금액 | |
| 2 | 패키지 구성 가격 | |
| 3 | 추가 비용 안내 받음(재생, 진정, 크림 등) | |
| 4 | 할인 적용 여부 | |
| 5 | 정가와 제안가를 따로 메모했나요? | |

비용 및 혜택 체크

## 4) 부작용과 대안 점검

좋은 점뿐만 아니라, 리스크도 기억하세요.

| 번호 | 질문 | 메모 |
|---|---|---|
| 1 | 부작용 가능성에 대해 설명받았나요? | |
| 2 | 효과가 없을 경우 어떻게 되는지 들었나요? | |
| 3 | 대체 가능한 시술도 설명받았나요? | |
| 4 | 병행하면 안 되는 시술이 있나요? | |

부작용 및 대안 체크

## 5) 지금 결정해야 할까?

바로 결제하기 전에 마지막 점검!

| 번호 | 질문 | 메모 |
|---|---|---|
| 1 | 지금 결제하지 않으면 안 된다고 했나요? | |
| 2 | 나에게 지금 결정이 부담스럽지는 않은가요? | |
| 3 | 다음에 정리 후 다시 방문해도 무방한가요? | |
| 4 | 돌아가서 가족, 친구와 상의해도 괜찮을까요? | |

마지막 점검 및 확인

---

# 나이 듦이 두렵지 않기를 바랍니다

## 우리는 살아가면서 수많은 변화를 겪습니다

인생을 살면서 여러 변화를 겪을 때 가장 느리지만, 제일 확실한 변화는 바로 나이 듦입니다. 거울 앞에 선 어느 날, 예전에는 보이지 않던 그림자 하나가 눈가에 머무르고, 피곤한 날에는 턱선이 더 무겁게 내려앉는 것을 느낄 때, 문득 이런 생각이 들곤 해요.

'나, 지금 나이를 잘 먹고 있는 것일까?'

## 노화는 '막는 것'이 아니라 '이해하는 것'부터

이 책에서 우리는 콜라겐, 엘라스틴, 히알루론산부터 보톡스, 필러, 실 리프팅까지 수많은 단어를 이야기했습니다. 그 모든 것은 결국 우리의 얼굴, 시간, 그리고 자신감을 지키기 위한 도구였어요.

하지만 진짜 중요한 것은 '얼굴을 바꾸는 기술'이 아니라 '나를 지키는 태도'입니다.

### 어떤 얼굴로 나이 들고 싶은가요?

단지 주름 없는 얼굴이 아니라, 피곤해 보이지 않는 얼굴, 지쳐 보이지 않는 얼굴, 그리고 무엇보다 내가 좋아하는 나의 얼굴. 그것이 우리가 이 모든 시술과 관리, 그리고 끊임없는 '셀프 체크'를 해나가는 이유입니다.

진료실에서 만나는 환자분들을 보면서 느끼는 것은, 결국 모든 분이 원하는 것은 '나답게 예뻐지는 것'이라는 점이에요. 20대의 얼굴로 돌아가고 싶은 게 아니라, 지금 나이대에 가장 아름다운 모습으로 살고 싶어 하시죠.

### 의학은 정답을 알려주지 않습니다
### 다만 방향을 함께 고민해줄 수는 있습니다

우리는 이 책에서 무엇이 더 효과적인지, 어떤 시술이 언제 필요한지, 어떻게 자연스럽게 조화시킬 수 있는지를 이야기했습니다. 하지만 결국 그 모든 결정은 당신의 선택이에요.

의사로서 우리는 그저 그 선택이 더 정확하고, 더 안전하게, 그리고 더 만족스럽게 이루어질 수 있도록 돕고 싶을 뿐입니다. 때로는 "지금은 아무것도 하지 않는 것이 최선"이라고 말씀드리기도 하고, 때로는 "이제 시작해도 좋을 때"라고 용기를 드리기도 하죠.

### 나이 듦이 두렵지 않기를

이 책을 덮는 지금, 혹시라도 여전히 나이 듦이 두렵다면 이 문장을 기억해주세요.

"당신은 나이가 드는 게 아니라, 더 많은 이야기를 얼굴에 담아가는 중입
니다."


웃을 때 생기는 눈가 주름은 그동안 얼마나 많이 웃으며 살아왔는지를
보여주는 증거이고, 미간의 작은 선들은 얼마나 진지하게 삶을 고민해왔는
지를 말해주는 흔적이거든요.

우리는 그 이야기가 더 따뜻하고, 부드러우며, 힘 있게 채워질 수 있도록
앞으로도 함께하겠습니다. 당신이 어떤 나이가 되어도 자신 있게 거울을 볼
수 있도록, 그래서 나이 듦이 두려움이 아닌, 또 다른 아름다움의 시작이 될
수 있도록요.

**김소은, 박신혜, 차혜정**

# 미주

---

1) Ekman, P., & Friesen, W. V. (1978). Facial Action Coding System: A technique for the measurement of facial movement. Consulting Psychologists Press.

2) Lee, M., Hong, Y., Lee, S., Won, J., Yang, J., Park, S., Chang, K., & Hong, Y. (2015). The effects of smartphone use on upper extremity muscle activity and pain threshold. Journal of Physical Therapy Science, 27(6), 1743-1745. https://doi.org/10.1589/jpts.27.1743

3) Anson, G., Kane, M. A. C., & Lambros, V. (2016). Sleep wrinkles: Facial aging and facial distortion during sleep. Aesthetic Surgery Journal, 36(8), 931-940. https://doi.org/10.1093/asj/sjw074

4) Kotlus, B. S. (2013). Effect of sleep position on perceived facial aging. Dermatologic Surgery, 39(9), 1360-1362. https://doi.org/10.1111/dsu.12266

5) Alam, M., Walter, A. J., Geisler, A., Roongpisuthipong, W., Sikorski, G., Tung, R., & Poon, E. (2018). Association of facial exercise with the appearance of aging. JAMA Dermatology, 154(3), 365-367. https://doi.org/10.1001/jamadermatol.2017.5142

6) Nielsen, A., Knoblauch, N. T., Dobos, G. J., Michalsen, A., & Kaptchuk, T. J. (2007). The effect of Gua Sha treatment on the microcirculation of surface tissue: A pilot study in healthy subjects. Explore, 3(5), 456-466. https://doi.org/10.1016/j.explore.2007.06.001

7) Kramer, C. K., & Leitão, C. B. (2023). Laughter as medicine: A systematic review and meta-analysis of interventional studies evaluating the impact of spontaneous laughter on cortisol levels. PLOS ONE, 18(5), e0286260. https://doi.org/10.1371/journal.pone.0286260

8) Daily Mail. (2015, February 2). The woman who hasn't smiled for FORTY YEARS: 50-year-old believes keeping a straight face is the secret to her youthful looks. https://www.dailymail.co.uk/femail/article-2935681/The-woman-hasn-t-smiled-FORTY-

YEARS–50–year–old–believes–keeping–straight–face–secret–youthful–looks.html

9) Allure. (2024, May 24). The myth of preventative Botox. Retrieved from https://www.allure.com/story/preventative–botox–effects

10) Rose, A. E., & Goldberg, D. J. (2013). Safety and efficacy of intradermal botulinum toxin A for improvement of skin texture and microcirculation: A pilot study. Journal of Drugs in Dermatology, 12(8), 900–906.

11) Naumann, M., & Jankovic, J. (2004). Safety of botulinum toxin type A: A systematic review and meta–analysis. Current Medical Research & Opinion, 20(7), 981–990. https://doi.org/10.1185/030079904125003962

12) Bolke, L., Schlippe, O. L., Gerb, J., & Voss, W. (2020). Skin collagen through the lifestages: importance for skin health and beauty. Bioengineering and Translational Medicine, 5(2), e10153. https://doi.org/10.1002/btm2.10153

13) Flament, F., Bazin, R., Laquièze, S., Rubert, V., Simonpietri, E., & Piot, B. (2013). Effect of the sun on visible clinical signs of aging in Caucasian skin. Clinical, Cosmetic and Investigational Dermatology, 6, 221–232. https://doi.org/10.2147/CCID.S44686

14) Ghonemy, S., et al. (2021). Clinical skin aging score and risk of degenerative and cardiovascular conditions. International Journal of Dermatology. https://www.ncbi.nlm.nih.gov/pmc/articles/PMC8211340/

15) Chung, C. L., Lawrence, I., Hoffman, M., Elgindi, D., Nadhan, K., Potnis, M., Samant, S., Cobos, E., Anderson, R. M., Seki, E., Brito, I. L., & Orlando, R. (2019). Topical rapamycin reduces markers of senescence and aging in human skin: An exploratory, prospective, randomized trial. GeroScience, 41(6), 861–869. https://doi.org/10.1007/s11357–019–00113–y

16) Baumann, L. (2006). The Skin Type Solution. Bantam Books.

17) Chaudhary, M., Khan, A., & Gupta, M. (2020). Skin Ageing: Pathophysiology and Current Market Treatment Approaches. Current Aging Science, 13(1), 22–30. https://doi.org/10.2174/1567205016666190809161115(PMCID: PMC7403684)

18) Di Nubila, A., Di Lella, G., Simone, R., & Barbieri, S. S. (2024). Vascular extracellular matrix in atherosclerosis. International Journal of Molecular Sciences, 25(22), 12017. https://doi.org/10.3390/ijms252212017

19) Anderson, R. R., & Parrish, J. A. (1983). Selective photothermolysis: Precise microsurgery by selective absorption of pulsed radiation. Science, 220(4596), 524–527. https://doi.org/10.1126/science.6836297

20) Mendelson, B., & Wong, C. H. (2012). Changes in the facial skeleton with aging: Implications and clinical applications in facial rejuvenation. Aesthetic Plastic Surgery, 36(4), 753–760.

21) International Society of Aesthetic Plastic Surgery. (2023). Global Survey 2023: Trends in aesthetic/cosmetic procedures. Retrieved from https://www.isaps.org/resources/global-statistics/

22) Banihashemi, M., Zabolinejad, N., Salehi, M., Hamidi Alamdari, D., & Nakhaizadeh, S. (2021). Platelet-rich plasma use for facial rejuvenation: A clinical trial and review of current literature. Acta Biomedica, 92(2), e2021187. https://doi.org/10.23750/abm.v92i2.9687

23) Hu, J.-C., Zheng, C.-X., Sui, B.-D., Liu, W.-J., & Jin, Y. (2022). Mesenchymal stem cell-derived exosomes: A novel and potential remedy for cutaneous wound healing and regeneration. World Journal of Stem Cells, 14(5), 318–329. https://doi.org/10.4252/wjsc.v14.i5.318

24) Söderkvist, S., Ohlén, K., & Dimberg, U. (2018). How the experience of emotion is modulated by facial feedback. Journal of Nonverbal Behavior, 42(1), 129–151. https://doi.org/10.1007/s10919-017-0264-1

25) Silverstein, M. L., Crowley, J. S., Reghunathan, M., & Gosman, A. A. (2021). Glabellar botulinum toxin injection improves depression scores: A systematic review and meta-analysis. Plastic and Reconstructive Surgery – Global Open, 9(10S), 110-111. https://doi.org/10.1097/01.GOX.0000799664.28621.50

26) McKeown, D. J. (2021). Impact of minimally invasive aesthetic procedures on the psychological and social dimensions of health. Plastic and Reconstructive Surgery – Global Open, 9(4), e3578. https://doi.org/10.1097/GOX.0000000000003578

27) Dayan, S., Ogilvie, P., Boyd, C., … (2024). Self-perception of natural outcome, appearance, and emotional well-being after OnabotulinumtoxinA treatment for upper facial lines: Post hoc analysis across age and gender. J Cosmetic Dermatology, 23(1), 107-116. doi:10.1111/jocd.15947

28) Cohen, J. L., Rivkin, A., Dayan, S., Shamban, A., Werschler, W. P., Teller, C. F., Kaminer, M. S., Sykes, J. M., Weinkle, S. H., & Garcia, J. K. (2022). Multimodal Facial Aesthetic Treatment on the Appearance of Aging, Social Confidence, and Psychological Well-being: HARMONY Study. Aesthetic Surgery Journal, 42(2), NP115-NP124. https://doi.org/10.1093/asj/sjab114

읽을수록 어려지는 피부과 비밀노트

**제1판 1쇄 발행**    2026년 1월 1일

**지은이**    김소은, 박신혜, 차혜정
**발행처**    애드앤미디어
**발행인**    엄혜경
**등록**    2019년 1월 21일  제 2019-000008호
**주소**    서울특별시 영등포구 도영로 80, 101동 2층 205-50호
(도림동, 대우미래사랑)
**홈페이지**    www.addand.kr
**이메일**    addandm@naver.com
**기획편집**    애드앤미디어
**디자인**    얼앤똘비악 www.earlntolbiac.com

**ISBN**    979-11-93856-15-4 (13510)



A 애드앤미디어는 당신의 지식에 하나를 더해 드립니다.